悟道伤寒

——王大海揭秘宋本《伤寒论》逻辑

◎ 王大海 著

湖南科学技术出版社

图书在版编目（ＣＩＰ）数据

悟道伤寒 ：王大海揭秘宋本《伤寒论》逻辑 / 王大海著. 一
长沙 ：湖南科学技术出版社，2021.8
ISBN 978-7-5710-0942-7

Ⅰ．①悟… Ⅱ．①王… Ⅲ．①《伤寒论》－研究Ⅳ.
①R222.29

中国版本图书馆 CIP 数据核字(2021)第 071702 号

WUDAO SHANGHAN——WANGDAHAI JIEMI SONGBEN《SHANGHANLUN》LUOJI

悟道伤寒——王大海揭秘宋本《伤寒论》逻辑

著　　者：王大海

责任编辑：王跃军

出版发行：湖南科学技术出版社

社　　址：长沙市芙蓉中路一段 416 号泊富国际金融中心

网　　址：http://www.hnstp.com

湖南科学技术出版社天猫旗舰店网址：

　　　　http://hnkjcbs.tmall.com

邮购联系：本社直销科 0731-84375808

印　　刷：湖南省汇昌印务有限公司

　　　　（印装质量问题请直接与本厂联系）

厂　　址：长沙市开福区东风路福乐巷 45 号

邮　　编：410003

版　　次：2021 年 8 月第 1 版

印　　次：2021 年 8 月第 1 次印刷

开　　本：787mm×1092mm　1/16

印　　张：19.25

字　　数：278 千字

书　　号：ISBN 978-7-5710-0942-7

定　　价：69.00 元

序一

　　大海博士是我的弟子，也是第三批全国优秀中医临床人才。六年前，他辞去领导职务，潜心学问，心无旁骛，尤其勤于临证，并能将临证与教学、科研有机结合，三者相得益彰，齐驱精进。此书付梓，即为其真实写照。

　　细阅此书，不难感受大海对《伤寒论》所花的真功夫。首先要充分肯定其守正精神。读中医经典首要的就是守正，要肯下点苦功，守住经典原汁原味，方可能得其中之精髓。该书按照宋本《伤寒论》原版条文系统深研剖析，最大限度地还原了仲景本义要旨和内在逻辑关系，而绝非蜻蜓点水、断章取义，而其中最重要的是理论联系临床。书中不少感悟鲜活地呈现了经典与临床的紧密链接，其中也包括作者跟师侍诊的真切体会。仅凭此两点，该书对广大读者必大有裨益。

　　我一直认为中医的生命力在于临床，中医理论的创新根植于临床，中医人才的成长也应当根植于临床。我反复强调"勤奋读书，刻苦实践，是中医成才的必由之路"，从大海研习《伤寒论》的心路历程就可窥见一斑。

　　阅此书稿，其文笔流畅，思维清晰，考证认真，能臻此境，甚为不易，爰为之序。

熊继柏

辛丑仲春于长沙

　　大海教授是我的弟子，他长期潜心研究耳鼻咽喉科病证之中医特色疗法，临床疗效显著。八方患者慕名而至，社会影响日增。大海走出了一条在经典中探求耳鼻咽喉科杂症辨治规律之路，善于将经方与时方有机结合，转化为专病专方，临床特色日趋突显。我一直认为，专科不能偏移经典。专科是枝叶，经典是根茎。根深树大，方有枝繁叶茂。大海之新著《悟道伤寒》，洋洋洒洒三十余万字，可见其对经典用功之精深。我常有耳闻："您的弟子王大海医生善用经方治五官之疑难杂症。"今阅此书，方知其中之奥妙，用心之良苦，传闻亦在情理之中。

　　《伤寒论》是中医必读之经典。前辈多熟读原版条文，以求正统，当下科班教育皆提纲挈领，直取精华。大海回归传统，按宋本原文逐条解析，并紧扣临床，新发屡见，难能可贵。更为称道之处在于：尽量还原仲景思维，揭秘全书条文上下逻辑结构关系，实为穷极经典本源之举。从此意义上讲，可归于理论创新之意。

　　付梓在即，欣然为序。

辛丑仲春于长沙

前言

　　宋版《伤寒论》条文部分共计398条，后人称之为"洁本"。其中六经条文以六经分证论治，前后整体关联。六经病证均以提纲证为统领。主证、兼证、类证、变证以及治法、方药、转归、预后等诸多元素，前后串联呼应，承接有序，还有合病、并病、直中穿插其中。纲举目张，以条文编次为序，结构清晰，逻辑缜密，编织成了一张逻辑结构大网。故张志聪认为《伤寒论》"其中义理，如神龙出没，首尾相顾，一字一句，条文缕析，鳞甲森然，得其蕴奥，自有精华滋味，非尘垢秕糠"。

　　《伤寒论》显现于表的有形逻辑结构网之下，还有一张无形的内在逻辑结构网。那就是以伤寒病为"网绳"，牵引出来的辨治逻辑结构网。其中包含有八纲之辨、六经脉证之辨、络属脏腑之辨以及传变转归预后之辨。从本质上看，其深刻揭示了关于伤寒病的病性、病位和病势，再从逻辑上顺理成章地承接治法方药，表达的是中医理法方药的临证思维结构和辨治技术体系。之所以成为体系化而非碎片化，关键在于内在的逻辑结构网，仲景内心追求的正是"观其脉证，知犯何逆，随证治之"。这一光辉思想被后世总结为"辨证论治"。辨证论治原汁原味的表达莫过于《伤寒论》原版编次的逻辑结构，所以后人欲领悟其精髓，必然先领会条文的排列组合意旨。如果要从中洞察条文编次布局的合理性和逻辑用意，还得要与仲景的思想产生共鸣，进一步领悟仲景的临证思维。

　　历代大家深悟其理，穷尽发挥，从伤寒六经辨证之源，引申细化出八纲辨证、病因辨证、气血津液辨证、脏腑辨证、经络辨证以及温病学的卫气营血辨证和三焦辨证。仅此而论，《伤寒论》足以雄踞中医鼻祖尊位，无愧于中医经典，张仲景无愧于"医圣"之名。

《伤寒论》所表达的辨证论治，就是以病机为核心的证治思维与技术。辨证论治在《金匮要略》杂病辨治中得以延续，所以《伤寒论》的中医临证指导作用是全方位的，而其中要旨都离不开逻辑结构的表达，所以刘渡舟先生认为《伤寒论》的编次排列"把辨证论治方法表达无遗"。

唯有参透《伤寒论》这张逻辑结构网图，我们方能置身于仲景临证境界，彻悟中医临证思维之妙。面对具体一病一证，方可上知病因来路，中知病机所在，下知病势转归。以少阳病篇为例。此篇虽然区区十条，但其逻辑结构网极为严密细致且上下关联。首先指出少阳病提纲是气郁化火之"口苦、咽干、目眩"（263），同时还有"两耳无所闻，目赤，胸中满而烦"的非典型表现（264）。如果误治则可导致"谵语""烦而悸"（265），误治后与少阳常规病机的鉴别要点是"尚未吐下"（266），总的辨治原则是"知犯何逆，以法治之"（267）。少阳病转归集中体现在"上关上"（268），如果转归失度，外邪就会由表及里（269），转归有度，才会"三阴不受邪"（270）。欲愈表现为"少阳脉小"（271），其时辰在"寅至辰上"（272）。少阳病的核心病机与小柴胡汤证治则，承接于太阳、阳明的逻辑结构之中。再下察三阴病篇，可知少阳病还有三阴正气来复，转出少阳之变。整体观之，少阳枢机在中，太阳、阳明在首，三阴在尾，首尾逻辑贯通。

从条文编次逻辑结构来研习掌握《伤寒论》的理法要义，也是传统研习方法的回归。明清时期张志聪、张锡纯、陈修园等名医因持此方观点而被冠以"维护旧论派"。陈修园发自肺腑言"兹不敢增减一字，移换一节"。现代胡希恕、陈慎吾、刘渡舟、熊继柏等伤寒大师均是按条文编次细究逻辑，然后烂熟于心，才能做到临证如鱼得水。将回归传统之法指导《伤寒论》课程教学改革，也必然会别开生面，别有洞天。神游心追《伤寒论》，实乃吾辈之大幸。

作小诗"情寄医圣"为叹：

> 东汉年荒大病温，君忧郡府族殇中；
> 勤求古训知机理，上谒前师守本宗；
> 坐堂仙方铭圣祖，经书法则盖神通；
> 黎民追颂千秋业，礼拜张公万世荣。

拙见为序，敬请前辈及同道赐教！

庚子新春　王大海于百川斋

目录

第一章 启万世法程，诚医门圣书

"启万世法程，诚医门圣书"，是《医宗金鉴》对《伤寒论》的誉评。纵观中医发展史，历代中医先贤大家无一例外，都是从研习经典悟道医理，最终才得心应手于临床。我们拜读研习《伤寒论》的过程，就像开始了一次时空穿越，与一千八百年前的医圣张仲景，有了"此时无声胜有声"之心有灵犀的对话，从中领悟到中医的妙道精髓，从而树立起中医理论自信！中医专业自信！当一名优秀中医的职业自信！所以我在序言中讲，"实乃吾辈之大幸"。

本章主要讨论三个方面的内容，首先是要搞清楚《伤寒论》是一部什么样的书？第二是要熟悉《伤寒论》的主要内容及其历史贡献。第三，还要更深入一步，讨论一下《伤寒论》的核心问题，即六经辨证。然后，谈一谈《伤寒论》的学习方法。最终要能回答《伤寒论》之所以成为四大经典之一的理由。

一、《伤寒论》是一部什么样的书？

对一部古籍特别是经典古籍的认识，首先必须要弄明白三个问题。一是书名。要从书名字义了解挖掘其主旨，因为古代书名一般是该书主旨的高度概括；二是作者。从作者生活时代了解其成书背景，从作者人生经历追寻其成书的心路历程，以便全面深入读懂该书内容；三是沿革。从历代学术传承了解这一本书的历史沿革。流传千百年的古籍，特别是经典著作，必然有一条清晰的历史传承发展脉络，把握其中来龙去脉，有助于从学科层面全面系统地认识一部古籍。

（一）"伤寒"的概念

"伤寒"有广义和狭义之别。广义的伤寒泛指一切外感热病。如《素问·热论》所言"今夫热病者，皆伤寒之类也"。其中包括了风、寒、湿、温、暑热所致的发热性病证。所以《难经·五十八难》讲："伤寒有五，有中风，有伤寒，有湿温，有热病，有温病。"狭义的伤寒限指外感风寒之发热性病证。《伤寒例》讲："冬时严寒，万类深藏，君子固密，则不伤于寒，触冒之者，乃名伤寒耳。"

《伤寒论》的伤寒到底是广义伤寒还是狭义伤寒呢？从《伤寒论》涉及的病证名上看，有中风、伤寒、温病、风温，似乎应归于广义伤寒，因为这些都是热病，病因有寒亦有热。但深入细读就会发现，系统论述理法方药规律针对的是"中风"和"伤寒"。这个"中风"不是"脑中风"，不是引起晕倒、偏瘫等症状的病证，而是指肌表被风邪所伤的外感表证，它的病因不是温热之邪引起的，而是归属于风寒。书中温病、风温有其名而无详论之实，所以《伤寒论》中的伤寒主要是指狭义的伤寒。概而言之，《伤寒论》是广涉于外感热病而狭论于风寒热病。

与伤寒相关的概念还有温病和杂病。中医的分科跟西医比较有很大差别。西医大致是按人体解剖系统来分科的，所以分得比较细致。中医从整体病因上讲，就只分外感和内伤两大类。外感就是外感热病，根据病因的不同分为风寒的伤寒和温热的温病。温病就是指温热之邪导致的急性发热性病证。伤寒就是指风寒之邪导致的急性发热性病证。内伤就是外感热病以外的诸多病证，虽然也有少数急性病，某些病证也可能发热，但大部分是慢性的，主要是脏腑经络、气血津液的功能失调引起的，病机相对比较复杂，故称为杂病。

从传统意义上讲，中医病证分为伤寒、温病和杂病三大类。后世的外科、骨科、妇科、儿科、眼科、喉科等专科都可归于这三类，诸类专科与这三类不构成并列关系。要特别指出的是，《伤寒论》虽然主要是针对伤寒而论，但从六经辨证的应用上讲，并非局限于伤寒。三阳病无疑是风寒外感之证，三阴病是由表及里传变而来，或者直中入里导致里寒里虚证，这就广泛涉足了杂病。所以从技术手段上讲，《伤寒论》创立的六经辨证，并不是单纯适用于外感热病，它也可以指导杂病辨治。

（二）作者张仲景与《伤寒杂病论》的成书背景

张仲景撰写的原著是《伤寒杂病论》，到宋代才正式分成《伤寒论》和《金匮要略》两部书。所以要弄明白《伤寒论》的来龙去脉，首先要知道《伤寒杂病论》的作者和成书背景。

历史上有"建安三神医"之说。即"医圣"张仲景、"外科圣手"华佗和有"杏林春暖"佳话的董奉。张仲景，名机，字仲景。张仲景生卒年代为公元150—219年，也就是在东汉时期（25—220年）。后面接着就是三国时期（220—280年）。张仲景祖居河南南阳，据考证为东汉南阳郡涅阳，在今河南省邓州市穰东镇西北1.5千米的张寨村。这个地方属于中国古代楚国（现湖北、湖南以及河南、安徽、江苏、重庆的部分地区）的北部。因此也可以讲张仲景是当时的楚国人。《伤寒论》和《金匮要略》的一些语句中，还带有一些楚国方言，如"桂枝不中与之也"，又如"熬"，湖南很多地方讲炒菜会讲成熬菜，熬就是炒的意思。

张仲景的生平事迹，史料并不多。《太平御览》卷引《何颙别传》云："同郡张仲景总角造颙，谓曰：君用思精而韵不高，后将为良医，卒如其言。"这给张仲景增添了一些神秘色彩。转换成现代语言讲就是：良医的先天素养是善思而沉稳。

宋本《伤寒论序》引《名医录》云："南阳人，名机，仲景乃其字也。举孝廉，官至长沙太守，始受术于同郡张伯祖，时人言识用精微过其师。"明崇祯、清康熙、清乾隆三朝皇帝修的《长沙府志》均有张仲景任太守的记载。因此，自宋代以来，中医业内常以"长沙"代指张仲景及其著作。如《长沙药解》（黄元御）、《长沙方歌括》（陈修园）、《长沙用药十释》（吕履）等。长沙市营盘街，原有张公祠，就在现湖南中医药大学第二附属医院对面。

世人尊称张仲景为"医圣"，始于明代方有执。1589年，方有执在其《伤寒论条辨》中云："夫扁鹊，仓公神医也，神尚矣。人以为无以加于仲景，而称仲景曰圣。"

仲景师从同乡名医张伯祖是有记载的。《古今医籍》云："张伯祖，南阳人，好方书，精明脉诀，治病十全，当时所重，仲景师之。"脉的意思是勤奋，说明张伯祖是一个既聪明又勤奋的中医。对张仲景而言，就是受业于名师。

《伤寒杂病论》的成书背景主要从学术背景和社会背景两方面来谈。

首先，学术背景深厚。张仲景写《伤寒杂病论》，并非白手起家从零开始，而是有水之源，有本之木。当时的"医经"理论和"经方"方术已经大致构成了中医的两大体系，有足够的典籍供张仲景学习参考。具体有哪些重要典籍呢？

张仲景在《伤寒杂病论》序中讲"勤求古训，博采众方"。"勤求古训"就是讲理论渊源。包括《黄帝内经》《难经》《阴阳大论》《胎胪药录》和《平脉辨证》。除此之外，据《汉志》记载，当时还有《外经》37卷、《扁鹊》、《白氏》、《旁篇》等著作。"博采众方"就是讲方药的来源，也可以理解为临证的技术渊源。张仲景只提到《胎胪药录》，其实同时代还有《神农本草经》《五脏六腑痹十二病方》《风寒热十六病方》《五脏六腑疝十六病方》《五脏六腑疸十二病方》《妇人婴儿十九卷》《汤液经法三十二卷》等。据现代研究成果表明，《伤寒论》的确与这些典籍有着密切的学术继承关系。其中与《汤液经》关系更为密切。《汤液经》相传为商代伊尹所作，内容以方剂为主。《汉书·艺文志》中有记载。可惜唐代以后失传，1948年杨绍伊以王叔和《脉经》和孙思邈《千金翼方》为本，重建过该书。

其次，社会背景复杂。张仲景生活在东汉末年，可谓天灾人祸俱全之年代。据史料记载，仲景在世近70年间，旱、涝、雹、风、火、地震、海啸、决堤、泥石流等，几乎所有自然灾害都轮番上演过。战乱更是频繁迭起。从黄巾起义到三国鼎立纷争，战火硝烟弥漫。"大灾之后必有大疫"，建安七子之一的王粲的《七哀诗》云："出门无所见，白骨蔽平原，路有饥妇人，抱子弃草间。顾闻号泣声，挥涕独不还，未知身死处，何能两相完。"仲景的亲身经历则是"余宗族素多，向余二百，建安纪年以来，犹未十稔，其死亡者，三分有二，伤寒十居其七"。这就是当时社会的真实写照。在这样的社会背景下，张仲景表现出了强烈的社会责任担当和舍我其谁的救世精神。他一方面博览群书，勤于理论钻研，感悟中医之高妙。正如他在序中讲"余每览越人入虢之诊，望齐侯之色，未尝不慨然叹其才秀也"。另一方面又以术活人，勤于临证实践，开中医坐堂之先河。经过长期理论修炼和临证经验积累，医术日益精湛，学术水平日益精深。何颙感叹："仲景之术精于伯祖，起病之验，虽鬼神莫能知之，真一世之神医也。"基于天时条件和个人修为，《伤寒杂病论》这一部伟大的中医经典，就水到渠成，应运而生了！所以《伤寒杂病论》不是张仲景闭门造车之作，更不是凭空臆造出来的，而是理论与实践的厚积升华。

（三）《伤寒论》的历史沿革

探寻《伤寒论》的历史沿革，主要以版本流传为脉络线索。

1. 《伤寒杂病论》成书后传抄，又因战乱而散佚

《伤寒杂病论》的成书，应当是张仲景从大量医案中总结提炼出来的。从该书体例上可以推测到。成书年代为公元 205 年前后，因为其原序中提到"建安纪年以来，犹未十稔……"，建安纪年是公元 196 年，张仲景时年 46 岁，正值旺年。原版的《伤寒杂病论》共十六卷，其中十卷论伤寒，六卷论杂病。

东汉时期还没有发明印刷术，但早在西汉就已经发明了纸。大约公元 105 年，蔡伦对造纸术加以改进，被认为是现代造纸术的鼻祖。印刷术直到唐朝才有，当时使用的还是雕版印刷术。直到宋朝，毕昇才发明活字印刷术。那么这本书原稿到底是写在纸上还是写在竹简上呢？有人认为是写在纸上，理由是当时纸早已经发明，虽然老百姓还不一定都用得起，但张仲景应该是用得起的。因为他是长沙太守嘛。也有人认为是写在竹简上，理由是宋代王洙在翰林院发现的《金匮玉函要略方》就是竹简，这本书是《伤寒杂病论》的节略本，同书而异名。不管是写在纸上还是写在竹简上，后来都因战乱而散佚了。流传主要是靠手抄本。《伤寒卒病论集·序》明确讲了"为伤寒卒病论合十六卷"。原貌具体是什么体例，现在已无从考证。迄今为止，当代谁也没有看到过原版的《伤寒杂病论》。

2. 《脉经》本：王叔和整理的《伤寒论》

公元 3 世纪魏晋两朝太医令王叔和（201—280 年），搜集《伤寒杂病论》遗卷，重新整理编次成 10 卷 22 篇。因其收集整理的内容多为伤寒病，杂病部分几乎没有看到，故更名为《伤寒论》。并将其收录到他所著的《脉经》

中，所以称作《脉经》本《伤寒论》，但该书历经东晋南北朝，仍然只流传于民间，官方并未保存。孙思邈曾感慨"江南诸师秘仲景要方不传"。这就是最早的《伤寒论》，在此之前只有《伤寒杂病论》。现存《脉经》本已非原貌。但《脉经》本 10 卷 22 篇的体例沿袭至今。清代名医徐大椿曾感叹"苟无王叔和，焉有此书"。

3. 唐本：孙思邈记载于《千金翼方》

唐代孙思邈在撰写《备急千金要方》时未能见到完整版的《伤寒论》，故仅引用了《伤寒论》少量内容。直到晚年在编撰《千金翼方》时，才收载了《伤寒论》的全部内容。后世称其为《千金》本或唐本《伤寒论》。此本可视为现存《伤寒论》最早的印刷版本。但因战火一度流失，后在流落日本的《千金翼方》中找回，内容却与原版差别较大，且不够全面。

4.《外台》本：王焘记载于《外台秘要》

继孙思邈之后，王焘将《伤寒论》大部分内容和《金匮要略》部分内容收入其著作《外台秘要》中，称作外台本《伤寒论》。

5.《玉函》本：同体而别名的《金匮玉函经》8 卷

北宋仁宗时（1023—1063 年），翰林学士王洙在馆阁残旧书籍中发现了一部《伤寒杂病论》的别本，书名为《金匮玉函要略方》，一共 3 卷。上卷论伤寒，中卷论杂病，下卷载方并论妇科病。王洙将其一分为二，编成了《金匮玉函经》和《金匮要略方论》两本书。《金匮玉函经》就是后来的玉函本《伤寒论》，《金匮要略方论》就是后来的《金匮要略》。

宋代校正医书局林亿等几乎同时勘刻了《金匮玉函经》8 卷。它虽然和《伤寒论》"同体而别名"，但其编排结构有了变化。即"条论于前，会方于后"。古人称作《玉函》本或《伤寒论》别本。后经清代陈世杰复刻流传至今。同时也勘刻了《金匮要略方论》，还收集补充了各家方书中转载仲景治疗杂病医方和后世良方，分类附于每篇之末，题名《金匮要略方论》，这就是最早的《金匮要略》。

6. 宋本：宋代校正医书局校订《伤寒论》

宋治平元年，即公元 1064 年，宋英宗即位。宋英宗非常重视书籍的编修。司马光主编的《资治通鉴》就是这一时期诞生的。宋英宗对医书的整理编撰格外重视，专门成立了校正医书局，可称得上是世界上最早的"卫生出版社"，专门负责对宋代以前医籍校订。朝廷召集了高保衡、孙奇、林亿、孙兆、苏颂、朱有章、掌禹锡、嘉宗古等一批名医或学者，校订了《黄帝内经》《难经》《诸病源侯论》《外台秘要》等一大批著作。《伤寒论》只是其中一本，这算是政府行为。高保衡等人校定的《伤寒论》的底本是什么呢？据考证，是宋太祖时的一个节度使高继冲觐献的《伤寒论》10 卷 22 篇。林亿等对该版本修订后进行了刻印。于治平二年（1065 年）沽之于市。这算作是第一次官方印刷发行。至此才有了《伤寒论》的定本，称为宋本或治平本《伤寒论》，但原版现今已经失传。

7. 成注本：南宋成无己通注宋版《伤寒论》

成无己著成《注解伤寒论》，于绍兴十四年（1144 年）刊行，这是第一本注解《伤寒论》的版本，故称成注本或成本。后经明代汪济川校刊翻印，其原文与注文对应，便于学习，流传很广，所以又称为汪本。成注本和汪本都作了修改，已不是宋本原貌。现只能看到汪本。

8. 赵刻本：明代赵开美翻刻宋本《伤寒论》

明代中医学家兼出版商赵开美，在万历二十七年（1599 年）刻印《仲景全书》，按照宋版小字本刻印了宋本《伤寒论》，称为赵刻本或仲景全书本。《仲景全书》包括了四大部，除了《伤寒论》10 卷，还有成无己的《注解伤寒论》10 卷，宋云公的《伤寒类证》和《金匮要略方论》3 卷。该版本基本接近宋本。新中国成立后高等中医院校第 2 至第 5 版教材的《伤寒论讲义》就是以赵刻本为底本。

9. 人卫本：近现代研究《伤寒论》新成就

1982 年开始，中医学家刘渡舟教授主持对《伤寒论》进行全面系统整理研究。以赵刻本为底本，设提要按语，校勘注释。于 1991 年 6 月，由人民卫生出版社出版《伤寒论校注》和《伤寒论语释》，今人称之为人卫本。

10.《伤寒论》的手抄本或残本

日本的康治本《伤寒论》（1143 年），是残缺的手抄本，仅存 65 条 50方。日本康平本《伤寒论》（1063 年），是日本天皇康平的侍医丹波雅忠据家传本抄写的，比宋本刊印的年代（1065 年）还早 2 年。

桂林古本《仲景十二稿伤寒杂病论》，目前传人为张绍祖，自称为张仲景第46代孙。家藏的古本是张仲景修改稿的第十二稿《伤寒杂病论》16卷。

另外还有敦煌莫高窟藏经洞发现的《伤寒论》手抄本残卷（卷子本），以及长沙古本《伤寒论》。

综上所述，《伤寒论》源于东汉张仲景原著《伤寒杂病论》，东汉末年到西晋因战乱散佚，后经王叔和重新整理，但已非原貌。魏晋唐代均有多部传本，宋本为政府刊刻，始有定本，但均已失传。所幸王洙发现并整理了同体而别名的《伤寒杂病论》，即《金匮玉函要略方》，并将其一分为二后才有了《伤寒论》的另一个版本《金匮玉函经》。后经清代陈世杰复刻，称作《玉函》本。《伤寒论》还有明代两个翻刻本存世。一是赵开美翻刻宋本的赵刻本，二是汪济川校刊翻刻成无己通注宋版《伤寒论》（成注本）的汪本。还有国内外诸种残本。

所以，我们现在能看到的完整古本，只有明清的赵刻本、汪本和《玉函》本三个完整版本，其他所能看到的只是残缺的古本，可以用于参考补充。刘渡舟先生的人卫本《伤寒论校注》现已成为世人研习的最佳版本。

再简化一下，《伤寒杂病论》原著已散佚。两个关键的"发现者"使得该部经典得以传承，一个是王叔和发现了只有伤寒部分的《伤寒杂病论》残本，一个是王洙发现了别本。我们现存的完整版《伤寒论》是明代的赵刻本、成注本的汪本和清代陈世杰的《玉函》本，由现代的人卫本进一步修订规范并发扬光大。其中又以赵刻本历史传承最为正宗，故被视为当今第一正本。

二、《伤寒论》的主要内容与历史贡献

（一）《伤寒论》的主要内容

我们从两条途径来阐述《伤寒论》的主要内容。一条途径是从其本身结构上来把握，厘清结构的系统性和逻辑性。另一条途径是从临证应用上来把握，就是从中提炼理法方药的内容。

1.《伤寒论》体例结构

《伤寒论》共计22篇，我们通常把该书分成以下三大部分。

第一大部分为总论前4篇。包括"辨脉法第一""平脉法第二""伤寒例

第三""辨痉湿暍脉证第四"。这一部分主要是讲仲景脉学和外感热病的病因、分类、命名、预防、治疗、护理和预后判断，相当于外感热病的总论。至于"痉湿暍"这一篇，在《金匮要略》中也有，内容比这完整，还有治法方药，为何又出现在伤寒论中，值得研究。我认为应当把"序言"也放在这一部分。也就是《伤寒杂病论》原序，原篇名为《伤寒卒病论集》。"序言"对我们准确理解《伤寒论》是有很大帮助的。但有学者也认为这一部分是由王叔和等后人增补的。

第二大部分为第5到第14篇，共10篇，是《伤寒论》的主体部分。系统地讲述伤寒病六经辨治，称之为《伤寒论》"洁本"。

第三大部分为后8篇，也称为"可与不可诸篇"。后8篇大部分为"洁本"后原文，按照不可发汗、可发汗、发汗后以及不可吐、可吐、不可下、可下、汗吐下后诸病证进行了归纳总结。但也有少数内容可能不是"洁本"后原文。

2.《伤寒论》的理法方药

从理论上看，《伤寒论》继承了《内经》《难经》《神农本草经》等经典，创立了六经辨证方法与体系。《素问·热论》的六经分证学说应当是《伤寒论》主要的理论源头之一。

从治法上看，继承了《内经》治则，创立了"八法"。张仲景虽然没有明确地归纳总结成"汗、吐、下、和、温、消、清、补"八法，但从临证应用角度阐述得很深刻。虽然清代程钟龄在《医学心悟》中非常明确地总结归纳了"八法"，但"八法"的真正创立者还是张仲景。

从方剂上看，继承了《汤液经》中诸方，载113方。其中禹余粮丸有方名而无药，也可不计。到底哪些方是完全来自《汤液经》，哪些方是由仲景独创呢？因《汤液经》已失传，所以无从考证。但《伤寒论》继承《汤液经》是毋庸置疑的。陶弘景在《辅行诀五脏用药法要》中云："昔南阳张机，依此诸方，撰为《伤寒论》一部，疗治明悉，后学咸尊奉之。"《金匮要略》共计205方，除去与《伤寒论》重复的37方，附方23方，有方无药5方，在《伤寒论》基础上新增加了140方，所以经方确切的统计数是：《伤寒论》112方，《金匮要略》177方，二书重复37方，合计252方。经方的一个显著特点是组方精简，药味数不多，大多 3 至 7 味药，但加减变化多，这相当于把方剂数量扩增了 3~4 倍。由于这些经方的存在，《伤寒论》和《金匮要略》被誉为"众方之祖"。

从药物上看，有人作了精确统计，《伤寒论》用药 87 味，《金匮要略》用药 151 味。两书重复用药 72 味，两书合计用药 166 味。第 5 版教材《中药学》共入选药物 492 味。《伤寒论》用药大约占其四分之一。这也可以看出《伤寒论》用药的精到。

（二）《伤寒论》的历史贡献

《伤寒论》的学术成就，归纳起来就是创立了"三大体系"。

1. 从理论创新上讲，创立了六经辨证理论与技术体系

六经辨证虽然用于伤寒辨治，但绝非仅限于伤寒，也运用于杂病辨治，同时为后世温病学说的形成与发展打下了坚实的理论与实践基础。这是《伤寒论》最突出的贡献。

2. 从临床实践上讲，全面系统地创立了治则治法体系

《内经》和同时代的其他一些典籍，虽然早已提出了治则治法理论。但联系临床实践还是远远不够的，特别是在治法层面。张仲景在《伤寒论》中体现的"八法"，生动而具体地解决了这一难题。扶阳存阴的治疗原则贯穿于《伤寒论》始终。

3. 从方药创新上讲，与《金匮要略》一起创立了"经方"体系

《伤寒论》共 112 方，加上《金匮要略》没有重复的 140 方，经方共计 252 方。这些方用药精到，配伍严谨，加减丰富，功效卓著，不愧为"方书之祖"。同时还配套完善了剂型、煎服法的理论和技术。

另外，《伤寒论》对诊法也是有贡献的，但没有形成完备体系。

《伤寒论》在理论与临证实践的紧密结合中，开创了中医理法方药比较完备的体系化境界，当之无愧地被列为中医四大经典之一。故《医宗金鉴》高度评价其："盖古经皆有法无方，自此始有法有方。启万世之法程，诚医门之圣书！"

（三）《伤寒论》学术流派与伤寒学

对《伤寒论》的学术研究始于王叔和《脉经》本，其学术流派的形成与

发展，大致有三次历史性汇集。

第一次历史性汇集是自晋迄宋金元的早期"八大家"。这八大家及其代表作分别是：晋代王叔和与《脉经》，唐代孙思邈与《千金要方》《千金翼方》，宋代韩祗和与《伤寒微旨论》，宋代朱肱与《南阳活人书》，宋代庞安时与《伤寒总病论》，宋代许叔微与《伤寒发微论》《伤寒百证歌》，宋代祁雍与《伤寒补亡论》，金代成无己与《注解伤寒论》《伤寒明理论》。其中最杰出的代表是成无己，他开创了注解《伤寒论》的先河。这很了不起啊！因为它最直接最系统地展现了古人对《伤寒论》的理解和发挥，对当今学者研究《伤寒论》提供了详实可靠的参考依据。

第二次历史性汇集是明清至民国初期诸名家。这其中又可分为两大集团。第一大集团是明末清初中期的众注家。代表人物及其代表作有：王肯堂与《伤寒证治准绳》、方有执与《伤寒论条辨》、喻嘉言与《伤寒尚论篇》、张隐庵与《伤寒论集注》、张路玉与《伤寒缵论》、柯韵伯与《伤寒来苏集》、钱天来与《伤寒溯源集》、尤在泾与《伤寒贯珠集》、徐大椿与《伤寒论类方》、陈修园与《伤寒论浅注》、唐容川与《伤寒论浅注补正》等。值得称颂的是，在《医宗金鉴》这样一部官方编纂的大型医学丛书中，《伤寒论》居全书首卷，这被当作一个时代性标志。第二大集团是清末民初《伤寒论》新说诸家。受"西学东渐"的影响，涌现出唐容川、恽铁樵、陆渊雷、曹颖甫、张锡纯等一大批中西汇通大家，他们以中医为本，参以西说研究《伤寒论》，开辟了《伤寒论》研究的新天地。主要代表作有恽铁樵的《伤寒论研究》、陆渊雷的《伤寒论今释》、曹颖甫的《伤寒发微》、张锡纯的《伤寒论讲义》、包识生的《伤寒论讲义》等。

第三次历史性汇集是新中国成立以后，"伤寒学"的逐步专业化。新中国成立以后，随着中医药高等院校和中医研究机构的相继建立，《伤寒论》研究呈现出前所未有的可喜局面，走上了专业化道路。研究队伍日趋壮大而稳定，研究方法现代而科学，研究领域拓展而深化，研究成果丰硕而多样。至 20 世纪 90 年代初，《伤寒论》相关领域的研究已经远远超出《伤寒论》本义范畴。"伤寒学"作为一门独立学科正式确立。我们现在如果要对伤寒学下一个准确定义，应当是：以《伤寒论》以及历代医家学者研究与发展《伤寒论》的学术成就为研究对象，以六经辨证理论体系的基本规律和技术为主要研究内容的一门学科。学科定位上应当具有经典理论学科和临床学科的双重性。

三、六经辨证

六经辨证是《伤寒论》的核心思想与证治方法论，所以有必要单独拿出来讨论。主要展开讨论以下三个方面的问题。

1. 六经与六经病

六经是对三阴三阳经的简称，即太阴、少阴、厥阴、太阳、少阳、阳明。

三阴三阳出自《内经》阴阳学说。阴与阳是对事物的定性，将阴和阳又各分为三，是对事物的定量。太阳为三阳，阳气最足，故又称为巨阳；阳明是二阳，阳气显著，故又称为盛阳，少阳为一阳，阳气最弱，故又称为小阳、幼阳、稚阳、嫩阳。太阴为三阴，少阴为二阴，厥阴为一阴。厥阴阴气少到了极点。由此认为，自然界万物都可分阴阳，并且根据阴阳量的区别，分属于三阴三阳，也就是归于六经。

《内经》又讲："人生于地，悬命于天，天地合气，命之曰人，人能应四时者，天地为之父母。"这就是中医"天人相应"的指导思想。根据这一指导思想，人体也应当归于六经。人体以五脏六腑为核心，以经络为联系，内属脏腑，外络肢节，通行气血，输布津液，各分手足。所以六经到了人体上，就是指以脏腑为核心的手足各六大功能系统，是人体物质的有形的概念，是有具体内涵的，而不是一个简单的抽象名称。

六经病是人体感受外邪之后，手足各六大功能系统的抗邪过程中所表现出的症候群。它既代表外感病的不同发展阶段，又代表既相互联系且相对独立的证候。《伤寒论》里的六经是指六经病，所以是一个病理性概念，而不是单纯的六经生理性概念。

有三个概念一定要弄清楚。一是合病，指两经以上的证候同时出现。二是并病，指两经证候先后依次出现，最终合并在一起。直中指因素体虚弱，外邪绕过三阳直犯三阴，形象地称之为飞渡。合病形象地比喻就是在同一条道上并驾齐驱；并病就是同一条道上先后并轨出现。

六经病是传变的，传变是有规律的。传与变又要分开讲，传是病邪由一经发展到另一经；变是病性的改变。传与变又是有联系的，传中有变，变中有传。

2. 六经辨证方法

《伤寒论》的六经辨证，是针对某一经的具体病证进行病机阐释。在此基础上，立法遣方，辨证论治是从辨病、辨脉、辨证、辨治四个方面展开的，是一个系统性临证思维过程，具体内容将逐篇详述。

3. 六经辨证与其他辨证方法的关系

中医的辨证体系共有八大技术方法，分别是八纲辨证、病因辨证、气血津液辨证、经络辨证、脏腑辨证、三焦辨证、卫气营血辨证以及六经辨证。八大辨证方法可以大致分成三类。第一类是偏重于辨病性的，有八纲辨证，病因辨证，气血津液辨证。第二类是偏重于辨病位的，有经络辨证，脏腑辨证。第三类是偏重于辨外感热病传变规律的，有三焦辨证、卫气营血辨证和六经辨证。六经辨证与其他辨证方法的关系可以从以下四个方面来认识。

首先，八纲辨证是居总纲地位的辨证方法，其余七种辨证方法应当从属于八纲辨证，六经辨证当然也不例外。如果要给六经辨证下个确切的定义，应当是：以六经所属脏腑经络的生理病理为基础，结合内外病因，综合分析病位、病性、病机、病势以明确证候的临证思维过程。

第二，六经内属脏腑，外络肢节，所以与脏腑辨证、经络辨证的关系相对更为紧密。

第三，六经病也讲病因，也重视气血津液，所以六经辨证与病因辨证、气血津液辨证也是相关的。

第四，三焦辨证、卫气营血辨证是基于温病而创立的，所以可以看作是在热病辨证系列中与六经辨证平行的辨证方法，六经辨证主要管伤寒，三焦辨证和卫气营血辨证主要管温病。六经辨证对温病学术的发展具有指导意义。

从以上论述可以看出，六经辨证包含其余 7 种辨证方法的元素，具有理论及技术上的开创性。因此《伤寒论》是辨证论治理论与技术的源头。

四、《伤寒论》的学习方法

《伤寒论》的学习与其他经典的学习方法是一致的，主要是围绕"懂、熟、用"三个字下功夫。

1. 追求彻底弄懂，必须贯通深入

我主张全书通读，从知识体系上讲，《伤寒论》无所谓重点与非重点。《伤寒论》是一个完整的理论体系，应当沉下心来，逐字逐句逐篇攻克，不留疑点，不留盲区，这就叫贯通。上承《内经》《难经》《神农本草经》，下启历代诸家论述，触类旁通，广征博引，立体式解决每一个疑点难点，这就叫深入。只有真正贯通深入了，才会彻底弄懂。

2. 追求化作己有，必须滚瓜烂熟

入心入脑，光停留在理解阶段是不行的。中医的学习是要有背功的，应当有下笨功夫的决心和勇气，在流利通读的过程中，力求多背诵条文。把通背全文设为最高境界并非天方夜谭，当代有许多前辈大家就能通背原文，熊继柏就是其中杰出代表人物。

3. 追求为我所用，必须勤于临证

《伤寒论》之理法方药本来就深深地植根于临床，滋养于临床。《伤寒论》的每一条文，特别是有方证的条文，是可以还原成医案的。理论从实践中来，还要到实践中去。要让《伤寒论》在当代中医人手上不断激活，重放光彩，唯一有效的途径，就是在临证时多用、多验。有了切身体会，积累了鲜活的病案，我们就会变得心中有底，手下敢用，最终达到得心应手、自比仲景的高妙境界。作为当代的中医，我们对《伤寒论》应当有充分的理论自信和实践底气。

第二章　太阳病提纲

为了便于更好地理解把握六经各病，我们首先应当温习总结一下六经的生理功能，知常才能达变。所以在讲每一经的病证之前，都先讲一讲该经的生理功能。张仲景在他的书中没有这样安排，我们完全可以假设他的整体思维过程中是以六经生理为基础的，只是省略了而已。

第一节　太阳经生理

太阳病是太阳经的病证，所以先复习一下太阳经的生理。

太阳，本指手太阳小肠和足太阳膀胱，但《伤寒论》中的太阳病，主要涉及足太阳膀胱经腑的病变。手太阳小肠经腑的病变，在表证阶段未涉及。如果要问为什么？答案很简单，只有一个：张仲景根据临床实际情况而得出的结论。

一、太阳之经

膀胱足太阳之脉，起于目内眦，上额交巅；其支者，从巅至耳上角；其直者，从巅入络脑，还出别下项，循肩髆内，夹脊抵腰中，入循膂，络肾属膀胱；其支者，从腰中下夹脊贯臀，入腘中；其支者，从髆内左右，别下贯胛，夹脊内，过髀枢，循髀外，从后廉下合腘中，以下贯腨内，出外踝之后，循京骨至小趾外侧。

这是《内经》原文对足太阳膀胱经的描述。足太阳膀胱经，是人体循行路线最长，穴位最多，覆盖人体面积最大的经脉。它上连风府，与督脉相通，沟通太阳和督脉的联系，下络腰肾而属膀胱，沟通了太阳与少阴的表里关系，可借助督脉之阳而主一身之表阳。同时足太阳经别属膀胱络肾，散布于心，所以还跟心有关。

二、太阳之腑

膀胱腑，位于下焦，内藏津液，与肾相表里。《素问·灵兰秘典论》云："膀胱者，州都之官，津液藏焉，气化则能出矣。"所以膀胱的生理功能主要是藏津液，司气化。具体表现在两个方面：一是在肾阳的温煦下，化生阳气而循经输布体表，形成太阳之阳气；二是参与水液代谢，化生津液，排出废水，并上承津液输布润泽周身。

三、太阳之气

太阳之气，即体表的阳气，也称"卫气""卫阳"。《灵枢·本藏》云："卫气者，所以温分肉，充皮肤，肥腠理，司开合者也。"明确了卫阳有 3 个主要功能：温煦肌表、固表抗邪和调控汗孔张合。卫阳功能的发挥又是诸脏腑协同的结果，化生于下焦肾阳，外充于中焦脾胃，还宣发于上焦肺气。

风寒邪气外袭肌表。首当其冲是卫阳受伤，继而累及相关脏腑，这就形成了太阳病及其兼证。弄明白了太阳经腑的生理功能，研究太阳病就有了基础和前提。

第二节　太阳病提纲（1－11）

一、太阳病提纲（1）

◎1　太阳之为病，脉浮，头项强痛而恶寒。

第一条是太阳病的提纲，也是所有表证的总纲。以后每一条经的病都会有一个提纲。

太阳之为病：太阳经腑得病，此处"之"用于主谓语构成，为语义未尽的分句，预示紧接有重要内容。这也表明太阳病不是简单的一个病名，而是有实在而丰富的内涵。

脉浮：排在其他症之首，浮脉主表，亦主虚阳外越，结合下文毫无疑问是主表证，强调浮脉在太阳表证诊断中的重要性。"有一分浮脉就有一分表证"，"浮脉为阳表病居"，都是这个意思。正气外应抗邪，气血必然充盛于表，故脉浮。主表的浮脉特征是："轻取即得，重按少力，稍减而不空，举之有余，按之不足，如水漂木。"

头项强痛："强"有3种读音，jiàng 和 qiǎng 都可以。或者读 jiāng ，通"僵"。僵直，拘紧，不柔和。"头项"不能理解为头部加颈部，应理解为后枕部加颈部的后面区域，而不是整个头颈部。"强痛"二字也不可分，不能理解为简单的头痛加项强。而应理解为枕后及头后项部僵直性疼痛，机理是太阳经脉受邪，经气不利。

而恶寒："而"是进层连词，有"进而"，"而且一定"的意思。"恶"是畏恶的意思。卫阳被风寒之邪所伤，"温分肉"的功能失司，故恶寒。

认真分析一下太阳病的三大症状体征，我们会发现其中是有层次区别的。首当其冲是脉浮，外邪袭表，正气抗邪而气血充盛于表，浮脉反应最为敏感。经脉受邪最为直接，所以紧随其后是头项强痛。而恶寒是卫阳受损到一定程度才会有，至少应当有一个短暂的时间差，所以用了一个"而"字，即进而恶寒之意。

有一个问题，提纲证有恶寒怎么没有发热？恶寒是卫阳受伤的结果。所以风寒之邪一旦袭表，卫阳受伤首当其冲，恶寒会在第一时间发生。只要是太阳病，恶寒必然发生。从以下4个方面分析发热的情况。

1. 恶寒与发热有时间差。发热是邪正相争的必然结果，但必然出现在恶寒之后。风寒之邪一旦与卫阳接触，卫阳就被伤了，畏寒就是受伤的第一反应。发热是风寒之邪与卫阳斗争到一定程度的结果，有一个蓄积过程。发热是邪正双方激烈斗争的结果。斗争是相互的，风寒之邪袭表了，如果卫阳能及时达表与之抗争，就会马上发热。从根本上讲，发热取决于邪正双方的力量对比和性质。如果寒邪太盛，束缚肌表，使腠理闭塞不开，卫阳就会被遏郁而无法达表，"战斗"打不起来，也就不会发热。

2. 如果以风邪为主，寒邪偏弱，则寒邪束表有限，风性开泄有力，腠理大开，风邪与卫阳相搏可一触即发，发热会随之而来。风袭卫阳，卫阳立马受伤，恶寒也当同时发生。

3. 卫阳被遏郁，蓄积到一定程度，超过了寒邪的束缚之力，就会奋力达表而发热。但这必然有一个积累过程。

4. 素体阳虚，卫阳偏弱。风寒之邪相对就强，卫阳就更容易被遏郁，可导致发热不可能。

综上所述，发热不是太阳病的必备症状。

邪正相争激烈才会发热，如果阳气被郁就只有恶寒，要邪气袭表到一定程度，才有可能出现因阳郁解除而发热。从某种意义上来讲，是否发热取决于风寒表邪的轻重程度，如果风寒表邪轻，发热会几乎同时发生。还有可能只是恶风，而不一定是恶寒，恶风与恶寒只是程度差别，所以可以用恶寒概指恶风和恶寒。反之，如果风寒表邪很重，阳气很可能迅速被郁，发热就有可能随恶寒之后而出现，而不会同时发生。所以发热这一症状具有一定的不确定因素，也就没有将其列入提纲。

二、太阳病分类（2-5）

◎2　太阳病，发热，汗出，恶风，脉缓者，名为中风。

这一条就简称"太阳病"了，没有"之为"二字，仲景用意很明确，强调了太阳的实在含义后就用简称。这里提出了太阳病总纲下的一个分证，叫作中风证，这条就是中风证的提纲，是太阳病典型分证之一。"中（zhòng）"即"伤"之意，风邪伤及太阳之表。准确地讲是以风邪为主的风寒之邪。里面讲了4个特征性症状体征。

发热，汗出：发热和汗出是先后衔接的。风为阳邪，伤及卫阳，以阳邪并于卫阳，发热会很敏感地产生。如果是伤寒证就有点不一样，寒邪必须闭郁到一定程度才会出现发热。卫阳奋起抗邪了，就有点顾此失彼，固护营阴的功能就弱了，再加上风邪的开泄作用，就会汗出，这是一种无动力的汗出，是被动的，仅仅是失守之故，所以汗出的程度较轻，不会大汗，应该是皮肤潮润。后面会谈到阳明里热证的"汗出戢戢然"，二者会有本质区别，那是一种主动汗出，是里热迫汗而出，所以是大汗。作为一名有经验的中医，遇到感冒发热的病人，不能只凭问诊和望诊判断是否汗出，因为大汗的情况很少，有时病人会不假思索地回答"没有出汗"，仅凭医生肉眼也很难观察，一定要亲手摸一摸病人皮肤，感受一下是干燥还是湿润。如果皮肤灼热而干燥，就是发热而无汗；如果皮肤发热而潮润，就是发热而汗出。

恶风：就是怕风，也包括恶寒。恶风与恶寒其实是外邪伤表的程度不同，风邪伤表当然要比风寒伤表程度轻。我们应当有生活经验，遇到变天，衣服穿得少，风一吹就有受凉的感觉，如果及时添加衣服，卫阳被保护起来了，是可以马上缓解的。如果是寒邪，伤卫阳就重些，恢复就没有那么容易，单靠添加衣物就为时过晚。为什么只提恶风而不提恶寒呢？因为诊断中风证是以轻证为起点，只要符合这个起码条件就可以了，如果是重的恶寒，就理所当然地符合，就不必再叙述。

脉缓：《伤寒论·辨脉法第一》云："阳脉与阴脉同等者，名曰缓也。"前提是二者都是"浮大而濡"。成无己《注解伤寒论》的解释是："上下同等，无有偏胜者，是阴阳之气和缓也，非若迟缓之有邪也。"

阴脉指尺脉，阳脉指寸脉，是以部位分阴阳。寸关尺三部之脉没有强弱的差别，表明气血和缓，不能当作外邪导致阳气虚的迟脉。迟缓是偏义复词，意在迟。仲景原文和成无己的注释都认为，缓脉不是典型的迟脉，而是偏于正常的和缓脉。迟脉是一息三至四至，病因有 3 种可能。可以是外邪伤阳，也可以是里寒凝滞阻阳，还可以是里热内聚，阳气被郁遏。前者迟且应指无力，主虚。后两者虽迟但应指有力，主实。大多数学者认为，此处脉缓即指迟缓脉，机理是有汗出，营阴外泄，也就是外邪伤阳，导致营阴失守。本人持有不同看法。此处缓当指浮缓，重点在"浮"，中风证的具体表现都要结合总纲的前提内容，强调是表证，外感风邪而汗出可以伤阴，但必定是轻症，不可能短时间内虚得很明显，所以重点是强调表证。"缓"强调不"紧"之意。总纲中已经明确了"恶寒"的前提症状，这是否与"恶风"自相矛盾呢？前面已经讲了，恶风与恶寒其实是没有本质区别的，总纲作为太阳病的高度概括，当然应当以最典型症状为标准。中风证，列出"恶风"，是强调外邪轻浅的特征，也可以理解为"恶寒"的轻症为"恶风"。

中风证完整的表述应当是"发热，汗出，头项强痛而恶风寒，脉浮缓者"。

后世把中风证称作太阳中风表虚证。值得特别注意的是，不能与素体表虚的杂病相混淆。其关键在于，一个有外邪，一个没有；一个是新病，一个是旧病。刘渡舟先生称后者为"黄芪实表"的杂病表虚。前者是指卫阳虚。从这个认识角度看，也证明了中风证的脉浮缓重在浮，而不是缓，"缓"不是单指明显的迟缓，还有与下文的紧脉相对比的意思，强调和缓松弛而不紧。

者："者"在此不是代词，而是一个语气助词，用在判断句的主语后面，表示停顿。意在强调，太阳病加上发热、汗出、恶风、脉浮4个辅助因素才构成中风证。

◎3　太阳病，或已发热，或未发热，必恶寒，体痛，呕逆，脉阴阳俱紧者，名为伤寒。

这一条是伤寒证的提纲，是太阳病的又一个典型分证。

或已发热，或未发热：这里同样讲发热，与上一条中风证讲发热就不一样。中风证发热是很明确的。这里用了两个"或"字，表明有不确定性。但不是讲"或发热，或不发热"，"未"与"不"一字之差。伤寒的发热也是必然的，只是发热的时机不确定，可能早，也可能迟。机理就是郁而发热。寒邪郁闭卫阳到一定程度才发热，这里也存在人的个体差异，所以有早有晚。

必恶寒，体痛，呕逆：上一条已经讲了，恶寒与恶风本质一样，只存在程度之别。寒邪侵袭的病位比中风也深些，既伤卫又入营，所以必然会恶寒。寒性收引，营卫气血凝滞，滞而不通则痛，所以体痛。体痛的性质应当是冷酸痛。呕逆，为正气抗邪于表而阳气不能顾护于里，导致体内气机升降无所主，称为"卫气升降失调"，这是表证的常见兼证，伤寒阴邪很甚，会出现严重的胃气升降失常，所以呕逆，而不是一般的呕吐，是突然强烈的呕吐，这种病人常会出现当场即呕，甚至是喷射性的，还很难受。"卫气升降失调"除了呕逆这一典型兼证之外，还可能出现食欲不振、溏泄、便结等其他兼证，因为表现不典型，所以不列入伤寒提纲。

脉阴阳俱紧者：寸关尺三部脉，寸为阳，迟为阴，关居中，阴阳就代表寸关尺整部脉，所以后面紧接着一个"俱"字。紧脉主寒，也主痛，主宿食，其实本质是主寒。寒邪与正气相搏于脉道，寒性收引，所以脉道就紧张而拘急，就形成了紧脉。此处结合总纲的浮脉，当然是指浮紧脉，并且强调的是寸关尺都浮紧，因为是表寒之邪与正气相搏。如果尺脉不起就是里虚。痛和宿食都是卫寒之邪所致，所以会是沉紧脉。严格地讲，不是所有的痛和宿食都一定出现紧脉，如果是虚证、热证，脉就可能细数、滑数，只有寒证才会紧。《濒湖脉学》讲"总是寒邪来作寇，内外腹痛外身疼"。这里的主病应当是"浮紧表寒须发越"。

名为伤寒：伤寒证又称伤寒表实证。虽然没有明确讲是实证，从以上脉症是可以明晰的。综合太阳病提纲，伤寒应当表现为"发热恶寒，头项强痛体痛，呕逆，脉浮紧"。

前面这三条，就把太阳病的基本框架结构确立下来了。后面若干条文虽然也继续讲了太阳病，但都是在这一基本框架下的补充和深化，所以我认为这前面三条是太阳病的指南。

在把握太阳病总纲的前提下，中风证与伤寒证的鉴别成为关键。紧扣原文，联系临证实际情况，我们可以从以下5个方面的临床表现上来加以鉴别。

1. 都会发热，但敏感度有差别。中风证发热敏感而迅速，因为是风之阳邪并于卫阳。风性开泄直接与卫阳相搏。伤寒证发热相对不敏感而稍慢，因为是寒邪郁闭卫阳。可能早也可能迟，不是邪正相搏的直接结果，会有一个过程，不可能反应那么迅速。

2. 都会恶寒，但程度有差别。中风证在提纲有恶寒的情况下，强调的是"恶风"，也就是恶寒轻证。伤寒证强调的是"必恶寒"，比"恶风"重，相对难以缓解。

3. 都会痛，但范围有差别。中风证只是有提纲的头项强痛，只局限于头项。伤寒证明确强调"体痛"，这就是全身痛，也就是讲，除了头项强痛之外，还一定有全身疼痛。

4. 都是浮脉，但缓紧有别。中风证为浮缓，伤寒证为浮紧，还是阴阳俱紧。这是寒邪轻重之故。

5. 都是风寒之邪袭表，但腠理疏密有别。中风证卫外失固，腠理疏松而汗出，伤寒证寒盛凝滞，遏阳郁表，腠理郁闭，不汗出。这一点区别最为直观明显，成为临床鉴别诊断的最关键要点。医家向来都很重视这一点。本质上是风邪和寒邪的致病特点不同。

知其然，还要知其所以然。所以然就是从病因病机上加以鉴别。首先从病因上看，中风证病因是单纯风邪，或者讲是轻度的风寒，以风邪为主。伤寒证则是典型的风寒之邪，以寒邪为主。一轻一重，程度有别。这还只是讲了一半，中医讲病因一定是两个方面，包括外因和内因。外因主要是外感六淫，内因具体讲就很复杂，但高度概括讲，就是一个正气强弱问题。其次，从病机上看，是正邪相争使然。《内经》讲"正气存内，邪不可干"，"邪之所凑，其气必虚"。所以中医讲发病转归，大多是从外邪与正气二者之间的关系上来分析的。中风证是邪气不盛，正气虚弱。所以双方虽然容易快速形成对抗，但不会很强烈。就像两个小孩打架，伤不到哪去。所以，中风证发热来得快，但一般不会高热，脉也是缓的，出汗也不可能大汗淋漓，只是微汗。"伤于风者，上先受之。"所以，中风证的痛以头项强痛为主。伤寒证则相反，是邪气盛，正气强，所以双方对抗必然剧烈，就像两个搏击高手比赛，硬碰硬。一旦发热，就可能是高热，正气足，卫阳强，营阴守得住防线，所以不会轻易出汗。我们作一个推测，如果是邪气不盛的风邪与正气强相遇，发病的可能性就小，因为邪正双方力量悬殊，仗打不起来。寒为阴邪，易伤阳气，"阴胜则阳病"，风邪最易伤阳位，一个是阳气，一个是阳位，一字之别，其意义截然不同。伤寒证强调伤及整个体表卫阳，还要入里化热，所以是全身体痛。寒性凝滞收引，所以是浮紧脉。最后的结论是，中风证属虚，伤寒证属实。所以又分别称为太阳中风表虚证和太阳伤寒表实证。

◎4　伤寒一日，太阳受之，脉若静者，为不传；颇欲吐，若躁烦，脉数急者，为传也。

◎5　伤寒二三日，阳明、少阳证不见者，为不传也。

这两条是讲太阳病的传变辨证规律。及时准确把握好病证的传变，体现了中医治未病的指导原则，也就是既病防变。

伤寒一日：伤寒概指中风证和伤寒证，一日是虚数，是不久、刚开始的意思。

太阳受之：强调风寒邪气首先侵犯太阳经表。

脉若静者，为不传：静，是平静不变的意思。脉象仍然维持在本来状态。中风证就是浮缓，伤寒证就是浮紧。不传，是指不往里传，邪气仍在太阳经表。

颇欲吐，若躁烦，脉数急者，为传也：先提出了两个典型症状。欲吐是少阳证的表现，躁烦是阳明证的表现，并且都是郁而化热，数急脉也是里热盛的表现，意思是出现了这样的脉证就是往里传了。

伤寒二三日：同样也是虚数词，就是时间相对稍长一点。

阳明、少阳证不见者，为不传也：这条要与上一条放在一起来分析。对于"一日"与"二三日"是否传的判断标准是有区别的。"一日"是否传的判断主要是脉象，因为脉比症状更敏感。"欲吐"并不是真正呕吐了，至少是呕吐不厉害。"若"是"像"的意思。好像是躁烦，对这两个症状的描述都是先兆性的。这就是太阳证初期对"传"的判断方法。"二三日"可以理解为太阳证中期，换一个角度来理解，就是中期如果"传"了，就一定会出现典型的阳明证或者少阳证，而不是太阳证初期的先兆性症状。

进一步理解"传"与"不传"，还有更深一层含义。"一日"不传，有两种可能。一种可能是邪正斗争很强烈，暂时不传，一旦邪盛正衰就会往里传。另一种可能就是邪衰正强，邪相对无力则不传了，被正气打败了。如果经过一段时间的较量，正气衰败了，就又会传入阳明经或少阳经。溃不成军就不是一两个症状的问题，而是出现邪气全面攻破防线侵入腹地的态势。这时，典型的阳明证或少阳证就出现了。所以从本质上讲，传经与否是邪正双方斗争的结果。精确地讲，第4条论述的是欲传的表现，第5条论述的是已传的表现。

这两条既是对纲领条文的补充，告诉我们太阳病有由表及里的传变规律，也是一个承上启下的过渡条文，会引出不传的证治和传的证治。

三、太阳病（伤寒病）与温病（6）

◎6　太阳病，发热而渴，不恶寒者为温病。若发汗已，身灼热者，名风温。

风温为病，脉阴阳俱浮，自汗出，身重，多眠睡，鼻息必鼾，语言难出。若被下者，小便不利，直视失溲。若被火者，微发黄色，剧则如惊痫，时瘛疭，若火熏之。一逆尚引日，再逆促命期。

这一条论述温病，分为三段。第一段从开头到"为温病"，讲温病的概念。

太阳病：首先要明确一点，这里的太阳病不能与前面提到的太阳病画等号。这里应当理解为"看上去像太阳病"的病证。也就是类似太阳病的病证，如果出现了以下表现，就是温病。

发热而渴，不恶寒者：一共描述了3个典型症状，意在与真正意义上的太阳病相鉴别。一个相同的症状是"发热"，所以存在类证鉴别。"渴"是明显不同的症状，中风证和伤寒证都没有"渴"，除非邪传阳明。"渴"是伤津的结果，伤津必须具备两个前提：一是热邪，二是入里。太阳病初期阶段，伤的是卫阳，没有入里，况且是寒邪，不是温热之邪，所以不会口渴。不恶寒者是着重强调。因为是风热之邪，而不是风寒。温病初期阶段也可能出现轻微而短暂的恶寒，这是因为有风，不是纯粹的温热之邪。外邪袭表，抗邪的一定是卫气，卫阳一耗，就会有恶寒。

为温病：这一条对温病的诊断是很清晰的，就是在与伤寒的鉴别中，把握发热、口渴、不恶寒3个要点，就可诊断出温病。但认识是有一点模糊的，那就是把温病的病位仍然定位在太阳经腑上，到了清代，温病学才有了突破性的发展。叶天士讲"温邪上受，首先犯肺"，才明确了温病的病位是在手太阴肺经，是太阴温病而不是太阳温病。

第二段从"若发汗已"到"语言难出"。这一段是讲风温的概念。风邪再加温热，所以风温比单纯温病要更严重。

若发汗已，身灼热者，名风温：发汗是治疗风寒外感的正确方法，也就是辛温解表法。如果风温也用辛温解表，不但不会退热，反而会身灼热，烧得更厉害。这里用了反证法来说明什么是风温病证。风温属热不属寒。另外，张仲景从对当时业内医疗行为的观察，体会到存在比较多见的误治。风温为什么被误治？因为它与伤寒有相似的地方，那就是都有"风"，又都有发热，但缺乏对风温病机本质的深刻认识。

风温为病，脉阴阳俱浮：寸关尺脉都浮，这一点与伤寒一致，因为都有风邪伤表，都是表证。但关键是风温没有"紧"，就与伤寒表实证划清了界限。其实浮脉也是有细微区别的，伤寒的浮脉是轻取无力，风温的浮脉是滑数有力。

自汗出，身重，多眠睡，鼻息必鼾，语言难出：对风温病证的 5 个常见症状进行描述。温邪迫动津液，风邪开肌表腠理，一开一迫，津液则外泄，就会自汗，并且强调是"自汗出"，说明风温出汗比伤寒出汗要明显。前面第二条对太阳病的描述是汗出，就没有"自"字。身重是温热之邪壅遏阳气的结果，郁而不发，肌表有一种郁闷感，会感觉沉重而不轻松，自汗出和身重可以看作一组症状，就是风温导致的全身体表的症状。热为阳邪，易袭阳位，伤肺则"鼻息必鼾"，也就是呼吸粗重。热扰心神，所以就会"多眠睡""语言难出"。也就是昏昏入睡，头脑不清醒，讲话也不清楚，甚至语无伦次。这 3 个症状又可看作一组症状群，就是上扰心肺的表现。这一段可以看出张仲景严谨的治学态度，以临床亲眼所见为根据，努力探寻温病的规律，虽然没有进一步深刻而彻底地揭示风温的病机，但至少有比较全面的初步认识。其实张仲景对温病的认识只差关键一步，就是没有透过现象看本质。温病的心肺症状都看清楚了，但缺乏对心肺病机的认识和论述。叶天士对温病病机的充分认识是"温邪上受，首先犯肺，逆传心包"。

第三段从"若被下者"到最后，也就是讲了三种"若"的误治后果，目的在于进一步加深对风温的认识。其实是强调了温病感受温热之邪的特点。

若被下者，小便不利，直视失溲：如果误用了泻下的治法，就会出现小便不利，也就是癃闭。成无己解释癃闭是太阳膀胱经受伤之故。《素问·宣明五气篇》云："膀胱不利为癃，不约为遗溺。"所以还会有失溲。小便不利和失溲是两个相反的症状，是不是有矛盾呢？这里隐藏着仲景文字表达的精妙。风温上犯足太阳膀胱经，导致膀胱气化不利，所以首先出现的是小便不利。风温之邪进一步深入，耗伤津液程度加重，可损伤肝肾之阴。肝开窍于目，就会出现眼神呆滞，也就是直视。这是阴虚风动的结果。肾阴受损，固摄失司，就会遗尿，也就是失溲，这是病情加重的体征。所以这 3 个症状的排列先后顺序是有讲究的。仲景真实地表达了被下后病情由浅及深的转归情况。

若被火者，微发黄色，剧则如惊痫，时瘈疭：如果误用了火针、火熨、火灸等火疗之法，就会出现皮肤轻微发黄，严重的还会出现惊风、抽搐。瘈，指四肢收引。疭，指四肢舒展。病机十九条讲"诸热瞀瘈，皆属于火""诸病胕肿，疼酸惊骇，皆属于火"。二者是有理论渊源关系的。

若火熏之，一逆尚引日，再逆促命期：如果再误用火熏疗法，只出现一次错误还可以延缓些时日，还有挽回的余地。要是一错再错，就会断送性命。促是"短促""快速缩短"的意思。这句应是倒装句，即"再逆命期促"，或者是使动用法，"使命期促"。

从以上列举的3个"若"所表述的误治，认识了风温病存在容易伤津液、扰心神、肤发黄、动肝风的具体病机。这应当是温病学的先行探究，是难能可贵的。但未能充分揭示温病病机，更没能进一步提出治法方药。

四、伤寒病辨阴阳（7）

◎7　病有发热恶寒者，发于阳也；无热恶寒者，发于阴也。发于阳，七日愈。发于阴，六日愈。以阳数七、阴数六故也。

伤寒的六经辨证，从整体上讲是辨阴阳发病。三阴三阳是具体的，不是抽象的。阴阳的临证表达其实主要就是寒热，第7条可以当作整个《伤寒论》六经辨证的总纲，也可以理解为三阳病与三阴病的鉴别。《金匮玉函经》和钱天来的《伤寒溯源集》都是把这一条放在全文之首。

病有发热恶寒者，发于阳也：发热是邪正相争的必然结果，表明邪气盛正气不衰，恶寒是邪伤阳气的必然结果。发热恶寒同时并见，就是阳证，也就是阳经的证候。具体到三阳经分别是太阳病见发热恶寒，少阳病见往来寒热，阳经病见表里俱热，或者蒸蒸发热，或日晡潮热。发于阳，狭义地讲是发于太阳经，广义地讲就是发于三阳经。

无热恶寒者，发于阴也：无热就邪正相争未起冲突，邪胜阳衰，会导致寒邪入里，阳虚加深，就只有恶寒了。这种情况发生在阴经，属于阴证，如太阴脾阳虚寒，少阴心肾阳虚，厥阴"恶寒身倦""手足厥逆"。

发于阳，七日愈。发于阴，六日愈：一般而言，太阳伤寒和中风，只要不发生合并症、并发症，七日是可以自愈的。也就是说阳证七日治愈是没有问题的。现在的关键问题是，发于阴证六日愈不太符合临床实际，太阴、少阴、厥阴要六日愈都不太可能。陆渊雷先生对此问题有两个见解值得参考：一是认为"伤寒传变，大多数过六七日而一经"。言下之意是六七日要么愈要么传。发于阴者六日愈主要指传变的时间节点。二是认为，前面两句作为全篇总纲没有问题，"发于阳，七日愈"以下内容为王叔和所补，不可取。既然说不可取，就是不可信。刘渡舟先生也持这一观点。

我们先不纠结七日、六日这一具体数字，对于人体的周期律是必须承认的。人体的生理和病理的昼夜节律、周节律、月节律、四季节律、年节律等都是存在的。最常见的就是女性的月经周期。因为有了这一认识前提，我们就不应该轻易否定这一说法。就算是王叔和所补，那也要重视，王叔和是何许人啊？太医令啊！没有真才实学能整理《伤寒论》吗？

以阳数七、阴数六故也：先引用两段经文。唐·孔颖达疏《尚书正义》云："天一生水，地二生火，天三生木，地四生金，天五生土，此其生数也。如此则阳无匹阴无偶，故地六成水，天七成火，地八成木，天九成金，地十成土，于是阴阳各有匹偶，而物得成焉，故谓之成数。"《素问·阴阳应象大论》云："水火者，阴阳之征兆也。"两段论述结合起来，可见七为火的成数，代表火。六为水的成数，代表水。火属阳，故曰"阳数七"。水属阴，故曰"阴数六"。

五、太阳病预后（8-11）

◎8　太阳病，头痛至七日以上自愈者，以行其经尽故也。若欲作再经者，针足阳明，使经不传则愈。

这一条是讲太阳病自愈的规律。

太阳病，头痛至七日以上自愈者，以行其经尽故也：太阳有诸多症状，选取头面一个症状代指。前面第4、第5条已经讲了传与不传的表现。这一条首先明确，太阳病自愈日期是七天。道理怎么讲呢？有一种说法，人的正气每过七天就有一个来复期，称之为"七天来复"。所以我们很多中医开处方都习惯以七天为一个疗程。"行其经尽"是讲理由，意思是作用于太阳病已经完成了。这里"行"不是行走的意思，是"起作用"的意思。

若欲作再经者，针足阳明，使经不传则愈：如果过了七天没有自愈，就有传他经的趋势。"欲"是将要的意思。提示要清楚这种趋势。可以采用针刺足阳明胃经的穴位来预防，也可以治愈。这里充分体现了"治未病"的思想，即先安未受邪之地。

◎9　太阳病欲解时，从巳至未上。

太阳病欲解时：太阳为巨阳，诸阳之长，知道将要缓解的时辰应当是对应着自然界阳气最旺的时辰。

从巳至未上：巳、午、未这三个时辰是一天中自然界阳光最旺的时辰，也就是9点至15点，所以是太阳欲解时。这条体现了"天人相应"的指导原则。

◎10　风家，表解而不了了者，十二日愈。

风家：太阳证感受风邪典型的表证，也就是突出的太阳表证，包括表实的伤寒和表虚的中风。《伤寒论》里的"某家"是一个惯用的特定名词。如风家、冒家、呕家、胃家、汗家等。"家"是"突出""典型"的意思，与我们现在称作家、专家、歌唱家是一个意思。有的注家简单地解释为感受风邪表证的太阳证，这是不对的。如果是这个意思，就不用称"风家"了，像前面条文一样直接讲太阳病就行了。所以"风家"肯定是强调风邪表证的典型性和严重性。

表解而不了了者，十二日愈：表证虽然已经完全消解了，但仍遗留有其他症状的情况，采用"不了了之"的治法，即对兼证不用特别治疗而主要靠自身正气抗邪，十二天可以痊愈。这里的"而"不是转折，是"进而"的意思。"不了了者"与成语"不了了之"的意思基本一样，就是不采用具体措施来处理它。仲景的潜在深意是：风邪偏重，寒邪偏轻，伤卫阳的程度也就偏轻，同时郁遏卫阳的能力也就偏弱，卫阳有足够多的力量抗邪，所以风邪表证特别突出而寒邪并不突出的太阳证，只要把主要矛盾解决了，也就是疏风解表到位了，其他症状是可以迎刃而解的，并不需要采取特殊治疗，鲜明地指出了风邪是表证最主要的病因。这一条体现了仲景辨证论治"善抓主症"

的方法论，也是"审证求因"的方法论。

◎11　病人身大热，反欲得近衣者，热在皮肤，寒在骨髓也；身大寒，反不
　　　欲近衣者，寒在皮肤，热在骨髓也。

　　病人身大热，反欲得近衣者：这一条是讲寒热真假辨证，也就是格阳证和格阴证的鉴别。全身高热，反而想多穿衣服，一个"反"字表达了违背常理的病情。

　　热在皮肤，寒在骨髓也：原因是表热只是一种假象，里寒才是本质，因为寒邪极至，格阳于外，这就是阴盛格阳证。除"身大热，反欲近衣"的典型症状，还表现为面赤如妆，烦渴而不欲饮、脉大而无根等一系列反常现象。

　　身大寒，反不欲近衣者，寒在皮肤，热在骨髓也：与格阳证正好相反。这里是阳盛格阴证，也就是里热到了极至，格阴于外而出现大寒的假象。

　　格阴证、格阳证主要表现在少阴证和厥阴证中，仲景把这个问题提出来，旨在强化太阳病恶寒发热这一对主证的判别精准度。这也体现了仲景辨证论治过程中，"治病求本"的指导思想。格阴证用白虎汤，格阳证用通脉四逆汤。

　　前11条讲完了。中心思想是太阳病纲领，按照仲景的逻辑层次可以梳理归纳一下。

　　第一，六经病发病先要分阴阳。发热恶寒发于阳，无热恶寒发于阴，太阳病发病外邪就是风寒之邪，但正气可能实，可能虚，所以就有发于阳经和发于阴经的区别（7）。

　　第二，太阳证是发于阳的，一个共性是"脉浮，头项强痛而恶寒"，这就是提纲证（1）。提纲证下面提出了两个分证，即中风证（2）和伤寒证（3）。这就简洁明了地把太阳病基本框架结构确定下来了，诊断明确后会遇见哪些临床具体问题呢？仲景共列举了以下4个问题。

　　第一个问题：太阳证在眼前了，是传还是不传，是静还是动，必须有一个判断标准（4）（5）。

　　第二个问题：遇到与太阳证相类似的温病、风温表现怎么样（6）？

　　第三个问题：太阳证不治而自愈的情况怎么样（8）（9）（10）？

第四个问题：可能遇到真假寒热证干扰太阳证的诊断，应当保持怎样的清醒认识（11）？

再简略概括一下，就是在六经辨证基本纲领下，有一个太阳病证总体框架和四种基本情况。

以上是太阳病的基本病因病机，也就是讲原理，可以理解为太阳病总论。按照逻辑，应当顺接中风和伤寒的治法方药。

第三章 中风证

第一节 桂枝汤证 (12-17)

一、桂枝汤证 (12-15)

◎12 太阳中风，阳浮而阴弱，阳浮者，热自发，阴弱者，汗自出，啬啬恶寒，淅淅恶风，翕翕发热，鼻鸣干呕者，桂枝汤主之。

桂枝三两，去皮　芍药三两　甘草二两，炙　生姜三两，切
大枣十二枚，擘

右五味，哎咀三味，以水七升，微火煮取三升，去滓，适寒温，服一升。服已须臾，啜热稀粥一升余，以助药力。温覆令一时许，遍身漐漐微似有汗者益佳，不可令如水流漓，病必不除。若一服汗出病差，停后服，不必尽剂。若不汗，更服依前法。又不汗，后服小促其间，半日许，令三服尽。若病重者，一日一夜服，周时观之。服一剂尽，病症犹在者，更作服。若汗不出，乃服至二、三剂。禁生冷、粘滑、肉面、五辛、酒酪、臭恶等物。

太阳中风证在前面第2条已经讲得很明确了，那就是"太阳病，发热、汗出、恶风、脉缓者，名为中风"。本条主要是讲三部分内容：一是对太阳中风证相关主症的机理进行阐述；二是讲桂枝汤证的具体表现；三是讲桂枝汤组方及其煎服法。

太阳中风，阳浮而阴弱，阳浮者，热自发，阴弱者，汗自出：首先解释了太阳中风证的缓脉的机理是阳浮而阴弱。缓脉的本质是卫气浮盛，既阳浮，营阴失守，既阴弱。表现在脉象上浮取或者叫轻按则应指有力，沉取或者叫重按则迟缓无力。紧接着解释了发热和汗出的机理。发热是阳浮的结果，即风邪与卫阳相搏于表之故，出汗是阴弱的结果，即卫阳抗邪于表而导致的顾护营阴的能力减弱，也就是营阴的固守能力弱化了，汗就自然而出。这里用了两个"自"字，是反应"快"的意思，有前因立马就有后果。为什么剩下一个"恶风"症状没有做解释呢？因为风邪是直接病因嘛！不必过多解释。

对中风证作进一步的机理阐述是有其目的的，就是让你更清楚地理解下文的治法方药。

啬啬恶寒，淅淅恶风，翕翕发热，鼻鸣干呕者，桂枝汤主之：仲景没有直接讲"桂枝汤主之"，而是又设置了四个前提症状。啬啬恶寒，淅淅恶风，其实可以看作一个症状，是一种表寒的症状。啬啬，意思是畏缩怕冷。淅淅，意思是冷水浇在身上的感觉。翕翕意思是表面被捂盖着的闷热感，也是一种表热的症状。鼻鸣就是因为风寒束表，肺气不利，鼻窍不通而产生鼻音，其实就是鼻塞的症状。干呕就是呃逆证，《内经》称之为"哕"。《素问·宣明五气篇》云："胃为气逆，为哕。"仲景在《金匮要略》中还提到"干呕哕，若手足厥者，橘皮汤主之"。可见干呕的病因病机可以是寒邪导致的胃气上逆。四个症状的共同特点是风寒之邪，轻浅在表，正气不足。换言之，正气不足，风寒之邪侵袭体表的力度又不大，导致的太阳中风表轻证，就用桂枝汤治疗。这里仲景也就作了暗示，同样是中风证还是有必要进一步细分的。

下面就要重点讲一讲桂枝汤。

桂枝汤由五味药组成，方歌是：项强头痛汗憎风，桂芍生姜三两同，枣十二枚甘二两，解肌还藉粥之功。药分成两组，一组是桂枝、芍药，用量均等，都是三两。桂枝辛温，解肌祛风温通卫阳，疏散卫分之邪。芍药酸苦微寒，敛阴和营。二者一辛一酸，一散一敛，一开一合。于解表中寓敛汗养阴之意，和营中施调卫散邪之功，这就是调和营卫功效的具体解释。第二组就是"姜、枣、草"，是配合第一组芍药桂枝来强化调和营卫功效的。生姜辛散止呕，助桂枝以调卫，大枣、甘草味甘，补中益气，助芍药以和营。

桂枝汤的煎服法交待得细致入微。煎药前大多数药要先作处理，桂枝去皮，也就是桂心，不是桂皮。甘草要炙，生姜要切开，大枣要擘开，还要㕮咀，也就是要碎成小块。成注本是五味，而赵本写的是三味，也就是桂枝、芍药、甘草要㕮咀，生姜、大枣已经处理过了。这些煎药前处理的目的只有一个，就是增强药效。煎法是"以水七升，微火煮取三升，去滓"，没有特别之处。服法就大有讲究。其中有三个要点：一是必须达到发汗的效果。办法就是啜热稀粥一升余，温覆令一时许；二是发汗有度。汗出即停药，不必尽剂，不可令如水流漓。最佳效果是"微似有汗"；三是六种饮食禁忌。饮食不能伤脾胃，以免增加肠胃负担。伤了胃气，正气不足就不利于抗邪。

桂枝汤是《伤寒论》里的第一张方子。柯韵伯称之为"群方之冠"。它的适应证很广泛，加减法也很多，在接下来的条文中会一一讨论。

◎13 太阳病，头痛，发热，汗出，恶风，桂枝汤主之。

这一条是桂枝汤的又一个适应证。要与第1条、第2条、第3条和第12条进行综合对比分析。

首先设了个前提，也是太阳病。只不过与前几条比较，强调了3个细节。一是头痛比头项强痛要轻，因为只是单纯头痛，而没有"强"，也就是没有涉及颈项，范围没有那么宽；二是明确了发热与头痛同时发生。说明发热是迅速的，应当是中风证的表现而非伤寒证。三是明确是恶风而不是恶寒。也就是轻度的恶寒，也表明是中风证而不是伤寒证。四是强调了汗出与恶风兼见，更是中风证的特征性症状。五是淡化了脉象。这一条没有提到中风证脉象，也就是脉象不一定是脉浮缓。

从以上5个细节分析，仲景的第13条到底要告诉我们什么呢？那就是不项强和脉不明显缓的，程度还轻一点的中风证，只要有自汗出这一特征性症状就可以用桂枝汤治疗。这里面包含有舍脉从证的意思。也就是第12条提出典型的桂枝汤证后，紧接着第13条又提出一个桂枝汤轻证。

桂枝汤主证和轻证讲完了，接着就应当开始讲桂枝汤重证。

◎14 太阳病，项背强几几，反汗出恶风者，桂枝加葛根汤主之。

葛根四两　麻黄三两，去节　芍药二两　生姜三两，切　甘草二两，炙　大枣十二枚，擘　桂枝二两，去皮

右七味，以水一斗，先煮麻黄、葛根，减二升，去上沫，内诸药，煮取三升，去滓。温服一升，覆取微似汗，不须啜粥，余如桂枝法将息及禁忌。

桂枝加葛根汤证是太阳中风证的又一个证，其实就是桂枝汤重证，相对而言，桂枝汤的两个本证是中度证和轻度证。

太阳病，项背强几几：前提还是太阳病。"几几"为河南南阳方言，有拘紧，团缩之意。成注本解释云："伸颈之貌也。动则伸颈，摇身而行。项背强者，动则如之。"意思是脖子想动动不了，只能向前僵直着。有一种叫水凫的鸟，其实就是我们可以在湖塘里看到的野鸭子。这种鸟的脖子是不能左右顾盼的，所以凫字下面包含了"几"。"几"字没有钩，有钩就是"几"字了，全国五版统编教材没有写错，现在有些书是写错了的。仲景强调的是，太阳病证中，项及背部较大面积的重度僵直活动不利，其痛并不明显，看似伤寒表实证。

反汗出恶风者，桂枝加葛根汤主之：接上句，反而有汗出恶风的中风证特征，所以还应当是中风证，不能误诊为伤寒证。一个"反"字，词意表达得很精准。这种中风证的特点在于项背强几几，有别于第12条、第13条，治疗也应当有针对性，加葛根就是专治项背几几。《长沙歌谣会括》讲："葛根四两走经输，项背几几反汗濡，只取桂枝汤一料，加来此时妙相须。"

据林亿等注，方中用麻黄不是仲景本意。《玉函》本也无麻黄。这个观点是合理的，后面还有一个葛根汤证，是无汗恶风，就有麻黄。

服法中只覆取而不须啜粥，是因为风重寒轻之故。

◎15　太阳病，下之后，其气上冲者，可与桂枝汤，方用前法。若不上冲者，不得与之。

这一条是讲太阳病误用下法以后，出现了气上冲的情况，应当怎样正确处理。突然来这么一条，有人觉得有些唐突。前面不是讲治法吗？怎么又插一条误下的内容呢？冷静思考后可以发现，这一条与前面几条是构成逻辑层

次关系的。第 12 条、第 13 条、第 14 条都是讲的太阳病的桂枝汤主证和较重证，那么桂枝汤还有什么用途呢？那就是用桂枝汤处理太阳病误下，是进一步论述桂枝汤的适应证。

太阳病，下之后，其气上冲者，可与桂枝汤：其气指的是太阳经气。太阳经气为什么会在误下之后上冲呢？足太阳膀胱之气源于下焦，邪正相争由内下向外上而达于表，所以就气上冲。气上冲的具体症状应当是病人自我感觉胸中有气上逆，所以"其气"也指症状。有"气上冲"的表现，说明虽误用下法但正气未衰，表证仍在，桂枝汤还可以用。"可与"与"主之"的意思不一样，"主之"是最佳选择，是"必然"的意思，"可与"就只有"勉强而行"的意思了。不管怎样，还应当算桂枝汤的一个特殊适应证。

若不上冲者，不得与之：不上冲就是气陷，表证不存在了，邪气可能入里，就不能再用桂枝汤。

这一条也可理解为过渡条文，既讲了适应证，又讲了禁忌证，引出下文应当是讲禁忌证。

二、桂枝汤禁忌证（16 - 17）

◎16　太阳病三日，已发汗，若吐、若下、若温针，仍不解者，此为坏病，桂枝不中与之也。观其脉证，知犯何逆，随证治之。桂枝本为解肌，若其人脉浮紧，发热汗不出者，不可与之也。常须识此，勿令误也。

从这一条开始讲桂枝汤的禁忌证。

太阳病三日，已发汗，若吐、若下、若温针，仍不解者，此为坏病，桂枝不中与之也：首先提出了一个坏病的概念，也称之为变证。指太阳病初期，三日是虚指时间不很长。已经用了发汗法，但方法不当甚至发汗太过，又采用吐法、下法、温针等法误治，进而导致病邪或由表及里，或由阳转阴，或损及脏腑，形成病情复杂恶化的病证，这就叫"坏病"。仍不解者，不光指表证没有解除，还指变生他证。坏病是很严重的误治，造成了难以收拾的复杂局面，桂枝汤不能用。这里"桂枝"当指桂枝汤，"不中"就是不可以的意思，是河南方言。这一段实际上是对第 15 条所言"不上冲"禁忌证的完善。

观其脉证，知犯何逆，随证治之：这十二个字是《伤寒论》名言谨句。

是辨证论治概念的源头出处。张仲景从来没有讲过"辨证论治"这四个字，这十二个字的精神实质就是辨证论治，"辨证论治"四个字是后人总结提炼出来的。

"观其脉证"，是讲坏病复杂，证候多端，变幻莫测，治疗无单一成法。必须细查明辨，四诊合参。"知犯何逆"，指在"观其脉证"的基础上，准确把握病因病机。"随证治之"就是只有随证立法，以法选方，才会获得满意疗效。这十二个字阐明了理法方药的临证思辨过程。

桂枝本为解肌，若其人脉浮紧，发热汗不出者，不可与之也。常须识此，勿令误也：这一段既提出了伤寒表实证是桂枝汤的禁忌证，又是对上一句刚提出的辨证论治原则的举例说明，有严谨的逻辑关系。"解肌"与"发汗"概念上还是有区别的。"解肌"是松弛，疏通之意，位置在肌肉，比皮毛腠理更深一点。而"发汗"则是针对皮毛腠理，有主动迫发之意，二者力度一强一弱。桂枝汤中有芍药，酸敛营阴，故无汗不可用。所以桂枝汤证与麻黄汤证必须严格辨识，否则就会犯原则性错误。仲景格外叮嘱警示："常须识此，勿令误也。"识是记住、明白之意。

◎17 若酒客病，不可与桂枝汤，得之则呕，以酒客不喜甘故也。

以酒客代指湿热内蕴之人。桂枝汤辛温生热，味甘助湿，所以湿热内蕴的太阳中风病人不能用桂枝汤治疗。这里的甘不是单纯指甜味，而是指甘温之品，引申为肥甘厚味。如果不知其理，投以桂枝汤治疗，湿热得辛甘之助，会使湿热更盛，壅滞脾胃，使胃气上逆而呕。这一条实指明显湿热体质之人是桂枝汤的禁忌证，不能机械地理解为嗜酒之人。

桂枝汤禁忌证主要是三种，一是各种坏病已成杂证而无表证，不可用桂枝汤；二是伤寒表实证，因无汗不可用；三是湿热内蕴证，更不可用桂枝汤而导致助热之误。

第二节　桂枝汤兼证（18-22）

兼证，指一个主证同时并发另一个次证，不是一家人不进一家门。兼证有个特点，与主证病性基本相同，只是病位有别，症状体征有别。

一、桂枝加厚朴杏子汤证（18－19）

◎18　喘家，作桂枝汤，加厚朴杏子佳。

桂枝加厚朴杏子汤方

于桂枝汤方内，加厚朴二两，杏仁五十个，去皮尖，余依前法。

喘家：素有严重喘病的人。"家"的含义前面已经讲清楚了，"家"字在这里强调的是喘病宿疾。

作桂枝汤，加厚朴杏子佳：可以用桂枝汤治疗。其中省略了一个容易理解的前提：就是喘家是由虚寒证引发的，而不是实热证。加厚朴，杏仁疗效会更好，因为厚朴、杏仁可以定喘。

这一条理解为桂枝汤的兼证，就是中风兼喘证。

有人提出，前面第14条桂枝汤加葛根汤证已经讲兼证了，再接着讲禁忌证，第18条又讲兼证，为什么不把第18条和第14条放在一起讲呢？兼证后面是禁忌证，又接兼证，是不是条理有点乱呢？本人认为不但条理不乱，反而恰恰体现了仲景严谨的逻辑层次。首先，桂枝加葛根汤从严格意义上讲不能算作兼证，而是桂枝汤重证，必须出现与桂枝汤证不同的脉证才算兼证。所以紧接桂枝汤本证之后论述合情合理。其次，喘与太阳病，是完全不同的两个病证，是真正意义上的兼证，所以讲完禁忌证之后才真正开始讲桂枝汤兼证。

◎19　凡服桂枝汤吐者，其后必吐脓血也。

这一条是紧接第18条的，意思是喘家如果服用了桂枝汤，出现呕吐者，随后一定会吐出脓血来。脓血来自于肺部，而不应该指胃。这里的"吐"应当指咳吐，原因是喘家发展为肺痈、肺痿等肺热壅盛证之故。用现在的术语讲，就是喘兼有严重的肺部感染，就会出现咳吐脓血。证变法也应当变，如果把这两条割裂开来，把第19条当作桂枝汤禁忌证来理解，似乎不太合理。因为无论从禁忌证表达的惯语上看，还是从条文逻辑次序上看都说不通。

二、桂枝加附子汤证（20）

◎20　太阳病，发汗，遂漏不止，其人恶风，小便难，四肢微急，难以屈伸者，桂枝加附子汤主之。

桂枝三两，去皮　芍药三两　甘草三两，炙　生姜三两，切

大枣十二枚，擘　附子一枚，炮，去皮，破八片

右六味，以水七升，煮取三升，去滓，温服一升。本云，桂枝汤今加附子。将息如前法。

本条是讲桂枝汤证兼阳虚漏汗证的证治。

太阳病，发汗：有三种观点，第一种观点是太阳中风证误用汗法，也就是误诊为太阳伤寒证，而用了麻黄汤。第二种观点是太阳中风证，虽然正确选择了桂枝汤治病，但用量太过，或者辅助发汗措施太过。第三种观点认为，还有可能存在个体差异，导致如第12条所言"如水流漓，病必不除"。我持第三种观点。本条所指太阳病应当就是太阳中风证，发汗是指桂枝汤的解肌发汗作用，而不应当是误用了麻黄汤，此条前后文都是讲桂枝汤证的兼证，所以这一条应当是讲桂枝汤证兼阳虚漏汗证，重点不在强调治疗不当，应当偏向指病人的个体差异，虚得很厉害，用桂枝汤后出现漏汗等症状就在情理之中了。

我们可以不过分纠结病因，就理解为各种病因导致的太阳中风证出现了阳虚漏汗的兼证。

遂漏不止：漏就是出汗失控，像漏水一样，不是一般的出汗，这就叫漏汗。漏汗一定是有卫阳虚的前提条件。单纯发汗过一点，可能会出汗多一些，但不可能轻易导致漏汗。

其人恶风：中风证本来就恶风。再次强调这一症状是为了说明表证没有解除。因为出现了漏汗，卫阳更虚了，抗邪无力，所以虽然用了桂枝汤，但没有得到满意的效果。

小便难，四肢微急，难以屈伸者：漏汗导致阳损及阴，会出现两种病理变化。一是足太阳膀胱的气化功能失司，津液失藏，也就是产生津液少了，小便就会少而不畅。因为《素问·灵兰秘典论》明确讲了"膀胱者，州都之

官，津液藏焉，气化则能出矣"。二是阳虚失煦于阴液，会导致筋脉关节失其濡养，四肢会轻度拘急，屈伸不利。

桂枝加附子汤主之：言下之意是，本来用了桂枝汤，只须加附子一枚就可以解决问题，不必再用别的方法。加的是炮附子，而不是生附子。

从这一条引出了一个专题，就是汗证的证治问题。汗证大多属于杂症，虚实都有。虚证的就有气虚、阴虚和阳虚。阳虚汗证就可以用桂枝附子汤。如果一味收敛或者一味用温阳药，效果都不好。从这一条我们也可以认识到，《伤寒论》不仅治外感病，也完全可以治杂症。

三、桂枝去芍药汤证（21-22）

◎21　太阳病，下之后，脉促胸满者，桂枝去芍药汤主之。促，一作纵。

桂枝三两，去皮　甘草二两，炙　生姜三两，切　大枣十二枚，擘

右四味，以水七升，煮取三升，去滓，温服一升。本云，桂枝汤今去芍药。将息如前法。

这一条还是讲太阳中风的兼证，是太阳中风兼胸阳不振证，但还没有到心阳虚的地步。

太阳病，下之后，脉促胸满者：误用下法，外邪由表入里，导致两个主症。第一个主症是脉促。这条的促脉与我们通常讲的促脉是不同的。《濒湖脉学》讲"促脉数而时一止，此为阳极欲亡阴；三焦郁火炎炎盛，进必无生退可生"。又讲主病"促脉唯将火病医，其因有五（气、血、痰、饮、食）细推之。时时喘咳皆痰积，或发狂斑与毒疽"。李中梓《诊家正眼》讲"促为急促，数时一止；如趋而蹶，进则必死"。常讲的促脉是数而时一止，止无定数。主实热证，由气血、痰饮、宿食、肿痛等所致。这条的促脉又是什么脉呢？

钱天来解释："脉促者，非脉来时一止，复来之促也，即急促亦可谓之促也。"成无己讲："脉来数，时一止复来者，名曰促。"他还讲了此条不是通常所言之促脉的理由，是"促为阳盛，则不因下后而脉促者也。此下后脉促，不得为阳盛也"。这条的促脉就是数脉的意思。反映邪气由表及胸，心阳奋起

抗邪，脉就急促。

第二个症是胸满，"满"通"闷"，是"胸闷"的意思。即外邪入心胸的症状。

桂枝去芍药汤主之：关键是要搞清楚为什么去芍药？一是芍药味酸，阴柔之气可损胸阳。成无己的解释是"芍药益阴，阳虚者非所宜，故去之"。二是芍药有碍桂枝的宣发腾达之力，从而影响振奋心阳的作用。桂枝加炙甘草就是补心阳的桂枝甘草汤。

◎22　若微寒者，桂枝去芍药加附子汤主之。

　　　　桂枝三两，去皮　甘草二两，炙　生姜三两，切　大枣十二枚，擘　附子一枚，炮，去皮，破八片

　　　　右五味，以水七升，煮取三升，去滓，温服一升。本云，桂枝汤今去芍药加附子。将息如前法。

若微寒者：稍微有怕冷的症状，说明出现了轻度的阳虚，阳虚才开始不久。不能解释为"脉微而恶寒"。陆渊雷也是解释为"微觉恶寒"。为什么不是脉微？因为阳虚没有到那么严重的地步，只是阳衰刚来，处于萌芽状态而已。

桂枝去芍药加附子汤主之：因为较第21条的胸阳抗邪受累所致的胸阳不振，病情又进了一步。胸阳有点扛不住了，才会出现胸阳不足。单纯靠桂枝去芍药汤力量太小。应当加附子主动出击，以振奋心胸之阳气。

以上共论述了桂枝汤三个兼证。一个是桂枝加厚朴杏子汤证。即太阳中风兼肺寒喘逆的喘家证。二个是桂枝加附子汤证。即阳虚漏汗证。三个是胸阳受累证。包括桂枝去芍药汤证和桂枝去芍药加附子汤证。二者本质一样，只是轻重程度有别。一个是心阳不振，一个是心阳初衰，属偏重证。另外，还有一个算作兼证的桂枝加葛根汤证，没有与之并列，是因为其实质是讲桂枝汤重证，不能算作严格意义上的兼证。

至此太阳中风证就论述得比较完整了，主证有标准证、轻证和重证三个。还有三个禁忌证和三个兼证。

仲景紧扣临床实践，步步深入，接着论述太阳中风证的动态变化，也就

是服桂枝汤后会出现哪些情况以及应采用哪些相应对策，这里再一次体现了仲景的严谨逻辑思维。我把这类情况称之为桂枝汤变证。

第三节 桂枝汤变证 (23-30)

中风证日久不愈就很可能出现变证，并且病情有一定的复杂性。

一、自愈证、阴阳俱虚证、表郁轻证 (23)

◎23 太阳病，得之八九日，如疟状，发热恶寒，热多寒少，其人不呕，清便欲自可，一日二三度发，脉微缓者，为欲愈也；脉微而恶寒者，此阴阳俱虚，不可更发汗、更下、更吐也；面色反有热色者，未欲解也，以其不能得小汗出，身必痒，宜桂枝麻黄各半汤。

桂枝一两十六铢，去皮　芍药　生姜切　炙甘草　麻黄各一两，去节　大枣四枚，擘　杏仁二十四枚，汤浸，去皮尖及两仁者

右七味，以水五升，先煮麻黄一二沸，去上沫，内诸药，煮取一升八合，去滓，温服六合。本云，桂枝汤三合，麻黄汤三合，合为六合，顿服。将息如上法。

这一条有点偏长，论述"太阳病得之八九日"后，也就是太阳中风证，病程超长后会有什么情况发生。前面第4、第5条讲了伤寒一日、二三日的病情变化，第8条又讲了七日后的情况，如果用了桂枝汤后时间再往后推迟会是什么情况呢？也就是前面都是讲的太阳病的自然病程规律，现在要讲一讲治疗后会怎么演变。张仲景也不是神，遇到这种服药七八天还不好的情况，也会很着急，这不是误诊误治，而是个体差异导致的失治。

仲景在这一条里列举了三种转归，也可以理解为太阳中风表虚证演变的三种情形。

第一种情形，"如疟状，发热恶寒，热多寒少，其人不呕，清便欲自可，一日二三度发，脉微缓者，为欲愈也"：像得了疟疾一样，一阵寒一阵热，但是热多寒少，说明表邪轻，正气足。不呕便可，说明胃气没有受到过多损伤。清便就是小便和大便，"欲"作"尚"，也有注家认为是衍文。"一日二三度

发"是汉代文法，叫兜头笔法，其文意应接在"发热恶寒，热多寒少"的后面。脉微缓说明脉象稍微有点微弱，这种情况表明病情会好转或者痊愈。这就是正气来复而自愈。

第二种情形，"脉微而恶寒者，此阴阳俱虚，不可更发汗、更下、更吐也"：微脉主阳衰少气，阴阳气血皆虚。《濒湖脉学》讲："微脉轻微微之手，按之欲绝有如无；微为阳弱细阴弱，细比于微稍较粗。"阴阳俱虚，可理解为表里俱虚，也可理解为太阳、少阴俱虚。后面会讲少阴病提纲"少阴之为病，脉微细，但欲寐也"。两种理解都对，本质是一致的。既然是阴阳俱虚，就不能用攻伐之法了。言下之意是要用温补法。具体用什么方，仲景没讲，因为阴阳俱虚只是一个大的范围，要结合具体情况辨证用方，关键还是要把握不用攻伐的原则。温补之法在后面的论述中会陆续提到，如四逆汤证、芍药甘草附子汤证等，这就是阴阳俱虚忌伐当补，有入里之势。

第三种情形，"面色反有热色者，未欲解也，以其不能得小汗出，身必痒，宜桂枝麻黄各半汤"：太阳中风证本是表虚证，面色应是寒象，现在反而是稍稍出现热象，"热色"用语很精准，说明热象轻微，不是大的发热。出现这种情形就是表证还没解除，病还没有好。"欲"作"尚"，倒装句，即"欲未解也"。原因是本应该用轻微发汗的办法治愈，但还没有达到效果，致使邪气仍然稽留于肌表，卫阳受郁，反映于体表的症状就是身痒，甚至身痛。所以教科书把这第三种情形称之为太阳病表郁轻证。因为辨证具体明确，所以仲景提出了具体的方，即桂枝麻黄各半汤。从药物组成上讲，就是各取桂枝汤与麻黄汤剂量的三分之一，变成发汗轻剂，一半桂枝汤调和营卫，资汗源而不留邪，一半麻黄汤解表发汗而不伤正。

二、量不达证（24）

◎24　太阳病，初服桂枝汤，反烦不解者，先刺风池、风府，却与桂枝汤则愈。

这一条与上一条是承接关系，是讲表郁偏重证的治法。第23条讲太阳病服桂枝汤八九日后所出现的三种情形。这一条讲初服桂枝汤不愈反重的情形。"反烦不解"就是病势不但未减轻，反而加重了。烦是烦热的意思。也是表郁所导致的，程度上比"热色"偏重一些。邪重药轻，所以用针刺的方法来强化解肌功效，也就是助解郁之力。

应该站在原则的高度来理解这一条。很多中医老前辈传授经验说，经常会遇到类似的情况，用了药病情不但没好转，反而加重。这并不是辨证思路错了，也不是用错了方，常常是用药的力度不够。解决的办法就是通过内外兼治，或者加重药物剂量等强化的办法来解决，仲景在这里是举例说明，我们应当从原则高度来理解。所以这一条也可理解为桂枝汤变证的第四种情形，方对证而量不达。

三、"大汗出，脉洪大"特例，表郁微证（25）

◎25 服桂枝汤，大汗出，脉洪大者，与桂枝汤如前法。若形似疟，一日再发者，汗出必解，宜桂枝二麻黄一汤。

桂枝一两十七铢，去皮　芍药一两六铢　麻黄十六铢，去节
生姜一两六铢，切　杏仁十六个，去皮尖　甘草一两二铢，炙　大
枣五枚，擘

右七味，以水五升，先煮麻黄一二沸，去上沫，内诸药，煮取二升，去滓，温服一升，日再服。本云，桂枝汤二分，麻黄汤一分，合为二升，分再服。今合为一方，将息如前法。

这一条与上两条仍然是并列关系。服用桂枝汤后又有两种新的情形。

一是"大汗出，脉洪大"。应当理解为一种特例，不能随便追究为误治，服用桂枝汤一般情况下不会大汗，如果出现了就很可能是特例。虽然还出现了与里热亢盛相一致的脉洪大，但是并没有大热烦渴的里热证的典型症状，就不是里热证，邪气仍然在表而没有往里传。之所以出现这种情形，也是因为个体差异，有些人对药效反应敏感些，桂枝汤鼓动卫阳盛于外，是一种激惹反应。所以同样用桂枝汤治疗，服药后反应各异，当属正常。二是"形似疟，一日再发"。同样服桂枝汤，一天会出现两次恶寒发热，"再"就是再一次、两次的意思。程度比第23条讲的"一日二三度发"更轻。这种轻微症只要一发汗就一定会痊愈，这里没有说桂枝二麻黄一汤主之，而是用了"宜"字。也就是"可用可不用"的意思。之所以判断是表郁微证，是因为恶寒发

热的单纯重复再发，比"有热色"的热多寒少反应更轻。从整体上看，这一条是讲服桂枝汤后不久出现大汗的情形应当怎样把握。这里面还隐含着另一层深意，就是遇到这种情形，千万别误诊为白虎汤证。

桂枝二麻黄一汤与桂枝麻黄各半汤的药味组成是完全相同的，只是剂量更轻，取桂枝汤的十二分之五，麻黄汤的九分之二。这两个方证都讲了"如疟"，但并非疟疾。后世受此启发，用桂枝汤治疟疾居然也会获良效。

四、邪陷阳明证（26）

◎26 服桂枝汤，大汗出后，大烦渴不解，脉洪大者，白虎加人参汤主之。

　　　　知母六两　　石膏一斤，碎，绵裹　　甘草炙，二两　　粳米六合

人参三两

　　　　右五味，以水一斗，煮米熟汤成，去滓，温服一升，日三服。

这一条也是讲服桂枝汤出现大汗的情形，也就是阳明热盛、气阴两伤的变证。为什么要单列一条呢？因为性质完全变了，邪已入里内陷阳明了。大烦，渴不解，脉洪大，再加上大汗，是典型的阳明气分证无疑，属气阴两伤。用白虎加人参汤不难理解。白虎汤清阳明气分之热，人参益气生津治烦渴。

五、表郁兼里热轻证（27）

◎27 太阳病，发热恶寒，热多寒少，脉微弱者，此无阳也，不可发汗。宜桂枝二越婢一汤。

　　　　桂枝去皮　　芍药、麻黄、甘草各十八铢，炙　　大枣四枚，擘

生姜一两二铢，切　　石膏二十四铢，碎，绵裹

　　　　右七味，以水五升，煮麻黄一二沸，去上沫，内诸药，煮取二升，去滓，温服一升。本云，当裁为越婢汤、桂枝汤合之，饮一升。今合为一方，桂枝汤二分，越婢汤一分。

这一条应当与第23条对比分析才不会产生误解。太阳中风表虚证不管多长时间，虽然热多寒少，但出现了脉微弱，就表明不是单纯的表证，就不能够一味再用发汗之法。发热恶寒，热多寒少表明邪盛正气足，含义跟第23条

相同。脉微弱，是脉稍微有点变弱，是相对于单纯的太阳表证脉浮而言，也就是浮脉成分减弱了，或者说不明显了，但不能理解为虚证的微脉、弱脉。出现虚证的情形在第23条已经讲过了，不可能又重复。无阳是表证不明显的意思，千万不能理解为阳气虚弱。后面第153条有"无阳则阴独"，成无己注释为"表证罢为无阳"，刘渡舟先生也持这一观点。也就是太阳中风证之后出现了表邪始减而入里化热的苗头，也就是表郁生里热的轻证。既然如此，就要考虑解表郁同时又清里热，所以在桂枝汤基础上加上清里热的越婢汤，也就是桂枝汤再加麻黄、石膏。

越婢有两层含义：1."婢"同"卑"，指卑微弱小。发越之力如婢，不如大青龙汤之类发表清里的药力大。2.《外台秘要》称越婢汤为起脾汤，认为此方有鼓越脾胃、通行津液的作用。

桂枝麻黄各半汤证是单纯表郁轻证，桂枝二麻黄一汤为更轻证，即表郁微证，桂枝二越婢一汤为表郁兼里热轻证，当细察，刘渡舟先生称之为"发汗三方"。

六、表郁兼水饮证（28）

◎28　服桂枝汤，或下之，仍头项强痛，翕翕发热，无汗，心下满微痛，小便不利者，桂枝去桂加茯苓白术汤主之。

芍药三两　甘草二两，炙　生姜切　白术　茯苓各三两　大枣十二枚，擘

右六味，以水八升，煮取三升，去滓，温服一升，小便利则愈。

本云，桂枝汤今去桂枝，加茯苓、白术。

这一条是讲服桂枝汤后的又一种情形，即表郁未解又出现了水饮内停，也就是桂枝汤证之水气变证。"心下满微痛，小便不利"，就是水饮内停的具体表现。为水饮之邪凝结，里气郁闭不和所致。水邪郁遏阳气，导致太阳经经气不利，故见头项强痛，发热无汗。治疗的关键在利小便，所以方后才特别注明"小便利，则愈"。这一条有个关键字，就是"仍"字。因为本来就有头项强痛，翕翕发热，无汗，而误用了桂枝汤，或者因为本来就有心下满，微痛，小便不利，而误用了下法。这都会形成变证。

这一条有一个争论的焦点，就是关于去桂的理由。《医宗金鉴》认为是"去桂当是去芍药"，成无己则不说去桂，仍用桂枝汤。多数注家还是持书中原意。我认为，"去桂"理由很简单，就是无汗，表郁之证用桂枝就没有必要，只要利小便就可以恢复太阳经气化功能，表郁就可以解除了。

七、病案小结（29－30）

◎29 伤寒脉浮，自汗出，小便数，心烦，微恶寒，脚挛急，反与桂枝欲攻其表，此误也。得之便厥，咽中干，烦躁，吐逆者，作甘草干姜汤与之，以复其阳；若厥愈足温者，更作芍药甘草汤与之，其脚即伸；若胃气不和，谵语者，少与调胃承气汤；若重发汗，复加烧针者，四逆汤主之。

甘草干姜汤方

甘草四两，炙　干姜二两

右二味，以水三升，煮取一升五合，去滓，分温再服。

芍药甘草汤方

白芍药　甘草各四两，炙

右二味，以水三升，煮取一升五合，去滓，分温再服。

调胃承气汤方

大黄四两，去皮，清酒洗　甘草二两，炙　芒硝半斤

右三味，以水三升，煮取一升，去滓，内芒硝，更上火微煮令沸，少少温服之。

四逆汤方

甘草二两，炙　干姜一两半　附子一枚，生用，去皮，破八片

右三味，以水三升，煮取一升二合，去滓，分温再服，强人可大附子一枚，干姜三两。

这一条是一个完整病案的生动再现，是张仲景以病案举例的方式论述上述变证的正确诊治方法。

伤寒脉浮，自汗出，微恶寒：类似太阳中风证，如果忽略其他症状，容易误导为桂枝汤证。

小便数，心烦，脚挛急：小便数，为阳不摄阴；心烦，为阴血亏虚，心神失养；脚挛急，为阴血虚导致筋脉失濡之故。这是典型的气血亏虚之人复感风寒之邪的桂枝汤证夹虚证。

反与桂枝汤欲攻其表，此误也：伤寒夹虚证反而用桂枝汤，一味攻伐表邪而不顾补益气血之虚，就会犯虚虚之误。

得之便厥，咽中干，烦躁，吐逆者：这是一旦用了桂枝汤首先出现的症状，即阳虚之手足厥冷，阴伤之咽中干燥，虚阳扰动之烦，阴津亏耗之躁，胃气不和之吐逆。

作甘草干姜汤与之，以复其阳：阴阳俱虚，阳不摄阴，主要矛盾在阳虚。阳固阴存，阳生则阴长。有形之阴不能速生，无形之阳则有顷刻将亡之险。所以要用甘草干姜汤恢复阳气。本方甘草之量应倍于干姜，一为扶阳，二为制干姜之温燥而护阴。

若厥愈足温者，更作芍药甘草汤与之，其脚即伸：回阳成功后，厥愈足温，用芍药甘草汤再着手滋阴养血，脚挛急症状就会解除而屈伸自如。这是标本缓急分步施治的生动范例。本方芍药甘草应等量，取酸甘化阴，不失偏颇之意。

若胃气不和，谵语者，少与调胃承气汤：如果还存在胃气不和的病机未解除，甚至加重出现谵语。调胃承气汤主治阳明胃肠躁热。稍微服用调胃承气汤，目的在于和胃，而不是为了泻热。

若重发汗，复加烧针者，四逆汤主之：如果医者执迷不悟，不但不采用上述正确的补救措施，反而再次用发汗法，用烧针却汗法，就会出现亡阴亡阳的危重证候，必须用四逆汤回阳补救。这里用的词语是"主之"。与前面的"与之"的分量是不一样的，有必须马上服用，非用不可的意思。这一条是一个完整病案的生动再现。

◎30 问曰：证象阳旦，按法治之而增剧，厥逆，咽中干，两胫拘急而谵语。
师曰：言夜半手足当温，两脚当伸，后如师言，何以知此？答曰：寸口脉浮而大，浮为风，大为虚，风则生微热，虚则两胫挛，病形象桂枝，因加附子参其间，增桂令汗出，附子温经，亡阳故也。厥逆咽中干，烦躁，阳明内结，谵语烦乱，更饮甘草干姜汤。夜半阳气还，两足当热，胫尚微拘急，重与芍药甘草汤，尔乃胫伸，以承气汤微溏，则止其谵语，故知病可愈。

这一条很有意思，有点像现在的教学查房，或者是病案分析。补充论述前一条病因病机。首先，徒弟提出问题：出现桂枝汤误用后的病机和治法的道理怎么讲？　然后张仲景作答。阳旦证是桂枝汤证的别称。证象阳旦，就是证候有点跟桂枝汤证类似。为什么要加这一条？似乎没有必要重复前面一条的内容。其实这是张仲景用心良苦之举，用教学的方式再次警示，误用桂枝汤后病情复杂，要认真辨证。

小结一下桂枝汤变证。中风证日久不愈可出现九种变证，一是"如疟状"自愈证；二是"阴阳俱虚"证；三是"有热色"的表郁轻证；四是量不达之证；五是"大汗出，脉洪大"特例；六是表郁微证，即桂枝二麻黄一汤证；七是邪陷阳明证，即白虎加人参汤证；八是表郁兼里热轻证，即桂枝二越婢一汤证；九是表郁兼水饮证，即桂枝去桂加茯苓白术汤证。

第四章 伤寒证

根据太阳病篇逻辑结构，太阳中风证之后，论述太阳病的又一个分支，即伤寒证，又称太阳伤寒表实证。

第一节 太阳伤寒轻证（31－34）

风寒袭表是处于轻浅阶段的太阳伤寒表证，我们可以把这一类证候称为太阳伤寒表实轻证，也称之为麻黄汤轻证。书中具体列出了四种证候。

一、经输不利证（31）

◎31 太阳病，项背强几几，无汗恶风，葛根汤主之。

　　葛根四两　麻黄三两，去节　桂枝二两，去皮　生姜三两，切
　　甘草二两，炙　芍药二两　大枣十二枚，擘

　　右七味，以水一斗，先煮麻黄、葛根，减二升，去白沫，内诸药，煮取三升，去滓，温服一升。覆取微似汗，余如桂枝法将息及禁忌。诸汤皆仿此。

这一条讲风寒袭表导致经输不利的证治。

项背强几几，无汗恶风：邪袭经脉，气血运行受碍，就称为经输不利，也就是经脉气血运输不顺利的意思。风寒侵袭在浅表，所以项背强几几、恶风。"无汗"证明是伤寒表实，而不是第14条所论述的太阳中风证。这一条与第14条对比分析，因为都有经脉不输，所以都加了葛根。一个是桂枝汤

证，所以用桂枝加葛根汤。一个是麻黄汤轻证，所以用葛根汤。

葛根汤主之：葛根汤与桂枝葛根汤唯一的区别就是麻黄的有无，前面第14条已经提到，无汗所以用麻黄。《类证活人书·卷十二》也讲"伊尹《汤液论》桂枝汤中加葛根。今监本用麻黄误矣"。《玉涵》本桂枝葛根汤中也是没有麻黄的。以方测证，中风表虚证和伤寒表实证就泾渭分明了。顺带讲一个问题，从《类证活人书》的书中内容引证可以证实，《伤寒论》中的许多方药在《汤液论》中都已经有了，并非张仲景一人所创。"将息"就是调养的意思，因为有了麻黄的峻猛发汗之力，服法上不需啜热粥。

二、自下利证（32）

◎32　太阳与阳明合病者，必自下利，葛根汤主之。

这是倒装句，也可以写成"太阳与阳明合病，必自下利……"，这样就不会误解为下利是必然。

两经或两经以上病证同时发生，称之为合病。合病的发生，多因邪气太盛，而侵犯数经。但受侵害的程度不一定平均，常常两经之中一轻一重。本条显然是阳明经受邪相对较重，因为有"必自下利"，而太阳经仍属于外邪所犯之轻浅，这是太阳伤寒表轻证的第二类证候。葛根不仅能解肌发表，还能入脾胃，升清降浊，鼓舞胃气，善治泄泻。故仍用葛根汤。

三、但呕证（33）

◎33　太阳与阳明合病，不下利但呕者，葛根加半夏汤主之。

　　葛根四两　麻黄三两，去节　甘草二两，炙　芍药二两　桂枝二两，去皮　生姜二两，切　半夏半升，洗　大枣十二枚，擘

　　右八味，以水一斗，先煮葛根、麻黄，减二升，去白沫，内诸药，煮取三升，去滓，温服一升。覆取微似汗。

这一条承接上一条继续论述太阳阳明合病。

不下利但呕者：除了第33条"必自下利"的情况，还可能出现不下利，只是呕吐的症状。呕吐是因为阳明经之阳气抗邪于表，不能护里，导致胃失和降。我们要灵活理解这两条，仲景对于合病后胃气失和，提出了非此即彼

悟道伤寒——王大海揭秘宋本《伤寒论》逻辑

的两种症状，其实下利和呕是可以并见的，仲景只是列举了两个典型临床情形，相当于现在讲的胃肠型感冒。

葛根加半夏汤主之：本方是葛根汤原药等量再加半夏半斤，赵刻本是半升。到底是多少呢？据考证，汉制计量与现在计量换算，半夏半斤为125克，而半升约为60克，相差近一半。根据"煮取三升，去滓，温服一升"的煎服法，转换成当今煎服法，量还要减少三分之二。我们开处方，按"半斤"换算，应当是40克，按"半升"换算应当是20克，由此看来，半升更符合临床实际情况。《本草经集注》记载"半夏毒，用生姜汁，煮干姜汁并解之"，所以用姜半夏比较恰当。

四、中风表虚证误下（34）

◎34　太阳病，桂枝证，医反下之，利遂不止，脉促者，表未解也；喘而汗出者，葛根黄芩黄连汤主之。促，一作纵。

　　葛根半斤　甘草二两，炙　黄芩三两　黄连三两

　　右四味，以水八升，先煮葛根，减二升，内诸药，煮取二升，去滓，分温再服。

太阳病，桂枝证，医反下之，利遂不止，脉促者，表未解也：首先讲明是桂枝汤证误用了下法，随即出现腹泻不止，也就是严重的腹泻症状。脉促，指疾数脉，不是数而歇止的促脉，与第21条"脉促胸满"的促脉是相同的。出现促脉，是邪正相争的结果，说明表邪仍在，所以说"表未解也"。

喘而汗出者：表邪入里，束肺不宣则喘，入里化热，迫津外泄，则汗出。从整体临床表现上看，既有表邪未解，又有里热形成。但比重有别，更多强调的是里热，此证是三分表邪七分里热。这一条是中风表虚证误下，与上三条伤寒表实轻证对比。

葛根黄芩黄连汤主之：随证立法，治法当为清热止利，兼以解表。葛根是既清肠又解肌，黄连黄芩专清里热，炙甘草扶正祛邪，药物组成也反映了治法。

以上四条证候虽各不相同，但共同之处在于，无论是一经之病，还是合病或者误下，都有太阳伤寒表轻证。仲景没有按惯性思维先讲典型的麻黄汤

证，而是先讲不典型的太阳伤寒表轻证，其用意在于从桂枝汤证到麻黄汤证的合理过渡，诸种轻证要么与桂枝汤证易混淆误诊，要么是对桂枝汤证的误治。所以把轻证放在前面先论述，有利于后续麻黄汤证的理解。由轻而重，由不典型到典型，也是一种逻辑思维方式。

另外，外感后再出现呕、下利等里证，在临床上是常见的，现在惯称为"胃肠型感冒"。治疗重点还是应当放在解表，虽然邪轻里重，但根源在表，表解则里自安，千万不能忽视解表而一味止利止呕。

第二节　麻黄汤证（35－37）

一、麻黄八证（35－36）

◎35　太阳病，头疼发热，身疼腰痛，骨节疼痛，恶风无汗而喘者，麻黄汤主之。

麻黄三两，去节　桂枝二两，去皮　甘草一两，炙　杏仁七十个，去皮尖

右四味，以水九升，先煮麻黄，减二升，去上沫，内诸药，煮取二升半，去滓，温服八合。覆取微似汗，不须啜粥，余如桂枝法将息。

麻黄汤证就是最典型的太阳伤寒表实证。这一条是在第 3 条太阳伤寒表实证提纲"或已发热，或未发热，必恶寒，体痛，呕逆，脉阴阳俱紧"下的一个主证，前面讲的轻证也是在这一提纲下的一个分证，区别在于一个典型，一个不典型。麻黄汤证共提出了头痛、发热、身疼、腰痛、骨节疼痛、恶风无汗、喘等八个证，因为它们是临床典型症状，所以被称为"伤寒八证"或"麻黄八证"。对这八证作进一步归纳，又可分为三组。第一组是诸痛证，包括头疼、身疼、腰痛和骨节疼痛；第二组是寒热证，包括发热、恶风；第三组为表郁证，包括无汗、喘证。

伤寒为阴邪，入里伤营阴，较中风伤表深。寒性收引凝滞，经脉痹阻不通则痛，所以有诸痛证；邪正相争于表，故见发热；寒邪伤阳气，卫阳损耗

则恶风、恶寒；寒邪闭郁卫阳而表不得宣泄则无汗，又肺合皮毛而主表，表闭亦可致肺失宣发，故作喘。因为无汗与喘在病机上密切相关，所以中间加了个"而"字。概括而言，第一组因寒凝；第二组因卫阳受邪；第三组因表闭。

麻黄汤为发汗逐邪之峻剂，是治疗太阳伤寒证的主方。麻黄发汗散寒，开毛窍，启闭平喘；桂枝通阳，助麻黄发散风寒之力；杏仁利肺平喘，也可助麻桂发汗解表，甘草和中护正。

药物剂量应当谨遵原方，否则会影响疗效。煮取二升半，温服八合，一升是10合。二升半就是25合，由此推算一次服药量大约是原方剂量的三分之一，即麻黄15克，桂枝10克，甘草5克。杏仁70个约为28克，三分之一就是10克左右。可以看出麻黄与桂枝不能太少，否则发汗的效果就要大打折扣。麻黄与桂枝的比例也就是3：2。张仲景煎服法是一天煎一次服一次，现代用法是一天煎两次服两次，按照每煎一次，有效浓度为50%计算，现代药量只须仲景剂量的三分之二，所以当今处方常规剂量应当是，麻黄10克，桂枝6~7克，杏仁6~7克，甘草3克。

◎36　太阳与阳明合病，喘而胸满者，不可下，宜麻黄汤

这一条是讲太阳与阳明合病，但邪气重在太阳的病证。前面第32条、第33条也是太阳与阳明合病，但邪气重在阳明。表邪闭肺，肺气不利，肺失宣降，故见喘而胸满。此为手太阴肺与手阳明大肠相表里之故，并未出现里实壅塞，所以不能用下法。

同是太阳阳明合病，由于偏重不同而治法大不相同。偏太阳经以喘为主，用麻黄汤；偏阳明经，以下利、呕吐为主，用葛根汤。这条用了一个"宜"字，肯定的程度有所减轻，因为不是最典型的"麻黄八证"。

二、麻黄汤证转归（37）

◎37　太阳病，十日以去，脉浮细而嗜卧者，外已解也。设胸满胁痛者，与小柴胡汤。脉但浮者，与麻黄汤。

小柴胡汤方

柴胡半斤　黄芩　人参　甘草炙　生姜各三两，切　大枣十二

枚，擘　　半夏半升，洗

　　右七味，以水一斗二升，煮取六升，去滓，再煎取三升，温服一升，日三服。

　　这一条讲麻黄汤证日久的三种转归。

　　太阳病，十日以去："以"同"已"。

　　脉浮细而嗜卧者，外已解也：浮紧脉变为浮细脉，说明邪正相争之后，表邪虽有，已近残余，邪正相争之后气血趋于平静但仍稍显虚弱，"嗜卧"也是气血稍弱之故。这一种情形表明外邪已解除，无须服药，只要静养就可痊愈。

　　设胸满胁痛者，与小柴胡汤：胸满胁痛，是少阳枢机不利的症状，说明邪已传少阳。所以用少阳证主方小柴胡汤。小柴胡汤到后面第96条讲少阳证之小柴胡汤时再作详解。这是第二种转归。

　　脉但浮者，与麻黄汤：这里的"但"字不是表示转折，是小范围副词，是"只"的意思。脉还只是浮而没有变化，说明表证性质仍未改变，这一条与第4条"脉若静者，为不传"的意思是相同的。"脉数急者，为传也"，意思是脉发生了明显变化就会传变。可见张仲景是很重视脉诊的。只要脉象无明显改变，就可以用麻黄汤。

　　太阳伤寒日久的三种转归给我们的启示是，不能单纯以病程长短来判断病情的表里虚实，而要综合分析脉和证，还要谨记"观其脉证，知犯何逆，随证治之"的辨治原则。

第三节　伤寒证兼证（38-41）

一、大青龙汤证（38-39）

◎38　太阳中风，脉浮紧，发热恶寒，身疼痛，不汗出而烦躁者，大青龙汤主之。若脉微弱，汗出恶风者，不可服之。服之则厥逆，筋惕肉瞤，此为逆也。大青龙汤方。

　　麻黄六两，去节　　桂枝二两，去皮　　甘草二两，炙　　杏仁四十

枚，去皮尖　生姜三两，切　大枣十枚，擘　石膏如鸡子大，碎

　　右七味，以水九升，先煮麻黄，减二升，去上沫，内诸药，煮取三升，去滓，温服一升，取微似汗。汗出多者，温粉粉之。一服汗者，停后服。若复服，汗多亡阳遂一作逆虚，恶风烦躁，不得眠也。

　　大青龙汤证是伤寒证兼证之一，是指兼内热烦躁。

　　太阳中风，脉浮紧，发热恶寒，身疼痛：此言"中风"是"伤寒"互辞，仍然是指伤寒表实证，接下来列出的前五大症（加上不汗出），都是伤寒表实证的主症，所以确诊为伤寒表实证无疑。

　　不汗出而烦躁者："不汗出"是太阳伤寒证与太阳中风证的标准性鉴别症状，"不汗出"跟"无汗"还是有细微区别的。"无汗"是单纯讲症状表现，"不汗出"除了有"无汗"症状之外，还有本应汗出，但没有达到汗出的目的，也就有治法不当的意思在里面。汗不出来，寒邪就不解，阳气则郁闭，郁则化里热；里热上扰心神，故生烦躁。所以不汗出与烦躁之间是有必然联系的，所以用了一个进阶副词"而"相连接。

　　大青龙汤主之：先谈一谈方名之义。青龙是什么意思？成无己在《伤寒明理论》中有一段解释："青龙，东方甲乙木神也。应春而主肝，专发生之令，为繁荣之主。万物出甲开甲，则有两歧。肝有两叶，以应木叶。所以谓之青龙者，以发散荣卫两伤之邪，是应肝木之体耳。"故有发散的意思。这个方有很强的解表发散之力，也就是用了类比的思维方式，也称为取象比类，这种思维方式在古代文献中是很常见的。

　　分析一下大青龙汤的药物组成。该方内含麻黄汤，麻黄、桂枝、甘草、杏仁四味药与麻黄汤一样，但剂量有别。倍用麻黄。本方麻黄是六两，麻黄汤中是三两。意图很明确，就是加大发汗的力度。桂枝二两，与麻黄汤等量，又增加了生姜，辛温助麻黄发汗。甘草二两，也是倍用，与增加的大枣一起，和中益气以滋生汗源。因为发汗后，必然会比用麻黄汤出汗更多。杏仁减为四十个，因为喘之肺气不利已降至相对次要地位，而烦躁是突出症状，郁热耗气伤津，故汗源不足而无汗，所以加石膏，清热除烦，还可助麻黄解肌，其剂量如鸡子大，有人推算约为90克，也就是六两，与麻黄等量，分量也不

算少。

柯琴在《伤寒来苏集》中对大青龙汤有一段精辟论述："此即加味麻黄汤也。诸症全是麻黄，而有喘与烦躁之不同。喘是寒郁其气，升降不得自如。故多杏仁之苦以降气，烦躁是热伤其气，无津不能作汗，故特加石膏之甘以生津。然其质沉其性寒，恐其内热顿除，而外之表邪不解，变为寒中而协热下利，是引贼破家矣，故必倍麻黄以发汗，又倍甘草以和中，更用姜枣以调荣卫，一汗而表里双解，风热两除，此大青龙清内攘外之功，所以佐麻桂二方之不及也。"这就叫"二阳并病汗不彻，面赤怫郁大青龙"。

服法主要是发汗度的把握，一定是控制在"微似汗"，汗出即停药，并且明确指出汗出过多的后果是亡阳的种种表现。汗出失控也有补救措施，就是以温粉扑之。有人提出温粉肯定不止一味药，也应算作一个外用方，这种说法也不无道理。温粉到底是些什么药呢？大多数学者认为温粉就是炒热的米粉，但是存一个疑问就是为什么一定要炒热。另有学者认为温是针对寒邪闭表，似乎有点牵强。本人认为如果就是一味米粉，没有必要炒热，况且古代就有"米粉"一词，何以非要用"温粉"代之，其中必有他义。《释名》解释："粉，分也，研米使分散也。"唐代孙思邈《备急千金要方》的温粉有三味：煅牡蛎、生黄芪、粳米。如果是这个配方，炒热是有道理的，特别是煅牡蛎炒后可以进一步增强收敛止汗的作用。况且临床实际运用此方止汗也确实有效。

若脉微弱，汗出恶风者，不可服：中风表虚证是大青龙汤的禁忌证。也有学者认为是指肾阳虚证，《医宗金鉴》也讲"烦躁而无少阳证，营卫同病大青龙"。本人认为如果真如此，就不必再讲汗出恶风，脉微弱是脉稍微减弱之意，并非脉虚弱。

服之则厥逆，筋惕肉瞤，此为逆也：如果误服了，就会导致四肢厥逆冰凉，机理是津液亡失，筋肉失养，就会出现跳动抽搐。

《金匮要略》里大青龙汤用于治疗"溢饮"，治法原理是发其汗以解水毒。风寒外束，肺气郁闭，郁而发热，汗出无门，饮溢四肢肌表，当发汗清里并用。此有"提壶揭盖"之意。

◎39　伤寒脉浮缓，身不疼但重，乍有轻时，无少阴证者，大青龙汤发之。

这一条相对第38条而言，是指大青龙汤轻证。

伤寒脉浮缓，身不疼但重：运用对比分析的方法与第38条脉症对比。脉由浮紧变成浮缓，身疼痛变成不疼但沉重，说明虽然还是太阳伤寒表实证，但程度减轻了。之所以讲还是伤寒表实证，是因为发热恶寒，不汗出而烦躁的症状没有改变，没有改变就省略不提，只讲不同之处。

乍有轻时：乍，是突然之意。也就是身体沉重感偶尔会有所减轻，这一特殊表现进一步证明是轻证。

无少阴证者：意在大青龙汤轻证容易与少阴证相混淆而误判，有必要进行鉴别诊断。主要原因是少阴病也会出现身重烦躁之症。后面第316条的少阴阳虚水泛证，也有"四肢沉重疼痛"的症状。关于鉴别诊断要特别强调一下，我们常表述为类证鉴别，只有类证才有鉴别的意义，所以第38条"脉微弱，汗出恶风"不是肾阳虚证，肾阳虚证与大青龙汤重证症状脉象相距甚远，无须鉴别。但跟太阳中风表虚证相似，所以"脉微弱，汗出恶风"当指中风表虚证。

这一条还有一个"三纲鼎立"学说。

对于第38条"太阳中风，脉浮紧"和第39条"伤寒，脉浮缓"后世医家有许多争议。明代方有执根据《伤寒论·辨脉法第一》所云"风则伤卫，寒则伤荣，荣卫俱病，骨节烦疼，当发其汗也"，认为太阳病有三大类型：一类是风邪伤卫阳的证候，也就是桂枝汤证一类；第二类是寒邪伤营阴的证候，也就是麻黄汤证一类；第三类是风邪伤卫阳和寒邪伤营阴兼而有之，也就是大青龙汤证一类。方有执不仅提出了上述太阳病三分法，还将太阳病上中下三篇原文次序打乱，按照三分法重新排列条文，上篇为风伤卫阳，中篇为寒伤营阴，下篇为荣卫俱伤。其后喻嘉言等许多医家发出共鸣之声，伤寒学术研究的"三纲鼎立"学说就形成了，这一学说曾统治伤寒学数百年。

"三纲鼎立"学说能经受住历史的检验吗？要回答这个问题靠的是两条，一条是理论分析，一条是临证实践。

第38条"太阳中风，脉浮紧"，第39条"伤寒，脉浮缓"，用"三纲鼎立"来解释是合理的。脉浮缓是风伤卫，脉浮紧是寒伤荣，合起来就是风寒同伤荣卫。这两条就对应大青龙汤的两个适应证，一轻一重。

但仔细推敲就会发现有问题。风伤卫也可以伤营，桂枝汤证便是。寒伤营则必须先伤卫，不能绝对化。尤在泾就明确指出"桂枝主风伤卫则是，麻黄主寒伤营则非。盖有卫病而营不病者矣，未有营病而卫不病也"。大青龙汤证包含有麻黄汤证的一轻一重的两个兼证。

二、小青龙汤证（40－41）

◎40 伤寒表不解，心下有水气，干呕发热而咳，或渴，或利，或噎，或小便不利、少腹满，或喘者，小青龙汤主之。

　　麻黄去节　芍药　细辛　干姜　甘草炙　桂枝各三两，去皮

　　五味子半升　半夏半升，洗

　　右八味，以水一斗，先煮麻黄，减二升，去上沫，内诸药，煮取三升，去滓，温服一升。若渴，去半夏，加栝楼根三两；若微利，去麻黄，加荛花，如一鸡子，熬令赤色；若噎者，去麻黄，加附子一枚，炮；若小便不利，少腹满者，去麻黄，加茯苓四两；若喘，去麻黄，加杏仁半升，去皮尖。且荛花不治利，麻黄主喘，今此语反之，疑非仲景意。

本条是论述伤寒表实兼饮停胃脘的证治，也称作小青龙汤证。

伤寒表不解，心下有水气，干呕发热而咳：表不解，就是风寒表证仍在。心下，指胃脘部。水气，是一个病理术语，指水饮。风寒之邪引动胃饮，水寒相搏，必然会导致胃气上逆，故见干呕。发热而咳是讲肺表症状，外邪与卫阳相争故发热，风寒束肺则咳。咳是带喘的，寒邪袭肺，可见大量白色泡沫样稀痰，落盂成水，或吐冷痰。这一小段是概括小青龙汤证全貌的，有总病机的意思。接下来就会讲各种转归变化，也就是五个"或"。

或渴：水饮内停不化，津液不上承，故见渴。这种渴不是因津液亏虚之渴，而是失于输布，所以会渴而不喜饮。

或利：水饮内停，失其正道，迫走大肠，清浊不分，故见下利。

或噎：噎，咽喉部气逆梗阻感。水饮滞气，气机失和，故见噎。

或小便不利、少腹满：水饮内停阻滞，膀胱气化不利，就会导致小便不

利，小腹胀满，这里的少腹应当指小腹部。

或喘：前面已经讲了咳，加上喘，无非是病情加剧之故，寒饮迫肺更重。

以上五个"或"，都是水饮内停，变动不居，扰乱三焦气机之故，诸症难料，不必悉具。水饮内停影响的范围比较广，咳喘、噎属上焦证候，干呕是中焦证候，下利，小便不利和少腹满是下焦证候。

小青龙汤主之：这个方要作重点讨论。

小青龙汤的八味药物由三部分组成。一部分是解表散寒的麻黄、桂枝，一部分是化饮的干姜、细辛、半夏，一部分是敛气补气养阴的甘草、五味子、芍药。所以本方是攻补兼施的方子，既外祛风寒，内温寒饮，又补正气。相互之间的配合非常紧密。其中干姜、细辛、五味子三药组合是治疗肺胃寒饮的最佳组合，收散结合，正邪兼顾，疗效确切。正合"病痰饮者，当以温药和之"。《金匮要略》中苓甘五味姜辛汤、桂苓五味甘草去桂加姜辛半夏汤、茯甘五味加姜辛半夏杏仁汤、茯甘五味加姜辛半杏大黄汤等几个治痰饮咳嗽的方子，都包含这个组合。其中一味重要的药就是细辛，细辛是温肺的，书中剂量是三两，与麻黄等其他药等量，我们按前面讲的方法换算成当下开方的剂量，应当是 15 克。现在受"细辛不过钱"说法的影响，很多医生用的剂量都很慎重，其实用量小了，是疗效不好的。至少要用 10 克，这是没有问题的。

根据临床经验，小青龙汤也可以治疗没有伤寒表证的寒饮咳喘证。大致相当于西医的"慢支"和"哮喘"。水寒郁遏阳气，面色多青色或黧黑之色，或下眼睑处出现青黯之色，谓之"水色"；寒饮阻滞，营卫气血运行不利，面部可出现对称性的色素沉着，谓之"水斑"；水饮停留于皮下，面部虚浮，眼睑轻肿，谓之"水气"。以上水色、水斑、水气，都是小青龙汤的诊疗依据。此类病人脉象多弦，舌象为水滑舌苔。

对于肺源性心脏病，或并发右心衰，症见发热，咳喘，痰多，端坐呼吸，下肢浮肿，脉滑，舌苔滑白，舌质紫黯，可用本方合三子养亲汤或五苓散。

关于煎服法，麻黄要先煎，因为小青龙汤为辛散峻烈之剂。服法以急救为主，咳喘较急较重时服三剂左右为宜，一旦缓解则改用茯桂剂，如茯桂枣甘汤，茯桂杏甘汤，茯桂味甘汤，茯桂薏甘汤等，以温化寒饮。临床经验表明，化余饮不可过急，用小青龙汤止咳平喘后，饮往往尚未化尽，必须改平和温化之剂以从长考虑。

方后列举了若干加减法，临证时可以参考。其中提到莞花这味药，现在不很常用，它的功效是泻水逐饮，破积消坚。主治痰饮水肿。饮停胃肠，所以要用点泻下的药。

小青龙汤禁忌证此条未作论述，而在《金匮要略·痰饮咳嗽病脉证并治》中讲得很明了："咳逆倚息不得卧，小青龙汤主之。青龙汤下已，多唾口燥，寸脉沉，尺脉微，手足厥逆，气从小腹上冲胸咽，手足痹，其面翕热如醉状，因复下流阴股，小便难，时复冒者，与茯苓桂枝五味甘草汤，治其气冲。"禁忌证可以概括为一句话，就是下虚慎用。尤在泾的解释是："服青龙汤已，设其人下实不虚，则邪解而病除。若虚则麻黄细辛甘温散之品，虽能发越外邪，亦易动人冲气。冲气，冲脉之气也。冲脉起于下焦，夹肾脉上行至喉咙。茯苓桂枝能抑制冲气使之下行，然逆气非敛不降，故以五味之酸敛其气，土厚则阴火自伏，故以甘草之甘补其中之。"说明下虚之人，误用小青龙汤会造成动冲气、拔肾气的后果。

◎41 伤寒心下有水气，咳而微喘，发热不渴。服汤已渴者，此寒去欲解也。小青龙汤主之。

这是对上一条小青龙汤证的补充，也算兼证之一，属轻证。

伤寒，心下有水气，咳而微喘，发热不渴：与第40条最主要的差别在于有不渴的表现，上一条中有或渴，是因为水气不化，津液不能上承，所以治疗会去半夏加栝楼根。这一条不渴，也属正常，是因为病情较轻，津液正常输布没有受到明显影响。第40条和这条存在轻重之别。

服汤已渴者，此寒去欲解也：服小青龙汤后，出现干渴，表明寒饮已去，病情向愈。其机理是发热之后，温解之余，饮邪渐化，津液一时不足才出现口渴。这种口渴是会稍微想喝水。机理与前一条有别。简单地讲就是，一个是因为饮停无力上承送达咽喉而渴，一个是因为饮不足一时无可送达之津液而渴。但不能让病人喝水太多，只能稍微喝点水，否则水饮太多不化，郁遏胃阳，有加重水饮复聚之患。

从第 31 条到第 41 条，先后讲了四种太阳伤寒表实轻证，两种麻黄汤证及三种转归，还有两种麻黄汤兼证，即大青龙汤证和小青龙汤证，二者又有轻重之分。

第四节　太阳病外证未解证治（42－48）

太阳病无论是中风证还是伤寒证，都有外邪袭表。如果因为延迟未治，或是误治，或是治而迁延不愈，都归为外证未解。这又体现了张仲景从临床实际出发论述太阳病证发展变化规律。前面三节的论述已经呈现了太阳病证治的基本框架，从理论上讲可以圆满解决太阳病证问题，但实际情况并非如此简单，还存在外证未解的情形。

一、表阳虚证（42）

◎42　太阳病，外证未解，脉浮弱者，当以汗解，宜桂枝汤。

桂枝去皮　芍药　生姜各三两，切　甘草二两，炙　大枣十二枚，擘

右五味，以水七升，煮取三升，去滓，温服一升。须臾啜热稀粥一升，助药力，取微汗。

许多学者把这一条非常肯定地归为桂枝汤证，把此条"脉浮弱"与第 12 条"阳浮而阴弱"画等号，把这一条简单地理解为桂枝汤证表证未解，继续用桂枝汤。本人认为这种理解存在认识肤浅，如果只是为了重复强调一下桂枝汤证，也就是第 12 条的内容，"太阳中风，阳浮而阴弱，阳浮者，热自发，阴弱者，汗自出，啬啬恶寒，淅淅恶风，翕翕发热，鼻鸣干呕者，桂枝汤主之"，大可不必添此第 42 条。要正确理解，还是要回归到原文的逻辑关系上。

到第 41 条止，太阳病证治体系已经基本完备了，也就是常规证治没有什么问题了。但特殊情况在临床上是存在的，所以接着论述诸种特殊情况。

这一条讲的是第一种特殊情况。不管是中风证还是伤寒证，也不管是什么原因导致的，只要表证未解，又存在脉浮弱，就可以选择桂枝汤来解肌发表。为什么这种情况不用麻黄汤类呢？关键在脉浮弱，此处浮脉主表证无疑，

"弱"就不是单一指桂枝汤证的阴弱，而是指体内阳气偏弱，也就是表阳虚。所以发汗不宜过峻猛，当然选择桂枝汤。

二、表邪陷肺证（43）

◎43　太阳病，下之微喘者，表未解故也，桂枝加厚朴杏子汤主之。

　　　　桂枝三两，去皮　　甘草二两，炙　　生姜三两，切　　芍药三两

　　　　大枣十二枚，擘　厚朴二两，炙，去皮　杏仁五十枚，去皮尖

　　　右七味，以水七升，微火煮取三升，去滓，温服一升，覆取微

　　　似汗。

这一条讲的是第二种特殊情况。太阳病，误用或过早采用了下法，仍然有稍微咳喘，说明表证未解，就一定要用桂枝汤加厚朴杏子汤。其用意明显，桂枝汤继续解表，加厚朴、杏仁平喘止咳。其机理是表邪未解，误用或早用下法，导致表邪内陷于里，使肺失宣降。

中医前辈蒲辅周先生是很看重此方的，他认为风寒外感所致的微汗轻喘，用桂枝加厚朴杏子汤疗效显著，用小青龙汤显得分量太重，本人也常用此方治疗儿科咳喘，也每收良效。

三、误下里实证（44－45）

◎44　太阳病，外证未解，不可下也，下之为逆，欲解外者，宜桂枝汤。

这第一条讲的是第三种特殊情况。太阳病，表里同病，或者是在治疗过程中表证未解，又出现了里证，应当遵循什么样的治疗原则呢？正确的选择是先解表后攻里。否则会导致邪陷入里，因为有了里实证，必然存在不同程度的正气耗伤，所以仍然选择桂枝汤，而不能选择峻猛的麻黄汤类，以免伐正。

◎45　太阳病，先发汗不解，而复下之，脉浮者不愈。浮为在外，而反下之，故令不愈。今脉浮，故在外，当须解外则愈，宜桂枝汤。

这一条是对上一条的补充。太阳病，用了发汗的方法，但没有顺利地祛除表邪，又误用下法，肯定不能治愈。即便发汗不解是因为有里实证，也不

能用下法。还是应当继续用解表之法才可以治愈，首选桂枝汤。

这一条再一次强调了治疗太阳病的重要原则，就是表里同为实证，应当发汗解表优先。

四、伤寒久郁证（46－47）

◎46　太阳病，脉浮紧，无汗，发热，身疼痛，八九日不解，表证仍在，此当发其汗。服药已微除，其人发烦目暝，剧者必衄，衄乃解。所以然者，阳气重故也。麻黄汤主之。

这一条讲的是第四种特殊情况。即伤寒久郁证、太阳伤寒表实证，如果迁延日久，还是要用麻黄汤发汗解表。"麻黄汤主之"应接在"此当发其汗"后面。

麻黄汤发汗解表未能奏效，又有两种可能。一种是轻证，即外邪不重，阳气郁滞相对较轻，服药后，稍微解除些表证，但还是存在烦躁和视物不明。另一种是重证，也就是这一条讲的"剧者"，以鼻衄的方式来解表。机理是什么呢？寒邪闭郁阴气太甚，导致郁阳破络。血汗同源，邪不从汗出，也就可以选择从血出。阳气重故，就是阳气重度郁遏的意思。

◎47　太阳病，脉浮紧，发热，身无汗，自衄者，愈。

这一条是对上一条的补充。太阳伤寒表实证，可能衄血自愈，而无需经过药物治疗。或者已服麻黄汤而未愈，再通过自衄而愈。所以遇到高热衄血的病人，不要轻易用凉血法，以免冰伏邪气。中医外治法中有针刺放血疗法，虽然不是自衄，其治疗原理是一样的。我在这一点上很有体会，急性扁桃体肿大的病人，针刺扁桃体放血，退热消肿效果是很好的。

五、发汗不彻证（48）

◎48　二阳并病，太阳初得病时，发其汗，汗先出不彻，因转属阳明，续自微汗出，不恶寒。若太阳病证不罢者，不可下，下之为逆，如此可小发汗。设面色缘缘正赤者，阳气怫郁在表，当解之熏之。若发汗不彻不足言，阳气怫郁不得越，当汗不汗，其人躁烦，不知痛处，乍在腹中，乍在四肢，按之不可得，其人短气，但坐以汗出不彻故也，更发汗□愈。何以知汗出不彻？以脉涩故知也。

这一条讲的是第五种特殊情况。太阳病发汗不彻，可能出现太阳阳明并病。这一条文字较多，但逻辑层次分明，可分为三段。

第一段从开头至"不恶寒"。提出太阳阳明并病的来由。认为太阳伤寒表实证一开始就发汗力度不够，发汗不畅，导致表邪完全入里，而形成阳明病。形成阳明病的诊断依据就是"续自微汗出，不恶寒"。道理何在呢？阳明经是多气多血、阳气昌隆之经。阳明一旦热盛，必迫津外越，故见"续自微汗出"。表邪已入里，邪正交攻于表证不存在了，也就"不恶寒"。

第二段从"若太阳病证不罢者"至"当解之熏之"。提出太阳阳明并病的论治。首先强调只要太阳表证仍在，就不可用下法，还应继续"小发汗"。假设症见面色持续明显发红，这就表明外邪郁遏于表，除内服解表之外，还可用熏蒸以强化解表之力发汗。这里的阳气指外邪。怫郁，是双声同义，都是郁遏之意。

第三段从"若发汗不彻"至结尾。主要是进一步阐明太阳阳明并病的病因病机、临床表现以及治疗原则。发汗不彻底，不能总责之于外邪过强而郁遏于表难以祛除，当用药到什么程度就用到什么程度，如果用药不到位，就会邪陷入里而出现里热躁烦等一系列症状，如营卫气滞不利的不知痛处、乍在腹中、乍在四肢，如果用手去按摩也找不到确切的痛处。又如邪气外闭，肺气不利，可见呼吸短促，甚至只能端坐呼吸。究其根本原因，还是发汗不彻底，必须进一步加大发汗力度才能治愈。怎么样才能准确诊断是发汗不彻底呢？除了上述症状外，涩脉也是一个重要的体征。对于涩脉，《普济方》有一段精辟的解释："诸过者切之，涩者，阳气有余，为身热无汗。是以脉涩，知阳气拥郁而汗出不彻。"可以理解为汗不彻，血易滞，故脉涩。

另外，"不足言"后面应当是没有逗号的，成注本也没有逗句。不能解释为"不值一提"，这种解释很勉强。"足"是"很多""足够"的意思，引申为"过多""过分"，不足言，就是不要过多地，或者过分地讲……只有紧接下文才符合文意。

这一条很清晰明了地阐述太阳阳明并病的病因病机和证治。分三个逻辑层次阐述，不是讲三种转归，有的书中观点值得慎重采纳。

以上就是太阳病外证未解的五种特殊情况，并有一套完善的证治，应当是张仲景临证经验的总结。

第五节　麻黄汤禁忌证（49－57）

麻黄汤主要有以下三种禁忌证，是从不同角度论述的。

一、兼里虚证不可用麻黄汤（49－52）

◎49　脉浮数者，法当汗出而愈。若下之，身重心悸者，不可发汗，当自汗出乃解。所以然者，尺中脉微，此里虚，须表里实，津液自和，便自汗出愈。

这一条讲的是伤寒夹里虚不可用麻黄汤发汗。

脉浮数者，法当汗出而愈：此句从整体看，文意当为太阳伤寒表实证，用麻黄汤类发汗就可治愈。其中"数"有点疑问，有学者认为，此句"脉浮数"就是"脉浮紧"。但是紧接的第 50 条，又有"脉浮紧"，岂不是重复？况且同一个文意，两条在表述上有明显的差异。本人以为，这前后两条的首句在文意上没有本质的差异。但强调的重点不同。"脉浮数"，强调的是表邪，浮数两种脉是可以一起主表的。容易误认为实热证而误用下法，尤在泾的解释是："脉浮数者，其病在表……"数脉不只主热，也可主虚。但此条用意在强调表证，里虚不明显。"脉浮紧"，相比之下强调的是寒邪，并且还指明了"身疼痛"。言下之意是，虽然同为伤寒表实证，其突出症状还可能存在区别，无论以哪种突出症状出现，治法还是不变，都当用汗法。

若下之，身重心悸者，不可发汗：如果误用了下法，就会伤及正气，乏力则身重，心气虚则心悸。正气虚，就不能用发汗之法。这才是本条的核心，伤寒夹虚不可发汗。

当自汗出乃解：遇到伤寒夹虚的正确治法是补益正气，使津液自和，促使自身汗出而病愈。顾尚义也持此观点，并提出了具体的治疗方药："不可发汗者，言不可用麻黄以大发其汗，非坐视而待其自愈也，用小建中汤以和其津液，则自汗而解矣。"

所以然者，尺中脉微，此里虚：脉微即脉虚，尺中脉微也就是肾气虚，是典型的里虚证。

须表里实，津液自和，便自汗出愈："须"是达到，等到之意。通过补虚扶正，达到营卫协调，表里充盈时，才会津液自和，濈然汗出而病愈。

◎50　脉浮紧者，法当身疼痛，宜以汗解之。假令尺中迟者，不可发汗。何以知然？以荣气不足，血少故也。

脉浮紧者，法当身疼痛，宜以汗解之：此句已经与上一条首句作了对比分析。我们再仔细深入分析，此条着重强调"身疼痛"的症状，该症状突出时容易误诊为里寒证，而不用汗法解表。所以明确指出宜以汗解之。上一条则着重强调"脉浮数"的体征，特别容易被误诊为里热证，而不用汗法解表。

假令尺中迟者，不可发汗：尺中迟，就是肾脉迟缓，主肾虚。《濒湖脉学》讲迟脉"尺是肾虚腰脚重"。所以也不能用汗法。

何以知然？以荣气不足，血少故也：不可用汗法的机理是营血亏虚，虽然有表证，如果强行发汗，就会因汗泄而伤气血。因为血汗同源。

第49条和第50条虽然都是谈麻黄汤禁忌证的里虚。但看问题的角度不一样，也就进一步细分了两个禁忌证。一个是易误诊为里热证的里虚证，一个是易误诊为里寒证的里虚证。

◎51　脉浮者，病在表，可发汗，宜麻黄汤。

这条初看，会感觉多此一举，没有新意。细究方知仲景用心。这条是又换了一个角度来强调麻黄汤禁忌证。前面两条是直接讲麻黄汤禁忌证，这一条和接下来的第52条是间接讲麻黄汤禁忌证。如果是出现浮脉，还有表证的症状，而没有里虚证的表现，就可以用麻黄汤发汗。所以这一条的关键词是"病在表"。

◎52　脉浮而数者，可发汗，宜麻黄汤。

此条与上一条同理，意思是其他症状体征都符合太阳伤寒表实证，尽管脉浮而数，而不是脉浮紧的伤寒表实证的典型脉象，就应当略脉而详证，仍可用麻黄汤发汗。"浮而数"呼应了第49条，只出现"数"脉，而没有其他虚证表现，就当舍脉从证。

张隐庵对这两条的解释是："此仅结上文两节之意，言里气不虚而在表者，皆可麻黄汤发其汗也。"这是对这两条的透彻理解。

接下来的第53条至第57条又换了一个层面继续论述麻黄汤禁忌证。从哪个层面论述呢？从宜桂枝汤层面。意思是有若干病情宜桂枝汤而不能用麻黄汤。临证容易混淆的证型是很常见的，所以要在鉴别诊断中，理清麻黄汤的禁忌证。张仲景根据自身临证经验共讲了两种"宜桂枝汤证"，也就是麻黄汤的禁忌证。

二、营卫不和自汗证宜桂枝不宜麻黄（53－54）

◎53　病常自汗出者，此为荣气和。荣气和者，外不谐，以卫气不共荣气谐
　　　　和故尔。以荣行脉中，卫行脉外，复发其汗，荣卫和则愈。宜桂枝汤。

这一条讲由于营卫不和而导致的自汗证，应当用桂枝汤，而不可用麻黄汤。有汗出，说明在内营阴正常，有津液存在，在外的卫气与在内的营阴互不相顾而不协调，也就是卫护营阴不泄的功能失常，所以可以通过进一步发汗，使营卫调和而止汗，宜用桂枝汤，而不宜用峻猛的麻黄汤。"复发其汗"的"复"不是"再一次"或者"重复"的意思，是"进一步"的意思，即本来已经有汗，通过用桂枝汤进一步发汗。"荣"通"营"。当下"和谐"这个词语用作政治名词使用频率很高，出处可能是在这里。

◎54　病入藏无他病，时发热自汗出而不愈者，此卫气不和也，先其时发汗
　　　　则愈，宜桂枝汤。

这一条讲无内脏里证而只是卫气不和导致发热自汗的病证，也应当用桂枝汤，而不可用麻黄汤。脏无他病，就是指内部的五脏六腑没有症状体征。时发热，自汗出，就是不时出现发热和自汗。机理就是营卫不和。这种病情用桂枝汤治疗还有一个讲究，应当在发热自汗出现之前，抢抓机会先发汗，以调和营卫而治愈。

三、外邪久恋宜桂枝不宜麻黄（55－57）

◎55　伤寒脉浮紧，不发汗，因致衄者，麻黄汤主之。

◎56　伤寒不大便六七日，头痛有热者，与承气汤。其小便清者，一云大便青。
　　知不在里，仍在表也，当须发汗。若头痛者，必衄，宜桂枝汤。

这两条关系很密切，都是讲与"衄"相关的宜忌，所以放在一起讨论。

第55条是讲太阳伤寒表实证如果属于重证，外邪太重，即使用了麻黄汤发汗，但还是汗出不畅，会出现以衄助邪散，在这种情况下，应当继续用麻黄汤发汗，进一步加大发汗的力度，使外邪得解。这一条先讲麻黄汤与衄相关的适应证，目的是通过对比来阐述下一条麻黄汤与衄相关的禁忌证。

第56条先提到里热证用承气汤。再讲以小便清浊辨表里，小便黄浊则知为里热，小便清白则知为表邪，在表就该用汗法。如果太阳经外邪经久不解，阳郁过甚，就会出现头痛症状，并且会出现以衄代汗促邪外出的现象。在这种情况下适宜用桂枝汤加大发汗解表的力度。相比之下，同样出现"衄以代汗"，为何一个用麻黄汤，一个用桂枝汤呢？两条对比分析后道理已经很明白了。一个是因为外邪过重，所以用峻剂助力。一个是因为外邪久恋，所以用平剂助力，以免损伤阳气。

◎57　伤寒发汗已解，半日许复烦，脉浮数者，可更发汗，宜桂枝汤。

这一条讲伤寒表实证通过发汗外邪表证已经解除，但过半天左右，又复发而出现烦热、浮数脉，表明外邪仍然未清。这种病情应当再次用桂枝汤发汗。因为是余邪未清，所以邪不甚重，不宜用麻黄汤。

第五章 太阳病浅层变证

从第58条至第127条讨论太阳病浅层变证及其救逆的情况，是对太阳病转归的延伸。这一章内容涉及脏腑的病证，已经不是单纯外感的太阳病证，是因诸种病因转归而成的变证，是源于太阳病而非太阳病，带有杂证的性质。但从整体逻辑结构上看，属太阳病浅层变证。

第一节 太阳病浅层变证救逆原则与一般变证（58－70）

一、变证救逆原则（58－60）

◎58 凡病若发汗、若吐、若下、若亡血、亡津液，阴阳自和者，必自愈。

凡病若发汗、若吐、若下、若亡血、亡津液："凡病"指所有的病证。前三个"若"就是"或"的意思。后一个"若"字是"如果"的意思。所有病证不论是用了汗法、吐法，还是下法，用之得当，邪去正安。如果用之不当，就可能导致亡血伤阴，亡津伤阳。

阴阳自和者，必自愈：出现了上述伤阴伤阳的情况，应当遵循怎样的原则来正确处理呢？原则就是以实现阴阳自和来求得自愈。从具体治法上讲，可以有两种途径，一种是不用药物治疗，而是通过饮食调补，形神兼养等非药物疗法来调理气血津液，实现阴阳调和；另一种就是通过药物治疗来调节阴阳。不管通过哪一种途径，最终目标都是实现"阴阳自和"。隐含了"得胃气，存津液"的精神。

◎59　大下之后，复发汗，小便不利者，亡津液故也。勿治之，得小便利，
　　　必自愈。

这一条是用临床实例来说明上一条所讲的"阴阳自和"原则。

不论什么病证，先用了峻猛的下法之后，又接着用了发汗法，导致小便不利，并非水饮内停潴留膀胱，而是通下和发汗后津伤之故，所以不要误用渗利之法，也不必用生津药物，可以通过食补来调补津液，使小便复其来源而通利，从而达到治愈的效果。

◎60　下之后，后发汗，必振寒，脉微细。所以然者，以内外俱虚故也。

再举一个临床表现不同的例子，就是同样情况，也可会出现振寒，也就是表阳不足的寒颤，并且会出现微细的虚脉，这是表里阳气都虚的病证，必须通过温补阳气，来实现阴阳自和。

这三条合起来，首先提出了太阳变证救逆的原则，即阴阳自和，对后面分条论述具体变证的救逆具有指导意义。

如果不能通过机体本身达到阴阳自和，就要依靠方药，紧接着讲了十种一般太阳变证的救逆。

二、十种一般变证（61-70）

◎61　下之后，复发汗，昼日烦躁不得眠，夜而安静，不呕，不渴，无表证，
　　　脉沉微，身无大热者，干姜附子汤主之。
　　　　　干姜一两　附子一枚，生用，去皮，切八片
　　　　　右二味，以水三升，煮取一升，去滓，顿服。

这一条讲第一种太阳病变证，表里同病，误用了先下后汗之法，导致阳虚阴盛烦躁的变证。

人体阳气得白天阳气相助，与阴相争，故烦躁而失眠，夜晚人体阳气变弱，弱阳无力与阴相争，所以就安静。"不呕"说明无少阳证，"不渴"说明无阳明证。"无表证"指太阳表证已无，邪已入里。脉沉微，说明里虚阳衰。"身无大热"即身微热，说明尚未达到阳气完全外越的程度，还有残存的余

阳。所以还有时机用干姜附子汤回阳救逆。强调一次性顿服，目的是使药力更为集中，增强回阳救逆之功效。

◎62 发汗后，身疼痛，脉沉迟者，桂枝加芍药生姜各一两人参三两新加汤主之。

桂枝三两，去皮　芍药四两　甘草二两，炙　人参三两　大枣十二枚，擘　生姜四两

右六味，以水一斗二升，煮取三升，去滓，温服一升。本云，桂枝汤，今加芍药、生姜、人参。

这一条讲第二种太阳病变证。属于发汗后损伤营阴的变证。伤寒表实证常见身疼痛，表邪解除，身痛本当缓解。如果发汗后仍然身痛不减，脉又是沉迟脉，说明身疼痛已经不是表邪所致，而是发汗太过，损伤营阴，四肢百骸失其濡养之故。应当调补营卫，用桂枝加芍药生姜人参新加汤。

本方以原桂枝汤调和营卫；白芍、生姜各增加一两，白芍养营血，生姜达表散邪；再加人参三两养气血。

◎63 发汗后，不可更行桂枝汤。汗出而喘，无大热者，可与麻黄杏仁甘草石膏汤。

麻黄四两，去节　杏仁五十个，去皮尖　甘草二两，炙　石膏半斤，碎，绵裹

右四味，以水七升，煮麻黄，减二升，去上沫，内诸药，煮取二升，去滓，温服一升。本云，黄耳杯。

这一条讲第三种太阳变证。属于汗下后，邪热壅肺作喘的变证。"不可更行桂枝汤"应接在"无大热者"之后，属于倒装文法。

风寒在表，本发汗可解。但当外邪郁闭、肺有蕴热的时候，如果用辛温发汗之法，会使肺热加重，邪热迫肺，肺失清肃，故见喘息。肺热蒸腾，逼迫津液外泄，故见汗出。因此，汗出而喘是肺热的临床特征。汗出而喘，但不恶风寒，是表无寒邪，故"不可更行桂枝汤"；汗出而喘，而非无汗而喘，

故也不能用麻黄汤。这样就排除了太阳表证作喘的可能。无大热，更无烦渴，也就不是阳明热盛的喘。阳明热盛一定是有大热的。这里的邪热壅肺既可大热，也可不大热，要根据病情的轻重而定。所以，强调即使"无大热"，也可用麻杏甘石汤，如果有大热，就更可以用了。

麻杏甘石汤以清肺热、平喘逆为治法。如果麻黄配姜桂，就是发汗的作用，此方麻黄配石膏，就是清宣肺中郁热和平喘的作用。石膏剂量用到半斤，是麻黄剂量的一倍，旨在强化清肺热的功效。杏仁降肺气之逆，佐助麻黄以平喘咳，甘草调和诸药，补中益气。

◎64　发汗过多，其人叉手自冒心，心下悸，欲得按者，桂枝甘草汤主之。
　　　　桂枝四两，去皮　　甘草二两，炙
　　　　右二味，以上三升，煮取一升，去滓，顿服。

这一条讲第四种太阳变证。属于发汗太过而耗伤心阳致心悸的变证。

汗为心之液，过汗必伤心阳。心失心阳庇护，空虚无主，故见心悸喜按。另外，心阳虚导致胸闷不适的症状在临床上也常见。

治法宜温补心阳。桂枝甘草汤只有两味药。桂枝辛甘以补心阳，甘草甘温以滋心液，二药相合，辛甘合化为阳，以补阳为主，阳生阴化以奉于心。

◎65　发汗后，其人脐下悸者，欲作奔豚，茯苓桂枝甘草大枣汤主之。
　　　　茯苓半斤　　桂枝四两，去皮　　甘草二两，炙　　大枣十五枚，擘
　　　　右四味，以甘烂水一斗，先煮茯苓，减二升，内诸药，煮取三升，去滓，温服一升，日三服。
　　　　作甘烂水法：取水二斗，置大盆内，以杓扬之，水上有珠子五六千颗相逐，取用之。

这一条讲第五种太阳病变证。属于心阳不足欲作奔豚的变证。

"奔豚"是一个证候名。《金匮要略·奔豚气病脉证治》云"奔豚病以少腹起，上冲咽喉，发作欲死，复还止"，这就是此证的基本特征。"奔豚病"

发生时，病人会自觉一股气从下至上快速窜走，如豚奔。气所经过之处，会有各种症状。如到了胃脘则感胃胀满；到了胸部则感胸闷心悸；到了咽喉，就会感到憋闷窒息欲死，甚至冷汗淋漓；有的还可上冲至头部，出现眩晕欲仆地。一旦气下去了，诸证也随之消失。此病时发时止，呈阵发性发作，间歇期没有不适感。

"豚"是指小猪。此病以"奔豚"命名是很形象的。

猪很笨，但小猪很灵活，并且奔跑起来四处乱窜。此病的气向上冲也是乱窜。还有一种说法是豚为水畜，借以比喻水气上冲。

脐下悸是一种前兆，也就是欲作奔豚。是水与气相搏于脐下，欲上冲而未冲之症状。此病的病机关键在于发汗后心阳脾阳耗损而引发。心为五脏六腑之大主，为阳中之太阳，坐镇于上，普照天下，使下焦水气安伏不动。脾为中土，运化水湿，像堤坝居中，可护心阳以防下焦水寒之气上犯。过汗伤心脾之阳，心阳镇摄无权，脾阳失守于中，下焦水寒之气就会蠢蠢欲动而呈上犯之势，所以会有脐下悸动。

茯苓桂枝甘草大枣汤以桂枝甘草汤为基础方，补心阳是基础，再加茯苓甘淡健脾利水。茯苓量达半斤，且要先煎，目的在于增强健脾利水的功效。

甘烂水又叫"甘澜水""劳水"。《内经》中的半夏秫米汤也是用甘澜水。制法就是将水反复搅动，还要用勺上扬，以去其阴寒，多得天阳之气。到底功效如何，这是一个值得研究的问题。我联想到一个日常生活体验，就是养鱼用的水循环泵，也是通过不停地扬动池水，增加水中氧气，其原因应当与甘烂水上扬的原理是一致的。

◎66 发汗后，腹胀满者，厚朴生姜甘草半夏人参汤主之。

厚朴半斤，炙，去皮　生姜半斤，切　半夏半斤，洗　甘草二两　人参一两

右五味，以水一斗，煮取三升，去滓，温服一升，日三服。

这一条讲第六种太阳病变证。属于虚实夹杂的腹胀病证。

腹胀满为临床常见症状，病因病机有寒热虚实之分。如大便燥结，腹中痞满的阳明胃家实证；便溏下利，腹中胀满的太阴脾家虚证。本条所论又是

另外一种病情，是因发汗太过，损伤脾气，或者素体脾虚，运化水湿不能，导致痰湿中阻，气机郁滞而胀满。所以此证是因虚而实，虚实夹杂之证。权衡轻重缓急，当是虚轻实重，虚缓实急。

厚朴生姜甘草人参汤，谨遵上述虚实定位而立法，药物轻重配伍体现三分补七分消的攻补兼施结构。厚朴下气消满，生姜辛散痰湿，半夏燥湿祛痰。三味用量均为半斤，占全方绝大部分，体现了以消为主。人参、甘草益气健脾，相当于半个理中汤，体现了以补为本。

◎67　伤寒若吐、若下后，心下逆满，气上冲胸，起则头眩，脉沉紧，发汗
　　　则动经，身为振振摇者，茯苓桂枝白术甘草汤主之。

　　　茯苓四两　　桂枝三两，去皮　　白术　甘草各二两，炙

　　　右四味，以水六升，煮取三升，去滓，分温三服。

这一条讲第七种太阳病变证。属于心脾两虚的水气上冲的病证。

太阳伤寒表实证，本应汗解而误用吐法下法，使中焦阳气受损，心脾阳气两虚。脾阳气虚，运化失职，不能制水，则水饮上冲，可见"气下逆满，气上冲胸"。

"起则头眩"，指坐起就头晕，只能静卧。其病因有二，一是心脾阳虚，清阳不升，上窍失养。二是心脾阳虚不能制水，水气上冲，阴与阳搏，清窍为寒水所蒙蔽。一虚一实，实由虚起。脉沉紧，主水气为患。沉脉主里，主水病；紧脉主寒，主寒凝生水饮。如果再用发汗之法，就会伤动经脉，肢体振摇不稳。治疗用温阳健脾，利水降冲之法。应用苓桂术甘汤。《金匮要略·痰饮咳嗽病脉证并治篇》云："夫短气，有微饮，当从小便去，苓桂术甘汤主之。"云后又注："分温三服，小便则利。"可见此方意在淡渗利水从小便出。

苓桂术甘是苓桂剂群的代表方，主治水气上冲，又治痰饮内停证。方中茯苓、白术健脾利水；桂枝、甘草温补心阳。桂枝又可降冲逆之气。临床常用加减法有：与二陈汤合用，治痰湿壅盛；加泽泻，治眩晕重证；加白薇，治阳气与水气相搏而出现的虚热心烦；加牛膝、红花、茜草，治脑胀之高血压；去白术，加五味子，治脉结代者；去白术，加杏仁、薏苡仁，治咳喘、面目浮肿、小便不利；加龙骨、牡蛎，治夜寐、惊悸不安。

◎68　发汗，病不解，反恶寒者，虚故也，芍药甘草附子汤主之。

　　　芍药　甘草各三两，炙　附子一枚，炮，去皮，破八片

　　　右三味，以水五升，煮取一升五合，去滓，分温三服，疑非仲

景方。

　　这一条讲第八种太阳病变证。属于阴阳两虚的变证。

　　发汗后，表证没有解除，反而恶寒不退，说明病情加重了，这就是阴阳
两虚的原因。用芍药甘草附子汤治疗。以方测证，加了炮附子，说明阳虚是
很突出的。

◎69　发汗，若下之，病仍不解，烦躁者，茯苓四逆汤主之。

　　　茯苓四两　人参一两　附子一枚，生用，去皮，破八片　甘草

二两，炙　干姜一两半

　　　右五味，以水五升，煮取三升，去滓，温服七合，日二服。

　　这一条讲第九种太阳病变证，属于阴阳两虚烦躁的变证。

　　发汗后，又用下法，表证仍然没有解除，并且出现烦躁的症状，说明阴
阳俱损，水火不济而见烦躁不宁。当以回阳益阴之法。茯苓四逆汤是四逆汤
加茯苓、人参。四逆汤回阳救逆，人参、茯苓补中益气，茯苓还可安神。此
证是阴阳两虚，四逆汤补阳，人参、茯苓补阴。由此可推测，发汗伤阳，利
下伤阴。所以成无己解释讲："若病仍不解，则发汗外虚阳气，下之内虚阴
气，阴阳俱虚，邪独不解，故生烦躁，与茯苓四逆汤，以扶阴阳之气。"

◎70　发汗后恶寒者，虚故也。不恶寒，但热者，实也。当和胃气，与调胃
　　　承气汤。

　　　芒硝半升　甘草二两，炙　大黄四两，去皮，清酒法

　　　右三味，以水三升，煮取一升，去滓，内芒硝，更煮两沸，

顿服。

　　这一条讲太阳病第十种变证。属于汗后伤津导致胃燥的变证。"不恶寒，

但热者"，"但"字是"只有"的意思。不恶寒说明已经没有表证了。出现里热就是"胃家实"。这种热程度较轻，不必用大小承气汤，只须调胃承气汤。有的版本用小承气汤，也讲得通。小承气汤是轻下热结，调胃承气汤是缓下热结，都可以用。顺便还讲一个治疗急性肠梗阻的现代有效方，叫复方大承气汤。共七味药，厚朴15～30克，莱菔子15～30克，枳实15克，桃仁9克，赤芍15克，大黄（后下）15克，芒硝9～15克。也就是大承气汤加赤芍、桃仁、莱菔子。煎服加灌肠。

这一节主要讨论了在"阴阳自和"指导原则下，十种太阳变证的救逆方法。就证型来看，有虚有实，虚者居多，实者或虚实夹杂者偏少，范围涉及了上中下三焦脏腑。就治疗来看，攻补兼施，以补为主。

第二节　典型变证（71－82）

太阳浅层变证除了上述十种一般变证外，还有五苓散证和栀子豉汤证两种典型变证。

一、五苓散证（71－75）

太阳变证中的蓄水证，也称五苓散证。

◎71　太阳病，发汗后，大汗出，胃中干，烦躁不得眠，欲得饮水者，少少与饮之，令胃气和则愈。若脉浮，小便不利，微热消渴者，五苓散主之。

　　猪苓十八铢，去皮　泽泻一两六铢　　白术十八铢　茯苓十八铢
　　桂枝半两，去皮

　　右五味，捣为散，以白饮和服方寸匕，日三服。多饮暖水，汗出愈。如法将息。

这一条其实也属于太阳伤寒变证，但有其特殊性，就是病情复杂一些，后面紧接着六条都是讨论同一类问题，即蓄水证，也叫五苓散证。

这一条分两段来理解，第一段是"太阳病，发汗后，大汗出，胃中干，

烦躁不得眠，欲得饮水者，少少与饮之，令胃气和则愈"。发汗太过，损耗胃中津液，就会"胃中干"，津液亏虚，阴不制阳，虚阳浮越上扰，就会"烦躁""不得眠"。这是一种轻度的胃燥证，只需"少少与饮之"就可以达到"胃气和则愈"的目的，如果猛喝水，反而容易导致饮停胃脘之证。这是针对轻度蓄水证的非药物疗法。

第二段是"若脉浮，小便不利，微热消渴者，五苓散主之"。这一段是标准的太阳表里证，膀胱气化失司，下则水道失调，上则不承津液，胃燥已经到了消渴的地步，相对于第一段而言，属于重证，所以不能靠"少少与饮之"来解决，必须用药物治疗，这就是五苓散证。

脉浮，微热，说明表证犹在。也就是还存在太阳经证。表证不解，加上发汗太过，会导致膀胱气化功能失常。这就是典型的外邪入里，损及膀胱的表里同病证。结果就是小便不利和消渴。关键病机在于水蓄于内，向下则不通利，向上则津液不上承。

五苓散证的类证鉴别当细察。首先是与阳明气分实热相鉴别，也就是与白虎汤证相鉴别。同样是烦躁、口渴，主要不同在于小便不利。所以五苓散证又称为假白虎汤证。其次就是与第一段的轻度蓄水证鉴别。关键点还是小便不利，这里主要是病位不同，轻证病位在中焦阳明胃，五苓散证在下焦太阳膀胱。

五苓散由五味药组成。其中泽泻量最重，一两六铢，约20克，为君药，主要作用是淡渗利水。茯苓、猪苓也是淡渗之品，为臣药。白术健脾化湿。桂枝量偏少，有两重作用，一是解表，二是通阳，助膀胱气化。

服法是用白饮（米汤）调散剂，每次一方寸匕，也就是2克左右，一天三次，同时要求多饮温水，增强发汗解表之力。这个方在服法上有三个特点：一是重视养胃。因为有伤胃阴津的因素，可以用米汤调服。二是一日少量多次。有避免渗利攻伐太过的意思。三是多饮暖水，以助解表之力，没有直接用大剂量解表药物，以免发汗太过。小腹部热敷也可以通阳化气，与饮暖水有异曲同工之妙。为什么用散而不用汤，陆渊雷理解为"入水即吐故也"。我认为有道理，因为旨在利水，而应避免复加其水。这对我们治水饮病证是很有启发的。

五苓散虽然是表里双解之剂，但重点还是在里，主要功效还是集中体现在利湿行津。所以不要拘泥于有无表证，也不要拘泥于利小便。要从整体上考虑，五苓散有通利三焦，以通调阴阳之水的功效。

◎72　发汗已，脉浮数，烦渴者，五苓散主之。

这一条是承接上条，补述五苓散的脉证。

两条有什么不同之处呢？首先第71条是"发汗后"，本条是"发汗已"。"发汗已"，既不能理解为发汗作用没有了，也不能理解为解表后表证没有了。而应当是"发汗充分"。"发汗后"与之相比较，就应当是"发汗后不久"。二者存在程度和发汗时间的差别。其次，第71条是"脉浮"，本条是"脉浮数"。一字之差，"数"脉表明存在热，而且是里热，病程长了，里郁而化热。第三，第71条是"微热消渴"，本条是"烦渴"，显然是里热加重了。说明病程偏长后，或者发汗太过的程度更甚后，伤胃中津液更厉害。综合分析，这一条不是简单的补充，而是阐明五苓散的适应证还有一个比第71条更重的情况。虽然伤津更厉害，表证也未除，仍然还是五苓散的主治范围。结合这两条来看，张仲景把蓄水证分成轻、中、重三种情况，轻证用非药物疗法，中、重证都用五苓散。

◎73　伤寒汗出而渴者，五苓散主之；不渴者，茯苓甘草汤主之。

　　茯苓二两　桂枝二两，去皮　甘草一两，炙　生姜三两，切

　　右四味，以水四升，煮取二升，去滓，分温三服。

这一条是类证鉴别。与茯苓甘草汤证的鉴别关键点在于渴与不渴。五苓散证是水蓄下焦，津液不能上承，故见渴；茯苓甘草汤证是因发汗太过，胃阳被损，导致水停中焦，所以口不渴且小便自利。与第127条之茯苓甘草汤证合参，可知还有"心下悸"的症状。

茯苓甘草汤中剂量最大的是生姜，用量为三两，意在强化温胃通阳，消散水饮的作用。

通过类证鉴别，既阐述了水蓄中焦的茯苓甘草汤证，又进一步说明了五苓散证的病位是在下焦，病性是膀胱气化失司与津液不能上承并见。

◎74 　中风发热，六七日不解而烦，有表里证，渴欲饮水，水入则吐者，名
　　　 曰水逆，五苓散主之。

　　这一条是论述太阳蓄水而致的水逆证，也可以称作五苓散证的危急重证。
与前面第71、第72条互参，可以看到一个体系完善的五苓散证群，即轻、
中、重、危急重四个层次的五苓散证群。

　　中风发热，六七日不解而烦，有表里证：表证较长时间未解，又有外邪
入里而引起的烦，这里的"烦"应当是"烦渴"的简称。"烦"是很厉害，
很严重的意思。

　　渴欲饮水，水入则吐者：渴欲饮水，就是第71条所指的消渴，即口渴能
饮，饮难解渴。这已经具备了五苓散重证的表现。在此基础上又出现了"水
入则吐"，即口渴能饮，水入则吐，吐后仍渴，再饮再吐，称为"水逆"。又
可称为"水吐"。

　　其病机是什么呢？太阳蓄水长时间不解，小便不利，水邪久留膀胱无出
路，就会导致水邪被迫上逆作乱。上迫于胃，则胃气上逆，故见吐水。水邪
上逆还可犯肺，则肺气上逆而致胸闷咳喘。还可以上逆头目清窍，导致清阳
不升，浊阴不降，而见眩晕。《金匮要略》中第31条就有五苓散治"癫眩"
的论述："假令瘦人，脐下有悸，吐涎沫而癫眩，此水也，五苓散主之。"

◎75 　未持脉时，病人手叉自冒心，师因教试令咳，而不咳者，此必两耳声
　　　 无闻也。所以然者，以重发汗，虚故如此。发汗后，饮水多必喘，以
　　　 水灌之，亦喘。

　　这一条是讲发汗太过后，阳气受损的病机以及相关护理措施。还没有把
脉的时候，就可以看见病人双手交叉护心的动作，这在第64条已经有描述，
是心阳虚的表现。试探性诊断发现双耳聋，这又是什么原因呢？还是阳气受
损之故，肾气亏虚，耳失濡养。成无己解释为"耳聋者，阳气虚，精气不得
上通于耳故也"。

　　"饮水多必喘"印证了第71条"少少与饮之"的正确调护方法。饮水太
快太多，不但会进一步加重胃失和降，还有可能伤肺致喘，这是为什么呢？

成无己理解为"饮水多喘者,饮冷伤肺也"。这种理解有点牵强。我们先要意识到在讲太阳伤寒变证的过程中,突然出现一条讲发汗太过致阳虚的内容,一定是与变证有关联的。前面讲的五苓散证是表里同病,这一条的真实用意是讲这种表里同病还存在误诊误治的情况。那就是把太阳伤寒证的表热误诊为里热,于是误用饮水救里,凉水外洗清热。导致阳热之邪郁肺而喘。凉水外洗为什么也伤肺?因为肺合皮毛。这一条曹颖甫解释得非常精辟,"肺中一呼吸,皮毛亦呼吸,发汗后,肺与皮毛俱为阳热张发,是必有燥渴恶热之表证,使病家不知为标阳,而误为里热,于是渴而饮冷,则阳热遏入肺脏而为喘;恶热而灌以冷水,则阳热之在皮毛者,亦以被遏入肺脏而为喘。水气外加,表热反入于里,是与发汗后汗出而喘同例"。同时还提出了治法,为"当与麻黄杏仁甘草石膏汤,一以开肺与皮毛,一以清内陷之表热,而喘自定矣"。

由此看来,这一条是对前面太阳变证,特别是五苓散证的重要补充。五苓散证是没有里热的,不要误用清里热的治法,正确的方法是解表祛水饮。否则会导致伤肺致喘。

二、栀子豉汤证(76-82)

◎76 发汗后,水药不得入口为逆,若更发汗,必吐下不止。发汗吐下后,虚烦不得眠,若剧者,必反覆颠倒,心中懊憹,栀子豉汤主之;若少气者,栀子甘草豉汤主之;若呕者,栀子生姜豉汤主之。

栀子豉汤方

栀子十四个,擘　香豉四合,绵裹

右二味,以水四升,先煮栀子,得二升半,内豉,煮取一升半,去滓,分为二服,温进一服,得吐者,止后服。

栀子甘草豉汤方

栀子十四个,擘　甘草二两,炙　香豉四合,绵裹

右三味,以水四升,先煮栀子、甘草,取二升半,内豉,煮取一升半,去滓,分二服,温进一服,得吐者,止后服。

栀子生姜豉汤方

栀子十四个，擘　生姜五两　香豉四合，绵裹

右三味，以水四升，先煮栀子、生姜，取二升半，内豉，煮取一升半，去滓，分二服，温进一服，得吐者，止后服。

前面五苓散证是蓄水证，从本条开始讲火热证，也就是栀子豉汤证，其实还是太阳病的变证，也是因为相对比较复杂，也分成了若干条来讨论。

栀子豉汤证不是传经而来，而是由表及胸或上脘。这与第21条表邪入胸是一致的。第21条用桂枝去芍药汤祛邪还表。说明外邪入里往往先侵入胸或胃脘。所以《医宗金鉴》讲："邪气传里必先胸，由胸及胁少阳经，太阳脉浮唯胸满，过程不解有阳明。"

发汗吐下后，虚烦不得眠：表邪经发汗吐下等治法后，无外乎两种结果，一种是表邪已解而病愈，一种是表邪未解而入里。入里而郁于心胸化热，就形成栀子豉汤证。"虚烦"有两重含义：一是指病因。"烦者，热也。""虚"，不是指正气虚，而是与有形的"实"邪相对而言。表邪入里，若与有形的水饮、痰湿、宿食等相互搏结，就会形成里实证，例如热邪与痰水相搏的结胸证，还有燥热与宿积相结的阳明腑实证等，都会出现"烦"的表现，但区别在于这种是有实性病理产物的实烦，而不是虚烦。本条之烦之所以言其为"虚烦"，是因为热邪入里，内陷于胸，并未与上述有形之病理产物相搏结，只是无形的热邪上扰于胸膈而生烦。二是指主症。表明这种证候是以虚烦为主症，故以症状命名其证。

若剧者，必反复颠倒，心中懊憹：虚烦虽然没有与实性病理产物相搏结，但有火热之邪，故又称为"郁烦"。一般的火热证，如心火、肺火、肝火等，只是火热侵其明确的病位。郁火则是火郁而不伸，蕴郁胸膈。轻者，就可见不得眠。重者，必反应颠倒，这还是烦，但强调烦得更厉害，乃至心中懊憹。懊憹指心里烦郁特甚，有无可奈何之感受。治法以清火发散为目的，主方是栀子豉汤。栀子苦寒，以降为主，降中有宣，既可清透郁热，解郁除烦，又可导火以下行；豆豉气味俱轻，以宣为主，宣中有降。既能清表宣热，又能和胃降逆。二药相伍，降中有宣，宣中有降。

如果兼见少气，也就是不足以息，是热邪损伤了中气的表现，就加炙甘

草，并且量偏重，达到三两，旨在补益中气。如果兼见呕吐，加生姜五两，既可降逆和胃止呕，又可助栀子豆豉以散火郁。

后世诸多大家继承了栀子豉汤证的治法，治疗心中郁火烦热并非一味用黄连、黄芩，而是常用栀子。典型的例子是《丹溪心法》里的越鞠丸，治疗火郁是用栀子。方歌讲得很清楚："越鞠丸治六郁侵，气血痰火食湿因；芎苍香附加栀曲，气畅郁舒痛闷平。"

三个方后注"得吐，止后服"，意思是服这三个方都有可能出现呕吐，"得"就是"得到"的意思。言下之意是还有"不得呕"的情况，这就是病人的个体差异。苦寒之剂服后使火郁得开，正气得伸，邪随吐外出而解。如果病人反应不敏感也就没有呕吐的反应。出现服药后呕吐也在情理之中，呕吐过后还可继续服药。这种情况在临床上并非少见。提示我们不要病人服药后一旦出现恶心呕吐的不适感，就紧张，甚至认为方开得不对，就马上停药。有时候，经过前面一两次呕吐，到第三次、第四次就不呕了，病情也会逐步好转。

◎77 发汗若下之，而烦热胸中窒者，栀子豉汤主之。

这一条相对上一条多了一个"胸中窒"的症状，也就是胸中有窒息不舒的感受。在原来火热郁闷导致烦热的基础上，又形成了胸中气机不畅。病情虽然有加重，但仍是火郁为患，所以还是用栀子豉汤治疗。

◎78 伤寒五六日，大下之后，身热不去，心中结痛者，未欲解也，栀子豉汤主之。

这一条相对上条病程明显长些，表邪不但未解，反而进一步入里化热，导致身热不去。这种状态下，前面两条的烦热、懊恼和胸中窒肯定都存在，这是不言而喻的。在此基础上，又增加了心中火邪郁结而作疼痛，说明火郁不仅上扰胸中，气机不畅，还导致了血行不利。气血同滞，必然作痛。并且还没有缓解的征象，因为气血阻滞不解除，痛就不可能缓解。前一条强调的是火郁导致气机不畅，病在气分；本条强调的是火郁导致气血皆滞，病已入血分，但病因还是火郁。所以还是用栀子豉汤。

◎79　伤寒下后，心烦腹满，卧起不安者，栀子厚朴汤主之。

　　　　栀子十四个，擘　厚朴四两，炙，去皮　枳实四枚，水浸，炙
令黄

　　　　右三味，以水三升半，煮取一升半，去滓，分二服。温进一服，
得吐者，止后服。

　　这一条重点讲虚烦结胸的同时兼见热结腹中的证候。热结腹中的病机与
热结心胸很相似，就是都没有实质性的病理产物，这主要是与阳明腑实证相
鉴别，阳明腑实证有燥屎便秘的病理产物。

　　治法在清热宣郁的同时，还要加强利气消满，所以加了厚朴、枳实。豆
豉的功效主要是宣发透表，本证的病位已经下移了，所以不用豆豉。

◎80　伤寒，医以丸药大下之，身热不去，微烦者，栀子干姜汤主之。

　　　　栀子十四个，擘　干姜二两

　　　　右二味，以水三升半，煮取一升半，去滓，分二服。温进一服，
得吐者，止后服。

　　这一条论述伤寒被峻下后虚烦兼见中焦虚寒下利的证治。

　　"丸药"，特指泻下丸药，汉代很流行用这种丸药，一种是巴豆制剂，药
性偏热；一种是甘遂制剂，药性偏寒。这两种泻下丸药，泻下力量都很峻猛，
所以是"大下"。

　　"大下"必伤中气，同时表证并没有解除，已经开始出现"微烦"的火
热初郁胸中之象。所以用栀子清热除烦，干姜温中止利，这是寒热并用之法。

　　这一条也提醒医者，伤寒表证不能一开始就用峻下之法，否则导致的后
果是表证不解又会伤正。

◎81　凡用栀子汤，病人旧微溏者，不可与服之。

　　栀子豉汤证的主证、兼证都讲完了，这一条特别强调其禁忌证。也就是
前面所讲的栀子豉汤的各种证治都是有禁忌证的。这个禁忌证就是"旧微
溏"，意思是往常大便稀溏，虽然不是很厉害，哪怕是稍微便稀，证明存在脾

肾阳虚，用寒凉剂就当慎重。栀子是大寒之品，所以将"旧微溏"归为禁忌证。其实上一条已经提供了一个妙招，就是寒热并用。临床遇到阳气偏虚的，虽然没有明显的便溏，也可用寒热并用的办法。这类病人如果不用，服药后有可能会出现便稀。

◎82　太阳病发汗，汗出不解，其人仍发热，心下悸，头眩，身动，振振欲擗一作僻。地者，真武汤主之。

　　茯苓　芍药　生姜各三两，切　白术二两　附子一枚，炮，去皮，破八片

　　右五味，以水八升，煮取三升，去滓，温服七合，日三服。

这一条是论述表证未解又有明显阳虚的证治。似乎与前面的论述没有关联，甚至感觉有点唐突。其实不然，前面第81条不是讲了栀子豉汤禁忌证吗？禁忌证就是脾肾阳虚。这一条其实就是回答，如果出现了禁忌证，其具体表现是什么，应当用什么治法和方药。

肾主水，肾阳虚则主水无权，阴邪搏阳，心失所养，则心下悸，头眩晕。脾主肌肉四肢，脾阳虚则周身经脉失养，四肢无力，身体就会摇摇欲坠，站立不稳。临床见到此种病情，严重的还可能有水肿。治法是温补脾肾之阳，用真武汤。真武汤的具体方药在少阴病篇中才出现，所以留到后面再讲。

真武汤本名玄武汤，宋代林亿等人校正《伤寒论》时，为避宋始祖赵玄朗之讳，改"玄武"为"真武"。唐本《伤寒论》都是称玄武汤。"玄武"之名源于道教，道教的四神为东方青龙，南方朱雀，西方白虎，北方玄武。玄武是北方的水神，负责镇摄寒水，有温肾阳之意。《千金翼方》中也讲："肝为青龙，肺为白虎，心为朱雀，肾为玄武，脾为中府。"

第三节　发汗相关问题 (83－95)

一、发汗禁忌证 (83－89)

汗法是太阳病的主要治疗方法。但使用汗法是有条件的，总的原则是虚

人不可发汗，主要病机是发汗伤阴。具体而言有七种情况。

◎83 咽喉干燥者，不可发汗。

咽喉干燥，多责之于阴虚，可涉及肺、脾、胃、肝、肾等诸多脏腑。诸脏腑阴虚，津液不能上承，咽喉失于濡养就会干燥。发汗耗伤阴津，所以咽喉干燥是发汗禁忌。这一条与后面的六条有所不同，没有谈到坏证。有学者认为此条存在遗缺。我看未必，因为如果一定要讲明白发汗的结果，那肯定是咽喉干燥加重，甚至出现咽喉疼痛。这样显见的病理结果，张仲景是不会多费口舌的。

◎84 淋家不可发汗，发汗必便血。

小便不利为"淋"，病情特别严重，就称为淋家。其病因病机是湿热蕴结下焦，肾与膀胱气化不利。淋证本来就因膀胱湿热而耗伤肾阴，肾阴亏虚再又发汗，必然进一步耗阴动血而出现尿血。陈修园讲："若发汗则津液竭于外，而血动于内，于及胞中，必患便血。"

◎85 疮家，虽身疼痛，不可发汗，汗出则痉。

疮家不是一般疮疡，而是大脓大血。痈疽溃疡等久溃不愈的病人，表现是气血亏虚，无力敛疮，身疼痛代表伤寒表证。这种体虚疮家虽然有外感表证，也不能用汗法。如果用了就会发痉病。痉，在《玉函经》中直接注为痉。《正字通》的解释是："五痉之总名，其证卒口噤，背反张而瘛疭。"《医宗金鉴》中的"杂病心法要诀"讲到"痉病项强背反张，有汗为柔无汗刚，生产血多过汗后，诸疮狗咬破伤风"。其中"过汗后"就是指发汗之后，"诸疮"就是疮家。

◎86 衄家，不可发汗，汗出必额上陷，脉急紧，直视不能眴，一作瞬。不得眠。

衄家，指严重鼻出血的病人。额上陷，指额两旁相当于太阳穴的位置。这个地方是微微有点凹陷。脉急紧，指脉络挛急拘紧。也就是太阳穴紧痛感。这种症状在严重鼻衄的病人身上是可以见到的。例如高血压病人出现鼻黏膜后静脉丛大出血，就常伴有两侧太阳穴疼痛，同时还常伴有大汗淋漓。有的学者解释为，额部塌陷，脉象急促而紧，这不太符合临床实际情况，谁见过鼻出血就额部塌陷的情况？

"眴"的读音有：xuàn、shùn、xún。这三种读音都对。直视不能眴，指两眼呆滞，转动不灵活。这一条从整体上分析，应当是偏重于肝阴血虚的鼻出血的病证，发汗后必然会导致肝阴血亏虚，失血后肝的筋脉失养，所以"额上陷"及头巅顶拘急疼痛。肝开窍于目，所以目直视不灵活，肝阴血亏虚，心失濡养，阴不制阳，虚阳浮越，所以会失眠。酸枣仁汤证治即是如此。这是我个人的一种理解，提出来供大家探讨。《玉函经》云"必额上促急而紧"，"促"代替了"陷"，似乎更有道理。"促"字如果模糊不清容易误写成"陷"字，所以"陷"字很有可能是衍文。

◎87　亡血家，不可发汗，发汗则寒慄而振。

亡血就是失血过多，亡血家就是失血过多的病人。失血过多本来就已经血虚，甚至阴阳气血俱虚。如果再发汗，会导致亡阳的危重证候，最先或典型的症状就是寒战。成无己的解释是："亡血发汗则阴阳俱虚，故寒栗而振摇。"《灵枢》讲"夺血者无汗，夺汗者无血"，也是这个道理。

◎88　汗家，重发汗，必恍惚心乱，小便已阴疼，与禹余粮丸。

平素容易出汗的汗证患者，无论阴虚还是阳虚，如果再发汗，必然会导致阴阳两虚。汗为心液，心失所养，心神不宁，就会恍惚心乱。为什么会出现小便后阴部疼痛呢？当为劳淋之故。劳淋有一个常见症状就是少腹坠胀，大致相当于此条所讲的"阴疼"。禹余粮丸无具体药物组成，但可以通过主药以方测证。禹余粮是一种矿石，性甘涩，主要功效是收涩固脱，主要针对虚证。由此可以推测此条当指脾肾阴阳俱虚、膀胱气化失司的劳淋，具体症状还应当有尿频涩滞，余沥难尽，神疲乏力。明代蔡正言的《苏生的镜》对禹余粮丸作了组方补充：禹余粮、龙骨、牡蛎、铅丹、茯苓、人参共研末，粳米为丸，朱砂为衣，丸如绿豆大，每次服一二钱。基本体现了此条的精神，但铅丹现在很少用，我的经验是用《局方》的无比山药丸化裁加入禹余粮比较合理。

◎89 病人有寒，复发韩，胃中冷，必吐蚘。一作逆。

这里的寒，指阳虚里寒证。发汗必然进一步伤阳，脾阳一伤，胃虚寒加重，就会胃脘冷痛，导致胃气上逆，而吐蛔。《医宗金鉴》讲"有寒"就是"胃中寒"。胃寒呕吐在临床上是常见的，常用的方是理中汤加乌梅丸。遇到脾肾阳虚的外感者，用汗法治疗一定要慎重。有时即使没有发汗，也会出现药入即吐的症状，原因就是胃寒。

以上七条都是讲虚证不可发汗。包括了阴阳气血诸虚。

二、汗下先后（90－92）

发汗不但有禁忌证，与下法之间，还有先后次序。核心指导思想是标本缓急。

◎90 本发汗，而复下之，此为逆也；若先发汗，治不为逆。本先下之，而反汗之，为逆；若先下之，治不为逆。

是先发汗还是先下之，关键在于求本。本有两个，一个是发汗之本，一个是下之本。解释清楚了，本条就会彻底明了。发汗的本肯定是表证，下之的本肯定是里证。关键是以轻重缓急来确定谁先谁后。如果表重里轻，本在表，先发汗解表，然后下之攻里。如果里重表轻，本在里，当先下之攻里，然后发汗解表。

◎91 伤寒，医下之，续得下利，清谷不止，身疼痛者，急当救里；后身疼痛，清便自调者，急当救表。救里宜四逆汤，救表宜桂枝汤。

这一条是对上一条提出的标本缓急治病求本指导思想的具体说明。太阳病不管因什么原因先用了下法，导致下利不止，并且排泄物中见到了不消化的东西，这就是脾肾阳虚，同时因表证未解而仍有身疼痛，这种情况属于里重表轻，应当先救里。救里之后，大小二便都正常了，表证仍在，这时就应抓紧解表。救里的主方是四逆汤，生附子、干姜、炙甘草共三味药，回阳救逆。解表的主方是桂枝汤而不是麻黄汤，因为有里虚刚复，不宜过于峻伐。

◎92　病发热头痛，脉反沉，若不差，身体疼痛，当救其里，四逆汤方。
　　　甘草二两，炙　干姜一两半　附子一枚，生用，去皮，破八片
　　　右三味，以水三升，煮取一升二合，去滓，分温再服。强人可
　大附子一枚。干姜三两。

这一条延续上一条，进一步解释表里先后的另一种情况，就是脉证的取舍问题。这也是临床常会遇到的问题，特别是面对疑难危重证。发热、头痛是表证，脉沉说明有里虚，表明是太阳少阴两感，救表救里怎样抉择呢？"若不差"三个字是一个前提，"差"应当通"瘥"，是病愈的意思。表证当脉浮，反而脉沉，这里的"沉"是"沉细无力"的简称，主里虚，不可是里实证。从临床实际情况看，证属表里同病，太少两感，自愈基本不可能，必须采取有效治疗手段。首先是表里同治，也就是温经散寒之法，温少阴肾经，救太阳表寒，用麻黄附子细辛汤或麻黄附子甘草汤。如果效果不佳，强调即使表证还很明显，仍有身疼痛，说明里虚证很严重，如果不严重，表里同治是会奏效的。这种情况，当然应当先救里，应当集中优势兵力打歼灭战。

四逆汤是回阳救逆的代表方，由附子、干姜、炙甘草三味药组成。同时衍生出系列方，如通脉四逆汤、真武汤、干姜附子汤等，称为四逆辈。《伤寒论》中共计16首四逆辈方。

三、三种特例（93－95）

接汗下先后的论述，再讲三种特殊情况，一是汗下失序致眩冒的证治，二是战汗作解，三是再次提示有汗表虚用桂枝汤。

◎93　太阳病，先下之而不愈，因复发汗，以此表里俱虚，其人因致冒，冒
　　　家汗出自愈。所以然者，汗出表和故也。里未和，然后复下之。
　　因为汗下先后失序，导致"表里俱虚"，即里阳虚，表阳也虚。接着提出了一个独特的病证名"冒"。成无己解释："冒，郁也。"即头目因清阳被蒙闭而眩晕之感，其机理是表里阳虚，寒气郁闭清窍。《金匮要略》讲得很明

确，"亡血复汗，寒多，故令郁冒，汗之则佛郁之邪得解，则自愈"。这种因表里俱虚的冒证，只能通过非药物疗法，使其正气自行恢复，正气充足后就自行抗邪而汗出自愈。机理是营卫调和而愈。这里"表和"应当指营卫调和。如果还有里虚便秘腑气不通之证，可以再用下法，这种下法应当是调胃承气汤之类的缓下法。

◎94　太阳病未解，脉阴阳俱停。必先振栗汗出而解。但阳脉微者，先汗出而解；但阴脉微，下之而解。若欲下之，宜调胃承气汤。

　　"停"肯定不能解释为脉停止搏动，应当解释为静伏之意。尺为阴，寸为阳，阴阳俱停，就是尺寸脉都处于静伏状态，相当于沉紧之脉。太阳表证未解，本当脉浮，现反而静伏，说明邪郁气血，阳气不能外达。此时阳气未虚，不会甘心为邪所郁闭，必然会积蓄力量，寻求突破。冲破邪郁之时，就会表现出剧烈寒战，邪正相争处于胶着激争状态，最终正胜邪退，汗出而解。也有学者认为"停"字应当是"微"字，根据下文出现的两个"微"字，似乎文意更合理，这种观点也是可以认可的。

　　接下来讲了两种细微区别。一种只是寸脉沉细，说明偏重于表阳被郁，就可以先用解表发汗的方法，直接散邪于表；另一种只是尺脉沉细，说明偏重于里阳被郁，就可以用泻腑通下的方法解里郁。并且明确了要用缓下的调胃承气汤以防伤正气。这也提示我们，寸脉尺脉的表里指向很明确。

◎95　太阳病，发热汗出者，此为荣弱卫强，故使汗出，欲救邪风者，宜桂枝汤。

　　这一条是着重强调太阳中风表虚证会出现典型的汗出症状，应当用桂枝汤发汗，而不能用麻黄汤，更不能误用下法。黄元御解释为"邪风"是"虚邪贼风"，也就是外邪乘表虚而入。这里再补充谈桂枝汤证，意在外邪不仅在表，亦可入里。对下文论述半表半里起到承前启后的作用，可以理解为一个过渡条文。这样的条文在《伤寒论》中有多条，也反映了《伤寒论》的前后逻辑关系。

第四节 少阳证 (太阳最浅里证) (96-99)

少阳证可以理解为由太阳入里后的最浅表的里证，是一种半表半里证。

一、小柴胡汤证 (96-97)

◎96 伤寒五六日中风，往来寒热，胸胁苦满，嘿嘿不欲饮食，心烦喜呕，
或胸中烦而不呕，或渴，或腹中痛，或胁下痞□，或心下悸、小便不
利，或不渴、身有微热，或咳者，小柴胡汤主之。

柴胡半斤　黄芩三两　人参三两　半夏半升，洗　甘草炙　生
姜各三两，切　大枣十二枚，擘

右七味，以水一斗二升，煮取六升，去滓，再煎取三升，温服
一升，日三服。若胸中烦而不呕者，去半夏、人参，加栝楼实一枚；
若渴，去半夏，加人参合前成四两半、栝楼根四两；若腹中痛者，
去黄芩，加芍药三两；若胁下痞鞕，去大枣，加牡蛎四两；若心下
悸、小便不利者，去黄芩，加茯苓四两；若不渴，外有微热者，去
人参，加桂枝三两，温覆微汗愈；若咳者，去人参、大枣、生姜，
加五味子半升、干姜二两。

这一条应当逐句分析，是一个重点，也是一个难点。

伤寒五六日中风：先指出小柴胡汤证的病因，这是汉代的语言习惯，倒
装句。也就是外感五六日，包括伤寒表实证和中风表虚证。

接着讲小柴胡汤四大主症。

往来寒热：寒热交替出现，邪入少阳半表半里，枢机不利，正邪分争，
正胜则热，邪胜则寒，如此拉锯战，阵地反复易手，这就是少阳证的特点。
而太阳表证是发热恶寒同时并见。疟疾虽然也寒热交替，但发有定时。

胸胁苦满："苦"是"因……而苦"的意思。"满"通"闷"。足少阳之
脉，下胸中，贯膈，络肝属胆，循胁里。邪犯少阳，经气不利，所以胸胁
苦满。

嘿嘿不欲饮食：嘿嘿，是叠词，人的神情特别沉静，近乎呆滞，还不想

吃东西。肝胆之气被郁，疏泄不利，必然会情志不舒，郁而生火，横逆犯胃，就会影响食欲。

心烦喜呕：心烦也是肝胆郁热之故，肝胆之火上扰心胸就会心烦。喜呕就是频繁的呕，横逆犯胃之故。呕是少阳主症，《金匮要略》专门有"呕吐哕"篇，也是用小柴胡汤治呕。

四大主症阐明了小柴胡汤证的病性是邪正交争，所以呈现寒热往来；病位在胸胁即足少阳胆经循行之部位；病机是肝胆乃至胆经之气被郁，郁而化火，所以默默不欲饮食，心烦喜呕。

接下来列举了七个"或"的临床表现。"或"就是不确定，可能发生也可能不发生。后世称作少阳或然症。少阳经不仅指足少阳胆经，也包括手少阳三焦经，所以胆气受郁，枢机不利，从范围上讲就会波及影响三焦。下面逐个分析一下七个或然症。

或胸中烦而不呕：邪热只郁胸胁尚未犯胃，就只烦而不呕。说明郁热不重。

或渴：郁热如果伤津，特别是伤胃阴，就会渴。

或腹中痛：肝胆气郁，横逆犯脾胃，必须要邪势重才会腹痛，一般的横逆，也就只有呕。

或胁下痞鞕："痞"就是积聚成块，"鞕"通"硬"。这里不是指胁下一定摸到有形的东西，而是指一种自我感觉，应当跟胸胁苦满性质一样，但病情相对更重。也可理解为重度的胸胁苦满。

或心下悸，小便不利：三焦为决渎之官，通行水气，如果三焦通调不利，枢机失常，水饮凌心则悸，停于下焦，则膀胱气化失司，就会小便不利。二者都是枢机不利，而饮停之故。出现了手少阳三焦的病证，就属于小柴胡汤重证。

或不渴、身有微热：不渴表明里气已和、阴津未伤或已恢复，但还有微热，表明表邪还未完全消退，仍然是少阳枢机不利，只是程度轻些。对照少阳病提纲证"口苦、咽干、目眩"，可以认为出现不渴微热是小柴胡汤证病情好转向愈的标志。

或咳：指寒饮射肺、饮停胸胁引起的咳，机理与前面心下悸，小便不利相同，其实单纯的三焦气机失调，也会导致咳。

七个或然症或轻或重，或进或退，也充分体现了少阳证邪正交争的病机特点。

从这一条的表述可以看出，小柴胡汤证是四大主症加七个或然症，所以小柴胡汤是主方加七个加减法，这种结构在《伤寒论》中仅此一例。

半表半里到底在哪？我经常听到这样的疑问。许多人一直这样想：一半在表一半在里。既不完全在表，也不完全在里，一只脚在门外，一只脚在门内，部位还是含糊不清啊！

要想弄通这个关键问题，必须要从生理功能上定位，而不是从生理结构上定位。中医生理功能怎么定位呢？少阳主枢，太阳主开，阳明主阖。太阳之气行于体表，向上向外固护于周身，有向外开之势，阳明主里，主胃肠之里，其气行于里，向下行以降为顺；少阳胆介于太阳与阳明之间，就外从太阳之开，就内又从阳明之阖，是协调太阳与阳明之间开阖的，所以称为少阳之枢。少阳就好像门轴，既与门板的外面相连，也与门板的里面相连。

外邪侵袭肌体无外乎三种情形，一是在表的相持状态，二是入里的内陷状态，三是正邪交争的拉锯状态，也就是半表半里的少阳证，是动态的局面。前面讲了，少阳证是拉锯战，如果邪胜而正不力，邪就入里，从阳入阴，风寒之邪入里，寒伤阳，就恶寒。寒是邪气入里的标志。少阳之气奋力抗邪，就发热。邪与正胶着于进退之间，于是就寒热往来。所以少阳证的半表半里是指邪正相争的动态病理机制，并非强调具体的病理部位。

小柴胡汤证怎样论治呢？少阳证关键是枢机不利，是少阳协调内外的功能紊乱了，既有表证又有里证，治疗不能有偏颇，不能单纯解表，也不能一味攻里，解决这种矛盾双方的胶着状态最好的办法就是和解协调，统筹兼顾。小柴胡汤的药物组成充分体现了中医的辨证思想。

小柴胡汤由七味药组成，方歌大家都很熟悉"小柴胡汤和解功，半夏人参甘草从；更加黄芩生姜枣，少阳为病此方良"，按照功效可以分成三组。

第一组，柴胡配黄芩。这一组主要是解决邪热，重在治胆。柴胡主要是通过疏利少阳经气来散热的，既可解经气的热，也可解肝胆的热，既解表热又清郁热，所以是君药。况且用量要足，书中剂量是半斤，也就是 8 两，黄芩、人参都是 3 两，相差 5 两。柴胡治表热，黄芩则治里热，且主要治上中焦之热。第二组，半夏配生姜。这一组主要是解决胃气上逆。这是少阳枢机不利的最常见症状之一。重在治胃。生姜治表，半夏治里。半夏和生姜都是辛药，辛以散之，有宽胸开结的功效，所以不但降逆止呕，还可治胸胁满闷。第三组就是参、草、枣。这一组重在治脾。补中益气，解决少阳祛邪力量不够的问题。少阳是小阳，阳气不如太阳、阳明，抗邪能力相对不足，处在半表半里，力量稍纵，邪就入里了，所以加益气的参、草、枣，以助少阳之气抗邪外出。这种配伍结构的玄机就是和解。针对邪热，有外散之柴胡，也有清里之黄芩。针对胃寒有温散之生姜，也有温里之半夏。再加参、草、枣助少阳抗邪之力。这种内外兼顾，协调发力，就是和解。

煎服法中特别提到"去滓，再煎"，这是什么目的呢？这不是简单的煎汁浓缩药液，而是使药味进一步融合调和，其实这种方法是可以通用的，小柴胡汤是和解剂，更应当如此，这应当是中医的一个传统做法，是宝贵经验的积累。徐灵胎讲："再煎则药性和合，能使经气相融，不复往来出入。"这种煎法也称作空煎。

针对七个或然症的加减法也是临证经验所得。胸中烦而不呕，主要是邪气扰心，胃气尚和，所以祛甘腻之人参以免留邪。不呕去半夏，加瓜蒌实清心除烦，如果再加上黄连就成了小陷胸汤。口渴是邪热伤津，故去温燥之半夏，加重人参益气生津，瓜蒌根（天花粉）清热生津。腹中痛是土被木乘，脾络失和，故去黄芩苦寒之味，加芍药于土中泻木，和络缓急止痛。胁下痞满，为邪郁少阳，去大枣之甘以免增壅满，加牡蛎软坚散结，消滞除痞。心下悸，小便不利，为三焦决渎失职，水饮得冷则停，得淡则利，故去苦寒之黄芩，加淡渗之茯苓。不渴，外有微热，是太阳之表余邪未除，又无里热伤津之象，则去人参以免壅补，加桂枝解表邪。咳属寒饮犯肺，去人参、大枣之甘腻壅补，饮虽在肺，根源在脾，故去生姜辛散，改用干姜温中化饮，五味子收敛肺气止咳。

小柴胡汤退热效果是很突出的，急慢性发热、低热高热都能通治。《医宗金鉴》的柴胡清骨散有秦艽、知母、炙甘草、胡黄连、鳖甲、青蒿、柴胡、地骨皮、薤白、猪胆汁、猪脊髓共十一味药，治疗低热效果很好，但适应证没有小柴胡汤广。

◎97 血弱气尽，腠理开，邪气因入，与正气相搏，结于胁下。正邪分争，往来寒热，休作有时，嘿嘿不欲饮食。藏府相连，其痛必下，邪高痛下，故使呕也。一云藏府相违，其病必下，胁膈中痛。小柴胡汤主之。服柴胡汤已，渴者，属阳明也，以法治之。

本条是对上一条的补充，论述了少阳病，特别是小柴胡汤证的病因病机，这一条的表述就有点像现代的辨证分析，可以分成四大段来理解。

第一段：血弱气尽，腠理开，邪气因入，与正气相搏，结于胁下。这一段主要论述少阳证病位在胸胁，对应于上一条"胸胁苦满"，气血虚衰，营卫失和，腠理不固，外邪乘虚而入，这是邪气直中少阳的路径和由来。邪正相搏于胁下，也就明确指出了邪犯少阳之地，枢机不利，就会胸胁苦满。

第二段：正邪分争，往来寒热，休作有时，嘿嘿不欲饮食。这一段主要论述少阳证病性，对应于上一条"往来寒热"，"嘿嘿不欲饮食"。少阳证的邪正对抗具有"分争"的特点，也就是邪正进退交替，呈拉锯状态。邪进入阴，正气衰退，就恶寒，邪退正气抗邪向外，就发热。所以病机在外的表象就是往来寒热。这种邪正双方争斗的胶着状态也是有起伏的，矛盾特别激化、争斗特别厉害的时候就会有一个高潮，高潮一过又会有一个相对平静期，所以有"休作有时"的特点，肝胆郁热，疏泄不利，情志不舒，就会嘿嘿不欲食。这是肝胆功能受影响的表现。

第三段：藏府相连，其痛必下，邪高痛下，故使呕也。小柴胡汤主之。这一段主要论述少阳证脏腑的传变机理。对应于上一条"心烦喜呕""腹中痛"。脏腑相连，指肝胆互为表里。"其痛必下，邪高痛下"就是讲传变机理，现在大多解释为肝胆偏上，脾胃偏下，所以传变从上向下走。我个人认为有点牵强，肝胆和脾胃同属中焦，位置上并没有明显高下之分，况且多讲横逆犯胃，很少讲下逆犯胃。这里的"下"当指生克关系上的上下，肝属木，克脾胃之土，所以有向下克制的意思。这是从五行相生相克的原理上言高下的。这种脏腑的传变就是肝胃不和，所以仍然要用和解的办法，即用小柴胡汤。

第四段：服柴胡汤已，渴者，属阳明也，以法治之。这一条主要论述少阳传经的规律。这一条明确提示少阳是可以传阳明的，并不一定按照太阳、阳明、少阳的传变顺序。这就是从临床实际出发，而不是主观臆断。"已"不能简单地理解为小柴胡汤服完了，而是指服小柴胡汤后病症已经解除了。小柴胡汤证已经解除，又出现口渴的症状，但此渴非彼渴，不是上一条讲的小柴胡汤兼证，而是邪由少阳传到阳明的表现，是因为阳明胃热，津液耗伤而渴。这种情况下应当用清下阳明之法来治疗，这是一个省略句。

二、小柴胡汤禁忌证（98－99）

◎98 得病六七日，脉迟浮弱，恶风寒，手足温。医二三下之，不能食，而胁下满痛，面目及身黄，颈项强，小便难者，与柴胡汤，后必下重。本渴饮水而呕者，柴胡汤不中与也，食谷者哕。

这一条论述小柴胡汤禁忌证，并且是与小柴胡汤证很疑似的禁忌证。这其中又分成了两种情形。

从"得病六七日"，到"后必下重"是一种情形。

"得病六七日，脉迟浮弱，恶风寒"，说明病迁延日久表证仍在。但还可见脉迟，不发热而只是"手足温"，表明表证脾阳虚而抗邪无力。风寒之邪乘虚入里，治法当既解表又温中。

"医二三下之"，是指医生接二连三地用下法。此处用下法错在哪呢？错在一遇到便秘就用下法，错在虚实不分。如果是阳明腑实证，用下法无疑是正确的。这里是脾阳虚证，应当塞因塞用，而不能通下。用下法的后果就是雪上加霜，脾阳更虚，脾胃运化更为不利，所以到了"不能食"的地步。脾虚又可导致寒湿郁滞，不通则胁下满痛，郁滞使水无出路还可生湿热，使面目及身黄。颈项强也是湿邪所困，水不下行，则小便难。单从表象看，"不能食、胁下满痛"很像少阳证，于是误用了小柴胡汤。但实质是表邪入里兼脾阳虚证，进而湿热不化。治法应当是散寒祛湿温中。"后"指大便，"下重"指沉重难下。导致"后必下重"的原因是误用了小柴胡汤，方证不和，导致脾虚生湿，湿郁化热，湿热壅滞气机进一步加重。

从"本渴"到"食谷者哕"是第二种情形。

渴是因为水气不化，津液不能上承，水饮停在胃中，并非津亏，所以一旦因为口渴而饮水，就会逆于胃而呕。此时再误用小柴胡汤，又会加重病情，出现食谷者哕。"哕"是严重的嗳气，相当于干呕不止，也就是膈肌痉挛，很难受。这种情形的误导主要是把饮停于胃的呕当作了少阳证的"喜呕"了。

这一条阐述了小柴胡汤的两个禁忌证，即脾阳虚生湿热证和寒饮停胃脘证。同时也提示不能被表面症状所迷惑，胸胁苦满和喜呕不一定是少阳证，也可能是湿热证和水饮停胃证。关键是要精准辨证。

◎99 伤寒四五日，身热恶风，颈项强，胁下满，手足温而渴者，小柴胡汤主之。

这一条与上一条是类证鉴别的关系。两条都有"恶风""颈项强""胁下满""手足温而渴"。关键点在于，这一条没有"脉迟"，也就是没有脾阳虚，也就不存在生湿热的病机。

"身热恶风，颈项强"，是太阳表邪不解，属太阳经证；"胁下满"是少阳枢机不利；"手足温而渴"是阳明经热证。这就是三阳合病。关于"手足温"要多解释两句。脾为太阴，太阴为至阴，阳气偏弱。本证邪盛伤脾阳，抗邪无力，不会出现全身发热的激烈对抗，而只是手足温，因为脾阳并非素亏，脾主肌肉四肢，所以尚能达四末。有一个鉴别诊断就是：足阳明胃热证会"渴"，而上一条手太阴脾虚证是口渴而不欲饮。

三阳合病的证治要建立在仔细精准的辨证基础之上。如果里热盛而表轻，可以独取阳明，用白虎汤清阳明里热；因为有少阳的存在，汗法是少阳证的禁忌证，所以不能因为有太阳经证就可以发汗。本条的三阳合病是阳明热轻而表邪不轻，所以只能用小柴胡汤来调和表里之邪。具体而言，应当对应小柴胡汤加减的"第二个若"，即"去半夏，加人参，合前成四两半，栝楼根四两"。

第五节 小柴胡汤类证（100-105）

小柴胡汤类证有虚有实，主要包括小建中汤证、大柴胡汤证和柴胡加芒硝汤证等三种。

一、小建中汤证（兼脾气虚证）（100－102）

◎100　伤寒，阳脉涩，阴脉弦，法当腹中急痛，先与小建中汤，不差者，小
　　　 柴胡汤主之。

小建中汤方

桂枝三两，去皮　甘草二两，炙　大枣十二枚，擘　芍药六两
生姜三两，切　胶饴一升

右六味，以水七升，煮取三升，去滓，内饴，更上微火消解，
温服一升，日三服。呕家不可用建中汤，以甜故也。

这一条是讲少阳证兼脾气虚证。也就是小柴胡汤兼脾气虚证。具体表现
是怎样的呢？首先，脉象是"阳脉涩，阴脉弦"，阳脉是指浮取之脉，即举之
脉，阴脉是指沉取之脉，即按之。涩脉不但主瘀，也主虚。所以"涩缘血
少或伤精"，主要是精血亏虚。这里应当是指精血亏虚。浮取涩，说明有表邪
的同时夹有精血亏虚。弦脉主痛，多指向肝胆病。阴脉弦，说明有里证，并
且是里痛证。第二，主症"法当腹中急痛"，"法"是规律，常理的意思，按
照规律应当会出现腹中拘急疼痛。脉症合参，病机上有三个因素：一是有表
证，这一条首先就明确了是伤寒；二是有肝胆横逆犯脾胃；三是有脾胃受伤
导致的精血亏虚，也就是少阳证兼见脾气虚证。这一条也提示了诊脉为什么
要举按寻，举和按之间，脉象是会有所不同的。

治疗先补虚，先止痛，急则治标，用小建中汤。腹痛止了如果少阳证还
在，就再用小柴胡汤。这里小柴胡汤的用法要按第 96 条加减法中的第三个
"若"，"去黄芩加芍药"。

小建中汤其实就是桂枝汤倍芍药加饴糖。桂枝汤治伤寒表虚证，也是个
表里调和剂，外调营卫，内调脾胃，饴糖既补虚又缓急止痛。饴糖 1 升是
275 克。

◎101　伤寒中风，有柴胡证，但见一证便是，不必悉具。凡柴胡汤病证而下
　　　 之，若柴胡证不罢者，复与柴胡汤，必蒸蒸而振，却复发热汗出

而解。

这一条与上一条是有紧密联系的，但很多人还没有足够认识。伤寒中风，是指伤寒中风表虚证，也就是桂枝汤证，如果有半表半里的小柴胡汤证，只要有一两个主症就可以用小柴胡汤治疗，不必要求小柴胡汤证的症状都齐备。前一条讲小柴胡汤兼脾虚证，用的是小建中汤，小建中汤脱胎于桂枝汤，在和解之上再补虚。张仲景很高妙地告诉我们，无论表证还是虚证，只要有柴胡汤证的存在，就可以用和解少阳之法，不一定要有全面而典型的少阳证表现。

接着进一步讲小柴胡汤证如果误用了下法，只要小柴胡汤证还在，我们仍然可用小柴胡汤。误下后，正气受损，抗邪难免乏力，此时因药力拉动而一起抗邪，必然有一个正气重振蓄势的过程，所以会蒸蒸发热，振振寒颤，最后汗出而解。这一病机过程称之为战汗。

这一条也提示了一个重要的中医临证思维模式，就是辨证要善于抓主症，特别是疑难杂症，我称之为证眼。我们写诗有诗眼，写文章写小说有文眼，书法有字眼，绘画有画眼。所谓"眼"，也就是亮点、焦点、突破点。从中国传统文化上理解，应当是相通的。

从本质上认识，战汗是奋力抗邪的表现，也就是邪正斗争很剧烈的表现，要么是表邪入里很深，正气奋起而顽强阻击，用反冲锋祛邪外出，要么是正气受损，重振旗鼓，竭尽全力与之一搏。总之，战汗是正气驱邪的一种方式。战汗在温病学中论述是很多的。

◎102 伤寒二三日，心中悸而烦者，小建中汤主之。

这一条强调素来心气血虚的人，只要外感伤寒，就会有气虚则悸，血虚则烦的表现，也就是生虚热，也用小建中汤治疗。

这里的小建中汤适应证与第 100 条是有区别的，第 100 条是既有表证又有里虚证，还有里痛证，因为多了"腹中急痛"。这一条没有里痛证，就是表邪外感加里虚证，但本质上是一致的，都是里虚证，只是侧重点不同。这里涉及了手少阴心经与手太阳小肠经的表里关系。这一条还是围绕第 100 条作深入补充。

二、大柴胡汤证（兼阳明里实证）（103）

◎103　太阳病，过经十余日，反二三下之，后四五日，柴胡证仍在者，先与小柴胡。呕不止，心下急，郁郁微烦者，为未解也，与大柴胡汤，下之则愈。

　　柴胡半斤　黄芩三两　芍药三两　半夏半升，洗　生姜五两，切　枳实四枚，炙　大枣十二枚，擘

　　右七味，以水一斗二升，煮取六升，去滓，再煎，温服一升，日三服。一方加大黄二两。若不加，恐不为大柴胡汤。

这一条是讲小柴胡汤证兼见阳明里实证，也就是所谓的大柴胡汤证。

这一条分成两段来认识，第一段是从"太阳病"到"先与小柴胡"，第二段是从"呕不止"到"则愈"。

第一段有一个重要的概念，就是"过经"，意思是邪气经过十余日，不但没有消除，反而越过太阳经，到了少阳经。前面第8条有一个"经尽"的概念，"太阳病，头痛至七日以上自愈者，以行其经尽故也"。意思是邪气到了太阳经就已经消除，没有再往其他经传，所以过经与经尽是两个不同的概念。反复误用下法后一段时间，小柴胡汤证还在，就可以先用小柴胡汤治疗。这是临床的一种情况，还有另一种情况，就是误下后正气受损，出现了坏病，变成了里虚证，就不能再用小柴胡汤治疗。

第二段先列出了三个典型症状。第一个是"呕不止"，相对于小柴胡汤证的"喜呕"明显加重了，第二个是"心下急"，也就是胃脘部窘迫疼痛得很厉害，"急"通"极"。第三个是"郁郁微烦"，比"嘿嘿不欲饮食"还要严重，由少阳胆气郁结发展到阳明里郁了，由"嘿嘿"到"郁郁"，是由静态不舒服发展成动态不舒服。"微烦"不是轻度烦躁，而是开始出现烦躁的意思，病情继续就有可能烦躁得厉害，预示着会导致阳明里实证。邪气入里，病性发生了根本性变化，虽然还是半表半里，但里实证的成分增加了，光靠小柴胡汤解决不了问题。必须加重攻里的药，所以大柴胡汤是在小柴胡汤里加入芍药、枳实、大黄三味药，目的就是通下泻热，缓急止痛。同时减去了人参、炙甘草，是为避免补中助邪。由此看来，大柴胡汤也可以看作是小柴胡汤的加减。

这两个方的证治关系是很密切的。少阳证是界于太阳与阳明之间的证，里外两头都管，办法只能是调和，偏颇于任何一头，都会失控失衡。如果矛盾激化出现偏向，向阳明集中靠拢，就用大柴胡汤。另外，如果矛盾趋于外，向太阳靠拢，就用柴胡桂枝汤。所以有一个动态辨证和精准用方的问题。小柴胡汤证往里一小步，也许就是大柴胡汤证，有时症状表现不一定典型，主要看舌苔，舌苔由白转黄了，就可以考虑用大柴胡汤。

还有一个微妙的细节，就是生姜的用量，小柴胡汤是三两，大柴胡汤是五两，分量明显加重了，这是为什么？一是因为胃气上逆加重了，呕不止，心下急，当然要加大止呕的力度。二是为了管控大黄。大黄大寒大苦，泻下力强，走而不守。生姜辛温升散，防止大黄泻下太过，让大黄在肠胃中荡涤得充分些，而不是一下子就泻下了。

三、柴胡加芒硝汤证（兼阳明里实轻证）（104 - 105）

◎104　伤寒十三日不解，胸胁满而呕，日晡所发潮热，已而微利，此本柴胡证，下之以不得利，今反利者，知医以丸药下之，此非其治也。潮热者，实也，先宜服小柴胡汤以解外，后以柴胡加芒硝汤主之。

　　　柴胡二两十六铢　黄芩一两　人参一两　甘草一两，炙　生姜一两，切　半夏二十铢，本云五枚，洗　大枣四枚，擘　芒硝二两

　　　右八味，以水四升，煮取二升，去滓，内芒硝，更煮微沸，分温再服，不解更作。

这一条是讲少阳证误下太过而出现的兼证，也就是柴胡加芒硝汤证。前面也提到误用下法，但后果不太严重，这一条讲的情况就不一样。表证十多天还未消除，现在仍然胸胁满而呕，所以还是小柴胡汤证。日晡，指下午三点至五点，属于十二时辰里的申时，"所"字在《玉函》本中没有。"所"字用在动词前面，表示接受动作的事物，所发潮热，就是潮热发作的意思。申时是胃对应的时辰，日晡潮热就是阳明胃热。这就是大柴胡汤证范围内的症状。但出现"已而微利"，就是新情况了。不是小柴胡汤证的表现，也不是大柴胡汤证的表现。这是第一段。

接下来第二段对为什么"已而微利"做了解释。以上表现应当是大柴胡

汤证，热结阳明而燥结，即使用了下法，也不至于泄泻，现在出现了反常而泄泻了，那是医生误用了"丸药"的原故，是治疗不当的行为。"丸药"并不是我们现在所讲的丸剂。在汉代，"丸药"特指巴豆、甘遂一类的峻下之剂。这一类"丸剂"是燥热之品，泻下而不泻热，如果医生不明白药性或者对阳明燥结的病机认识不清，一见便结了，就用巴豆，结果就会导致误治。

第三段讲正确的治疗方法。对于兼见以潮热为主症的阳明腑实证，先用小柴胡汤解表，再加芒硝泻下以祛胃热。临床上怎样操作呢？开小柴胡汤3至5剂，另外配芒硝5至10克，服药至最后一两剂时加芒硝。这就贯彻了仲景的意图。既然是少阳、阳明合病，为什么又不直接用大柴胡汤呢？因为"已而微利"，大柴胡汤力量偏大些，有伤正之嫌。讲到这里，才一语道破天机，这一条其实是讲少阳证兼阳明里实轻证。

◎105 伤寒十三日，过经谵语者，以有热也，当以汤下之。若小便利者，大便当硬，而反下利，脉调和者，知医以丸药下之，非其治也。若自下利者，脉当微厥，今反和者，此为内实也，调胃承气汤主之。

这一条也讲误治，是误治于阳明，而不是误治于少阳，与上两条有明显区别。前提条件是相同的，都是伤寒十三日不解，都是过经，只不过这一条是过经到阳明经，上两条是过经到少阳经。这里的汤方承下文，当指调胃承气汤。过经到阳明当然用调胃承气汤。调胃承气汤就三味药，大黄、芒硝、炙甘草。关于这个汤的服法有两种，一种是第29条"少许温服"或"少少温服之"，主要针对胃热不和而谵语。另一种是第207条"温顿服之"，主要针对阳明实热。两种用法所治之证的轻重有别。此处应当是采用第一种服法。

上面这一段讲的是过经于阳明的正确治疗方法，接下来讲误治后的情况。阳明燥热，迫津下行，所以小便会增多。基于这一病机，我们可以反推，如果是热证，小便又多，就应当有阳明燥热，大便就会结。现在出现了不结反而泄泻，脉象"调和"，表明没有因泄泻致虚弱，仍然是不虚的脉。这里讲脉调和，不是正常脉象的意思，而是相对虚脉而言。是指实证的脉，有泄泻但阳明热证又还存在，这种反常现象是因为医生误用峻下的丸药。接下来进一步解释，误用丸药后的病机转归是虽下而热不去，所以用调胃承气汤泄里热。

讲这一条的目的是为上条服务的，意在鉴别，提示不要把过经阳明当作过经少阳。因为二者有相似之处，容易混淆。

第六节　太阳误治后重度变证（106－127）

太阳误治后可以发生一般变证和典型变证，还可以发生重度变证。

一、太阳蓄血证（106－109）

前面第71条、第72条讲了太阳蓄水证，也就是五苓散证，病机是外邪入里，膀胱气化失司。太阳蓄血证是外邪由太阳入里后的另一种病机转归。二者的病因不同，蓄水证是汗太过，邪陷于里。蓄血证是外邪不解而传里。

◎106　太阳病不解，热结膀胱，其人如狂，血自下，下者愈。其外不解者，尚未可攻，当先解其外；外解已，但少腹急结者，乃可攻之，宜桃核承气汤。

桃仁五十个，去皮尖　大黄四两　桂枝二两，去皮　甘草二两，炙　芒硝二两

右五味，以水七升，煮取二升半，取滓，内芒硝，更上火，微沸下火，先食温服五合，日三服，当微利。

太阳病不解，除了前面讲的过经于少阳、阳明之外，还会有热结膀胱的情况。这是经腑传变，也是由浅入深的过程。足太阳经络肾属膀胱，邪不解，留连于本经，必然累及膀胱，也应当包括肾，所以从三焦分布上讲，应当是热结下焦。热在下焦与什么结呢？与血结。主症是"如狂"，有点兴奋，如像要发狂一样，就是还没有到真正发狂的地步。如果热能随血而泄下，就有可能自愈。根据临床实际情况，应当是血从大便而下，女性也可能随月经而下。

如果不能自愈，就要用药。张仲景首先明确了一个用药原则，那就是先解外再攻里。《内经》云："从外之内而盛于内者，先治其外，后调其内，此之谓也。"只有少腹拘急疼痛的症状，说明表邪已去，就可以用桃核承气汤攻里。

桃核承气汤就是调胃承气汤加桃仁和桂枝，调胃承气汤治里热，要治血瘀就要加桃仁，桃仁与大黄相伍，化瘀的作用就强了，加桂枝是为了通阳理气，化瘀一定要理气，二者是相辅相成的。桂枝还有一个作用，就是防止方中大量苦寒之品寒凉伤胃。

桃核承气汤的服法也是有讲究的。必须要"先食"，意思是饭前服，也就是空服。推而广之，活血化瘀药都应当空服，在不受干扰的情况下充分而快速地入血脉经络，活血化瘀就更为畅快。但遇到脾胃素虚的病人又要慎重，尽量不要空服。

当今桃核承气汤经常用来治疗各种瘀血病证，但应当清醒地认识到，不是所有的瘀血证都适合，应当是有热证，热与血结的瘀血证效果才好。例如治疗瘀阻的痛经，必须是热证，寒证就不对证。如果用了就容易伤胃，严重者可能导致胃出血。

◎107　伤寒八九日，下之，胸满烦惊，小便不利，谵语，一身尽重，不可转
　　　侧者，柴胡加龙骨牡蛎汤主之。

　　柴胡四两　　龙骨　黄芩　生姜切　铅丹　人参　桂枝去皮　茯
苓各一两半　半夏二合半，洗　大黄二两　牡蛎一两半，熬　大枣
六枚，擘

　　右十二味，以水八升，煮取四升，内大黄，切如棋子，更煮一
两沸，去滓，温服一升。本云，柴胡汤今加龙骨等。

这一条讲误下后少阳兼表里三焦俱病呈现虚实夹杂。与上一条是类证鉴别的关系，目的在于如何准确地把握太阳蓄血证的辨证。

误下后出现了四个主症。一是"胸满烦惊"，重点在惊。胆主惊，表明有少阳经气不利。二是"小便不利"。说明膀胱气化不利，影响了太阳经气。三是"谵语"。也就是阳明胃气不和而出现谵语。四是"一身尽重，不可转侧"，这一症状是前面三个症状的连锁反应。太阳主开，阳明主阖，少阳主枢，三者正常，则气机调达。现在三阳都出问题了，内外表里的三阳之气都不利了，阳气呈现内郁而不得宣达于外的局面，所以就会有"一身尽重，不可转侧"的全身症状。即三焦俱病。

治疗用柴胡加龙骨牡蛎汤。其中小柴胡汤和解少阳，虽然是三阳之病，但关键在少阳。因为此证是邪热弥漫全身，所以去甘草之缓，以专注除热之效，使表里错杂之邪速解。桂枝行太阳之气，茯苓行太阳之津，合而利小便。大黄泻阳明里热以和胃气，龙骨、牡蛎、铅丹镇胆之惊怯。铅丹是有毒的，条文中没有注明特殊用法。应当包煎，并且小剂量为宜，现在很多医家以磁石、珍珠母之类代替，也是可取的。

这一条与上条存在怎样的类证关系呢？上一条是"如狂"，这一条是烦惊并且谵语，极为相似，所以要仔细鉴别。鉴别要点有三个：一是轻重不同。因为桃核承气汤是精神如狂，柴胡加龙骨牡蛎汤为烦惊谵语。二是部位不同。膀胱蓄血证在下焦，少阳兼表里俱病在上中下三焦，范围明显要广，涉及全身。三是深浅不同。膀胱蓄血，热与血互结，到了血分，少腹急结痛在里。少阳兼表里俱病主要在气分，影响的是三阳气机，一身尽重在表。

这个方主要用于治疗精神类病证。如小儿舞蹈症、多动症，还有就是癫痫。接下来的两条讲肝之纵横，症状也与太阳蓄血证相似，也存在鉴别诊断。

◎108 伤寒，腹满谵语，寸口脉浮而紧，此肝乘脾也，名曰纵，刺期门。

肝气盛，肝火横逆犯脾胃，"纵"是放纵不羁的意思，也有肝木乘脾土为顺的意思，症状就是腹胀闷，谵语，这是脾胃里郁生火。寸口指寸关尺三部的脉，不单指寸脉。浮而紧就是弦脉。《伤寒证·辨脉法第一》明确讲了："脉浮而紧者，名曰弦也。"期门穴是肝的募穴，募穴是脏腑经气汇聚于胸腹的穴位。期门位于乳头下第六肋间。这个穴位有时很敏感，门诊经常遇到肝郁的病人主动指着这一点，告诉医生有胀闷痛的感觉。刺期门用泻法，泻肝胆之火。"肝纵"的表现有腹满谵语，与蓄血证的少腹急结如狂是相似的，所以要仔细鉴别。

◎109 伤寒发热，啬啬恶寒，大渴欲饮水，其腹必满，自汗出，小便利，其病欲解，此肝乘肺也，名曰横，刺期门。

肝气盛不仅可以犯脾胃，也可以上犯于肺，也就是木火刑金，是反侮的关系，所以曰横，蛮横不讲理的意思。与上一条的"纵"，关系正好相反。纵是以上欺下，横是以下犯上。肺受邪，就会出现发热恶寒，因为肺合皮毛。肺主治节，肺通调水道功能失调，就会大渴，腹满。通过出汗，利小便，使水有出路，就可以缓解症状。治疗同样刺期门泻肝火。大渴腹满的症状也与太阳蓄血证相似，所以也要鉴别。

二、太阳火逆变证（110-119）

前面讲了太阳病误下后的变证，接下来讲太阳病诸种前提情况下误用火疗后的变证，也就是太阳火逆变证。张仲景时代，火疗是一种常用的治疗方法。

◎110　太阳病，二日反躁，凡熨其背，而大汗出，大热入胃，一作二日内，烧瓦熨背，大汗出，火气入胃。胃中水竭，躁烦必发谵语。十余日振栗自下利者，此为欲解也。故其汗从腰以下不得汗，欲小便不得，反呕，欲失溲，足下恶风，大便硬，小便当数，而反不数，及不多，大便已，头卓然而痛，其人足心必热，谷气下流故也。

这一条分成两段来理解。从开头到"此为欲解也"是一段，后面是另一段。是讲太阳病外邪很快入里之后，误用火疗的变证。

太阳病，二日反躁：太阳表证不久，本不应该烦躁，因为没有里热证。现在一反常态，出现了烦躁，说明表邪很快入里到了阳明。

凡熨其背，而大汗出，大热入胃，胃中水竭，躁烦必发谵语：熨法，就是把汉瓦烧热，用布包裹后贴在后背，有了里热还用火熨，后果不难预料。这种迫汗而出的治法，称之为却汗。却汗会伤津液，所以躁烦谵语。

十余日振栗自下利者，此为欲解也：熬过十余日，里热渐退，会出现全身冷战，大便泄下，脾胃邪热就会彻底消除。这就是邪热自解的一种途径和方式，战栗下利而解。前面第94条已经讲过战汗而解的途径和方式，"脉阴阳俱停，必先振栗汗出而解"。两种自解的原理其实是相同的，只是途径有别，一个是从下而解，一个是从表而解。从中可以得出一条规律，邪偏于外的自解往往从汗解，邪偏于里的自解往往从下利而解。

第二段讲述没有自解之前的表现。火熨于背，阳热亢盛于上，迫津外泄，所以上半身汗出。下半身汗就少，小便也减少。上半部分阳热亢盛，致使阳气不能下达，下焦失煦，就大小便失禁，足下恶风。阳热亢盛则上逆为呕。下焦津枯，所以大便干结。如果不是上身热盛迫津外出，胃肠津液大便干结之时，小便应当增多。因为津液都从小便流失了。现在小便反而不多，说明是上身津液流失的原因。

什么情况下才会出现转机呢？标志是"大便已"，也就是"自下利"，这时候会出现头突然痛得厉害，足心也会由凉转热，说明阳郁解除，阳气能够下达了，阳气突然下陷，就会出现短暂的阳虚头痛。

这一条给我们很大的启示。上半身汗出，下半身畏冷，特别是下肢凉的病证，西医治疗没有好办法，而中医容易简单化，误辨为阳虚证。其实病机是阳气郁于上而不能达于下，应当用解郁通下之法，也就是用大柴胡汤。

◎111　太阳病中风，以火劫发汗，邪风被火热，血气流溢，失其常度。两阳相熏灼，其身发黄。阳盛则欲衄，阴虚则小便难。阴阳俱虚竭，身体则枯燥。但头汗出，剂颈而还，腹满微喘，口干咽烂，或不大便，久则谵语，甚者至哕，手足躁扰，捻衣摸床。小便利者，其人可治。

这一条是太阳中风证误用火疗后的气阴亏耗变证。分成两段讲。

第一段讲基本病情。太阳中风证本当用桂枝汤解肌发汗，调和营卫，但误用猛烈的火劫发汗法。于是外感风邪加上火热，导致气血妄行，风邪和火热都属阳邪，二者相加则成风温之邪，形成熏灼之伤，身体就会发黄。衄，火热灼津，阴津受损则小便难。火劫力猛，阴津气血俱伤，并且到了枯竭的程度，肌肤筋脉失养，身体就会失荣枯燥。

我们对照一下前面第6条"太阳病，发热而渴，不恶寒者，为温病。若发汗已，身灼热者，名风温"，"若被火者，微发黄色"。这一条跟风温的论述几乎一致。

第二段接着讲病情加重及其转归。导致这种病情要想缓解只能通过汗出。但由于阴阳气血已枯竭，几乎无汗可发，只是局限于头颈以上有汗。更为严重的是，邪热未除，无路可逃，便妄行攻伐。攻伐中焦脾胃，就腹满，攻伐上焦肺，就喘、口干咽烂。伤阴之极，甚至便结不通。病情进一步加重，热扰心神就会出现谵语，以及手足躁扰、捻衣摸床的失常举动。胃因耗竭到极致就会出现严重的呃逆，这就是气阴亏耗的危重症。预后是很凶险的。如果还有小便，说明阴液尚存，还有救治的希望。如果小便不利就很难挽救。再看第6条原文"剧则如惊痫，时瘛疭；若火熏之，一逆尚引日，再逆促命期"。这是对风温危重证的描述，与本条论述也几乎一致。

从这一条可以看出误用火疗在太阳中风证的后果，比在伤寒邪热入里的情况还要严重。因为太阳中风证本来是表虚，火疗误攻，就有虚虚之害。

◎112　伤寒脉浮，医以火迫劫之，亡阳必惊狂，卧起不安者，桂枝去芍药加
　　　蜀漆牡蛎龙骨救逆汤主之。

　　　桂枝三两，去皮　甘草二两，炙　生姜三两，切　大枣十二枚，
　擘　牡蛎五两，熬　蜀漆三两，洗去腥　龙骨四两

　　　右七味，以水一斗二升，先煮蜀漆，减二升，内诸药，煮取三升，去滓，温服一升。本云，桂枝汤今去芍药加蜀漆、牡蛎、龙骨。

这一条是伤寒证误用火疗的又一种情况，就是导致了严重的心阳亏虚变证。这一条也告诉我们病情是有个体差异的，为什么有的伤寒病人用火疗就会心阳亏虚呢？有可能素体心阳本来就偏虚，再用火疗就是雪上加霜。

误用火疗导致心阳暴脱的机理很清楚，汗为心液，火邪劫汗太过，阳随阴失，心阳亏耗，心神不得收敛。另外，火邪夹痰可上扰心神，虚实相加，所以心神受扰的症状很严重，到了惊狂的程度。

治疗用桂枝去芍药加蜀漆牡蛎龙骨救逆汤，后世常简称为救逆汤。对于亡阴亡阳证都要救逆，救肾阳之亡要用四逆汤，本条救心阳，这是有根本区别的。这也告诉我们，中医辨证既要辨病性还要辨病位。我们分析一下救逆汤的组成和功效。桂枝加炙甘草就是桂枝甘草汤，补心阳。生姜、大枣补中调营卫，助桂枝甘草汤温补心阳，龙牡潜阳镇惊安神。

蜀漆是常山的嫩枝叶，涌吐之力比常山还要强。所以用量不能太大。本方用量是三两，大约45克。根据方后煎服法，转换成现在煎服的剂量，现在的处方应当开15克。并且要先煎，功效是祛痰定惊，这方是由攻补兼施的药物组成。

◎113 形作伤寒，其脉不弦紧而弱。弱者必渴，被火必谵语。弱者发热脉浮，解之当汗出愈。

这一条讲温病误用火疗。

形作伤寒，其脉不弦紧而弱：首先指出是外表上像伤寒，实际不是伤寒。脉更不是风寒的弦紧脉，而是相对弱一些。这就是温病的特征。

弱者必渴，被火必谵语：温病是温热伤阴，所以必然口渴，再用火疗加重伤阴，胃阴受损加重就会扰动心神，必谵语。

弱者发热脉浮，解之当汗出愈：发热，脉浮是风温的典型表现，应当用疏风清热的方法，才可治愈。

这一条相当于拓宽了临床视野，不但伤寒应慎用火疗，温病更要慎用。

◎114 太阳病，以火熏之，不得汗，其人必躁，到经不解，必清血，名为火邪。

◎115 脉浮热甚，而反灸之，此为实，实以虚治，因火而动，必咽燥吐血。

这两条关系很近，都是讲太阳病火疗后导致动血，一条是火熏，一条是灸法。第114条动血的表现是清血，也就是大便出血，是火邪伤阴络，从下而解。第115条动血的表现是唾血，也就是咯血、吐血，是火邪伤阳络，从上而解。

◎116 微数之脉，慎不可灸，因火为邪，则为烦逆，追虚逐实，血散脉中，火气虽微，内功有力，焦骨伤筋，血难复也。脉浮，宜以汗解，用火灸之，邪无从出，因火而盛，病从腰以下必重而痹，名火逆也。欲自解者，必当先烦，烦乃有汗而解。何以知之？脉浮故知汗出解。

这一条承接上两条，主要讲误用灸法的变证。

这一条分两段。第一段阴虚证误用灸法。首先提出了一条治则"微数之脉，慎不可灸"。"微数"是数而无力，主阴虚火旺。也就是阴虚证用灸法要特别慎重。导致的后果很可能是"追虚逐实"，这是讲灸法助火热之邪的致病特点，是使阴虚更虚，使火热更热。灸法之火虽微小，但通过穴位经络长时间的作用，对体内经络血气的渗透力是很强的，所以对肢体筋骨损伤会很重，会导致阴血受损难以恢复。

第二段讲太阳表证误用灸法的自解途径。症状及病机表现与上一条是一致的，都是脉浮热盛。不同之处在于，此条强调了火盛阳郁于上，阳气不能下达，导致腰以下沉重麻痹不仁，并且命名为"火逆"证，强调了其严重性。其中机理与前面第110条是一致的。自解的途径就是"生烦"，意思是先有体内烦热，迫汗而出，邪热随汗而外出则解。邪出其表的标志就是脉浮。

这一条自解与第110条的自解是有区别的，第110条是邪郁胃肠，是里热，所以从大便泄下而解。这一条邪热集中肌表，所以要从汗出而解。

◎117　烧针令其汗，针处被寒，核起而赤者，必发奔豚。气从少腹上冲心者，灸其核上各一壮，与桂枝加桂汤更加桂二两也。

　　　桂枝五两，去皮　芍药三两　生姜三两，切　甘草二两，炙
大枣十二枚，擘

　　　右五味，以水七升，煮取三升，去滓，温服一升。本云，桂枝汤今加桂满五两。所以加桂者，以能泄奔豚气也。

这一条论述又一种火疗之法，烧针取汗引发奔豚的证治。烧针，就是把针烧红再刺入体内，可以发汗。

发奔豚的病因是针处被寒，核起而赤。实际情况是用了烧针的地方腠理疏松，寒邪乘虚而入，寒凝气滞，卫阳郁闭，所以局部核起而赤。相当于针孔的地方有感染。阳气受损，阴寒内盛，上犯心胸，故发奔豚。治疗采用内外兼施。核上灸一壮，散局部寒凝之气。同时内服桂枝加桂汤。桂枝加桂汤就是桂枝汤把桂枝分量加重。道理何在呢？加重桂枝用量就是强化桂枝功效。桂枝到底有哪些功效呢？

《神农本草经》讲了桂枝可治"三气"。一是治上气咳逆，桂枝有下气的作用，可以有效平逆上冲之气。二是治结气喉痹。桂枝又有理气散结的作用。三是治中气不足，桂枝还有补中益气的作用。《本经疏证》又讲桂枝有六大功效：和营、通阳、利水、下气、行瘀、补中。可见，桂枝的功效是很全面的，可攻可补。核心作用是通阳化气，调和营卫。奔豚气因下焦阴寒而起，以气

上冲为主要表现，既要补又要疏。

◎118　火逆下之，因烧针烦躁者，桂枝甘草龙骨牡蛎汤主之。

桂枝一两，去皮　甘草二两，炙　牡蛎二两，熬　龙骨二两

右四味，以水五升，煮取二升半，去滓，温服八合，日三服。

火逆下之：有的注家认为这四个字是多余的，是衍文，因为烧针就是火逆，我认为这种看法不妥。前面第116条已经明确了火逆的概念，伤寒表证误用了火疗，导致阳气郁闭于上而不能下达，形成上实下虚的症状。下之，意思是又误用了下法，误用下法前面条文已经讲过。说明已经连续用了两种误治方法，一误再误。

因烧针烦躁：在前面已经两次误治的基础上，再用烧针，就是火上浇油，导致因火却汗，心阳虚损，心神失养而烦躁。这是一个因连续误治病情不断加重的过程。

最后治疗的落脚点为心阳虚的治疗。用桂枝甘草龙骨牡蛎汤。这一条出现的心阳虚与第112条的亡阳比较，病情明显要轻一些，只是烦躁，还没有到惊狂的地步。桂枝甘草龙骨牡蛎汤也是救逆汤的简化。临床上遇到心阳虚失眠证，用这个方还是很有效的。

◎119　太阳伤寒者，加温针必惊也。

这一条很简略直白。温针与烧针应当是有区别的，烧针是在火上烧红的针，针刺时刺激性更强大，作用更强。这一条的意思是，太阳伤寒表证，只要用一般的温针，就会导致不良反应，"惊"应当指误治后的不良反应。

这一条应当是对太阳火逆变证的总结，是一个高度概括，结论是太阳表证不宜用火疗，否则易生火逆变证。

太阳火逆变证讲完了，张仲景提到的火疗法有熨、熏、灸、烧针、温针等五种。以上十条共讲了八种火逆变证，即外邪入里后误用熨法的劫汗阳虚变证，太阳中风证误用火疗的气阴亏耗危重证，伤寒火疗后的心阳虚重证，温伤误用火疗伤阴变证，太阳证熏灸法后动血证，阴虚表证误用灸法后的变证，误用烧针发汗后的奔豚变证，火逆下之后再误用烧针的心阳虚变证。张

仲景对火疗误治的论述，明确了表证不可火疗，温热证尤当禁忌，并且已经认识到火疗迫汗有亡阴亡阳、焦骨伤筋之弊，距离用辛凉甘寒滋阴治疗温病只有一步之遥。所以我们据此可以认为，《伤寒论》对温病理论的形成是有贡献的。

三、太阳误吐变证（120－123）

这一部分主要讲太阳表证误用吐法后的变证，与上一部分内容是延续的，都是讲的误治。

◎120　太阳病，当恶寒发热，今自汗出，反不恶寒发热，关上脉细数者，以医吐之过也。一二日吐之者，腹中饥，口不能食；三四日吐之者，不喜糜粥，欲食冷食，朝食暮吐。以医吐之所致也，此为小逆。

这一条讲误吐导致脾胃虚热病证。

太阳病，当恶寒发热，今自汗出，反不恶寒发热：这一段的意思很明了，太阳表证已经消除了。

关上脉细数者，以医吐之过也：关候脾胃，细主虚，数主热，细数应当是主虚热，是因为误用了吐法，胃气受损，因气虚生热。

一二日吐之者，腹中饥，口不能食：指吐的时间不长，也就是吐得不厉害，会出现饥饿感，但不想吃东西，这就是胃气受损的缘故。

三四日吐之者，不喜糜粥，欲食冷食，朝食暮吐。以医吐之所致也，此为小逆：指吐的时间变长了，也就是吐得厉害些，就出现连粥都不想吃了，反而想吃冷食，说明胃虚热更为明显，这种胃虚热实质上是指脾胃气虚，运化无力，食物不能腐化，虽然想吃冷食，但消化不了。所以朝食暮吐，是胃虚寒。根本原因是吐法误用，时间不长，病情不严重，与久病形成的脾胃虚寒是有本质区别的，所以称为小逆。

◎121　太阳病吐之，但太阳病当恶寒，今反不恶寒，不欲近衣，此为吐之内烦也。

这一条讲误吐后导致阳明胃阴虚热变证。误用吐法，寒邪虽去，但出现体内生热，不欲近衣，说明吐得厉害，伤了胃阴，胃阴受损则生燥热。这一条与上一条应当是相关的，先是脾胃气虚，进一步发展就是气阴两虚，导致燥热发生，所以病情比上一条要严重。

◎122 病人脉数，数为热，当消谷引食，而反吐者，此以发汗，令阳气微，膈气虚，脉乃数也。数为客热，不能消谷，以胃中虚冷，故吐也。

这一条讲发汗导致脾胃阳气虚而吐的变证。如果胃中热，消谷饮食，也就是想吃东西。现在反而出现呕吐，是因为发汗导致脾胃阳气虚，膈肌无力，功能失司。脉是因虚阳浮越于表而数，是一种里虚外热的假热。陆渊雷认为：客热是非固有之热。

焦点问题是怎样解释数脉，《伤寒论·平脉法第二》中已经讲得很明确，"脉浮而数，浮为风，数为虚"，说明数脉不仅可主热，也可主气虚。这一条是通过阐述发汗致虚而吐来论述前两条的病因。

◎123 太阳病，过经十余日，心下温温欲吐，而胸中痛，大便反溏，腹微满，郁郁微烦。先此时自极吐下者，与调胃承气汤。若不尔者，不可与。但欲呕，胸中痛，微溏者，此非柴胡汤证，以呕故知极吐下也。调胃承气汤。

这一条讲太阳表邪入里过程中误用吐下的变证及证治。

太阳病由表及里，传到胸中，就出现心中烦乱想吐，胸痛也随之发生。如果再传到胃，就会便溏，腹微胀闷，烦热，因为便溏而不结，所以还没有形成胃里实证，不必用药治疗，也就是不必用调胃承气汤。如果上述症状没有出现，就用峻猛的吐法，必然会伤及胃气。用调胃承气汤治疗，一定是"极吐"后的胃气不和。

小柴胡汤证是邪传少阳半表半里。虽然这一条有与小柴胡汤相似的症状表现，但病因是极吐，不是邪传少阳的呕吐、胸痛，应当仔细鉴别。

四、太阳蓄血重证（124－127）

有学者提出太阳蓄血证前四条与后四条应当放在一起，这样内容才连贯，我认为张仲景不放在一起自有其中道理。

第106条的太阳蓄血证属于轻症，用桃核承气汤，与紧随其后的三条是一个整体，有类证鉴别的意图。

太阳蓄血重证的四条又是一个整体，是太阳病误治后的重证，所以放在最后。之所以为重证，是误治后外邪乘虚而入，第106条蓄血证不是因误用治法而来，而是因延误失治而来，这是一个显著的差别。

◎124　太阳病六七日，表证仍在，脉微而沉，反不结胸，其人发狂者，以热在下焦，少腹当硬满，小便自利者，下血乃愈。所以然者，以太阳随经，瘀热在里故也，抵当汤主之。

　　水蛭，熬　虻虫各三十个，去翅足，熬　桃仁二十个，去皮尖

大黄三两，酒洗

　　右四味，以水五升，煮取三升，去滓，温服一升。不下更服。

太阳病六七日，表证仍在，为什么会脉微而沉？应当是误用了下法，张仲景省略了，没有讲。脉微而沉就是邪入里了，但没有走上焦，而是走了下焦。邪入里走下焦必然会积聚，要么蓄水、要么蓄血，因为小便自利，水有出路，所以判断是蓄血证。血热互结成瘀，不是简单的血热互结，因为"少腹硬满"重于"少腹急结"。第106条是"血自下"，此条必然是用药后才"下血乃愈"，所以要用比桃核承气汤更为峻猛的破瘀方抵当汤。抵当汤以逐瘀为主，桃核承气汤以逐热为主，两个方在功效上是有偏重的。

◎125　太阳病身黄，脉沉结，少腹硬，小便不利者，为无血也。小便自利，其人如狂者，血证谛也，抵当汤主之。

这一条是对上一条的补充论述，讲了两个要点，一是再次强调小便利与不利是鉴别蓄水证和蓄血证的标准。二是蓄水证和蓄血证都可能出现身发黄。血证谛，就蓄血证确信无疑。谛，就是确切的意思。

抵当汤共四味药，水蛭、虻虫是动物类药，破瘀作用极强，大黄、桃仁也是行血化瘀的药。临床应用主要针对有病灶性瘀血积聚的病证，也就是可以明确体内某个部位有瘀血块。值得注意的是，中病即止，这一条讲服法是

"温服一升，不下再服"。言下之意是如果瘀血已下，就不能再服。

◎126　伤寒有热，少腹满，应小便不利，今反利者，为有血也，当下之，不
　　　可余药，宜抵当丸。

　　　水蛭二十个，熬　　虻虫二十个，去翅足，熬　　桃仁二十五个，
去皮尖　大黄三两

　　　右四味，捣分四丸，以水一升，煮一丸，取七合服之，晬时当
下血，若不下者更服。

这一条是论述太阳蓄血证的缓治法，汤剂改为丸剂，剂量比汤剂小。抵
当丸适用于瘀血为主，但相对稍轻的瘀血。"不可余药"有两种解释，一是不
能再用其他的药；二是连药渣一并服下。本人认为第二种解释更妥，这与煮
丸的特殊煎服有呼应。服法有特殊讲究，药丸不是吞服，是煮丸再服，这样
可以提高药效。所以强调连渣服。

晬时，就是一天一夜的意思。因为丸剂药力相对汤剂较缓，不像汤剂服
下就马上见得下血，而是时间要长些。

◎127　太阳病，小便利者，以饮水多，必心下悸；小便少者，必苦里急也。

这一条深入论述太阳蓄水证，目的是与前面讲的太阳蓄血证作进一步
鉴别。

蓄水证又分蓄于中焦和蓄于下焦。鉴别要点有两个，一是小便利与不利。
小便利在中焦，因为下焦还没有受累，膀胱气化功能尚在；不利在下焦，也
就是膀胱气化功能受累了。二是典型症状的部位不同。心下悸，也就是胃脘
部有跳动感，因为有水停胃脘。苦里急，是指小腹部有胀闷急迫感，因为小
腹有水。

这一章论述了太阳病浅层变证。首先提出了太阳病浅层变证的救逆原则是
"阴阳自和"，紧接着论述了十种一般变证，详细论述了典型的五苓散证和栀子豉
汤证两种变证的论治。随后论述太阳病的发汗问题。少阳证作为太阳最浅里证进
行了详细论述，之后论小柴胡汤类证。浅层变证还有因各种误治而引起的，包括
太阳蓄血证、太阳火逆变证、太阳误吐变证以及太阳蓄血重证。

第六章　太阳病深层变证

太阳病中篇主要讲了麻黄汤证，太阳病的三角框架就基本清晰了，也就是太阳病总纲之下有桂枝汤证和麻黄汤证两大主证。然后讲到传经和太阳腑证。传变是伤寒病证的一般规律，所以太阳病下篇还是论述太阳病的深入传变规律。

第一节　结胸证（128－148）

一、结胸证辨证（128－130）

◎128　问曰：病有结胸，有藏结，其状何如？答曰：按之痛，寸脉浮，关脉沉，名曰结胸也。

这一条是论述结胸证的脉证特征。采用了结胸与脏结对比的方式来阐述。

首先并列提出结胸和脏结，说明二证有极为类似之处，有必要仔细鉴别。二者都是结，都有凝结的病理表现。不同之处在部位，一个在胸，一个在脏。

胸居于上，相对于脏而言还居于外，属阳。太阳之邪由表入里，首先到胸，在胸中凝结而痛。关键是邪属热还是属寒？入里又与什么凝结呢？要回答这个问题，应当追溯到中篇第126条和第127条。第126条讲伤寒有热，是血热互结于下焦的蓄血轻证。第127条讲蓄水证，是水饮内停中焦或下焦的蓄水证，这一条是讲如果胸中有热，又与水饮凝结的情形。寸脉浮，主阳热，主心胸。关脉沉，主阴水，脉与症征相对应。按之痛，就是拒按，表明是实证。如果要给结胸证下个定义，那就是太阳风寒之邪入里化热，与胸中痰饮搏结而胸痛的证候。

◎129　何谓藏结？答曰：如结胸状，饮食如故，时时下利，寸脉浮，关脉小细沉紧，名曰藏结。舌上白苔滑者，难治。

这一条论述脏结证，并且与结胸证进一步对比。

脏结证"如结胸状"，那就一定也有胸痛，结于脏而非结于腑，所以不会有胃腑的问题，受纳腐熟水谷的功能是正常的，所以"饮食如故"。"时时下利"，说明脾阳气虚了；运化不利，说明是寒邪而不是热邪所致。也就是入口没有问题，出口有问题了，或者讲不是阳病而是阴病，相对于结胸证而言，应当是里证、寒证、虚证。寸脉浮，说明也是外邪由表及里，既有表证也有里证，关脉小细沉紧，说明是里虚证。所以要给脏结下一个定义就应当是：太阳寒邪入里伤及脾阳，导致阴寒凝结，形成里虚寒凝的证候，是一个虚实夹杂的里证。

如果出现舌苔白滑，说明阴寒重，阳气衰。攻邪与补虚存在，选择两难，所以是难治之证。言下之意是，上一条的结胸就相对易治。成无己也讲："阴得阳则解，脏结得热证多，则易治，舌上白苔滑者，其胸中亦寒，故难治。"

无论是结胸还是脏结，来源都是一样的，都是误下之后寒邪内结，也就是都有"按之痛"和"寸脉浮"。不同之处在于，一个是郁而生热，热与水结胸中的里实证，一个是寒伤脾阳形成的中焦里虚寒凝证。所以关脉表现就很不一样。

◎130　藏结无阳证，不往来寒热一云寒而不热。其人反静，舌上苔滑者，不可攻也。

这一条是承上一条对脏结证做进一步阐述。首先要理解阳证是指什么。阳证是指表热的太阳之证。既无阳证，又无往来寒热，说明太阳证、少阳证都不存在了。其人反静，就是没有烦热的里热证。这样就把太阳、阳明、少阳三阳证都排除了。剩下就是三阴证的里虚证，苔滑说明有寒湿凝聚于里脏，是虚证，所以不能用攻法。结合上条还应包括无表证要补其里虚，而有表里同病，虽难治，当先解表。

这一条进一步强化了脏结证的脏气虚衰的特点。

二、大结胸证（131－135）

◎131　病发于阳，而反下之，热入因作结胸；病发于阴，而反下之，一作汗
　　出。因作痞也。所以成结胸者，以下之太早故也。结胸者，项亦强，
　　如柔痉状，下之则和，宜大陷胸丸。

　　　　大黄半斤　　葶苈子半升，熬　　芒硝半升　　杏仁半升，去皮尖，
熬黑

　　　　右四味，捣筛二味，内杏仁、芒硝，合研如脂，和散，取如弹
丸一枚，别捣甘遂末一钱匕，白蜜二合，水二升，煮取一升，温顿
服之，一宿乃下，如不下，更服，取下为效，禁如药法。

这一条讲大结胸证的病因病机及其治法，分为两段来论述。

第一段，从开头到"以下之太早故也"。论大结胸证与痞证的病因病机。

病发于阳，而反下之，热入因作结胸：发于太阳表邪的病，不用解表之
法，反而用泻下法，使邪入里化热，热与饮结，就成了结胸证。

病发于阴，而反下之，因作痞：病发于阴是指病发于里，而不在表，可
能是实证，也可能是虚证，例如阳明燥热就是里实证，太阴脾虚就是里虚证。
如果是里虚证而误用了下法，就会形成痞证。痞是气结阻塞的意思。脾胃气
虚，气机升降失调，所以就会心下气痞塞。

所以成结胸者，以下之太早故也：结胸证是热与水结，治疗是可以用下
法的。但不能太早攻下。为什么呢？因为表证还在啊！过早用下法，就会引
邪入里，反而加重加快结胸证的形成。这里正好与上条呼应。

第二段，从"结胸者"到结尾，论大结胸证治法。

结胸者，项亦强，如柔痉状：结胸证，在阳位，位置偏上，导致太阳经
气不利，所以"项亦强"。柔痉就是柔痓，痉就是颈背强直，角弓反张的表
现。痉分刚柔，《医宗金鉴》讲："痉病项强背反张，有汗为柔无汗刚。"

治疗用泻下之法，使经气通利而柔和，用大陷胸丸。大陷胸丸的基础方
是大陷胸汤，大陷胸汤由大黄、芒硝、甘遂三味药组成。大黄与一般的泻热

药是不同的，还有一个破瘀结的作用，而黄连、黄芩、栀子是没有的。大结胸证的水热互结是很牢固的，光靠大黄还力量不够，所以加芒硝。芒硝有软坚化瘀的作用。这两味用在一起，治疗热结是很有效的，所以大承气汤也是这样用的。甘遂更是峻下之剂，这个方里用量很少，汉代没有"钱"这一剂量单位，但有"方寸匕"。一方寸匕是 2 - 7 毫升。用汉代五铢钱币取药末，不落为度，即为一钱匕。一钱匕比一方寸匕略少。甘遂一钱匕约为 1.6 克。还用白蜜调和，意在缓解药性。葶苈子、杏仁泻肺平喘，导滞行水，这是由病位偏上决定的。治疗上焦的积聚之证，泻下都要缓泻，所以这种情况都要加甘草、蜂蜜、大枣。但这里不能用甘草，因为"十八反"中有"藻戟遂芫俱战草"。加葶苈子、杏仁是为了入肺经，要利胸膈，泻肺气。结胸肯定会阻碍肺的气机。这个方体现了峻药缓用，以攻为和的治法，因为变峻下为缓攻了。

◎132　结胸证，其脉浮大者，不可下，下之则死。

◎133　结胸证悉具，烦躁者亦死。

这两条都是讲结胸预后问题，所以放在一起分析。先讲误治，再讲失治。

"脉浮大"，说明表邪尚未完全入里，浮脉主表，大脉说明里实证还没有形成。张兼善讲："脉浮大，心下虽结，其表邪尚多，未重结也。"表证未解，里实证又未形成，此时用下法，就会引邪入里，耗伤正气，造成危象。这一条与第131条"下之太早"的意思是相同的。

如果等到结胸证完全形成，已成热饮凝结的顽实证，会出现因气机逆乱的烦躁症，失去治疗良机，也会很凶险。

这一条告诉我们，结胸证的预后好坏应当掌握在医生手中，把握了良机，预后就好，否则就会很被动。那么怎样把握治疗良机呢？张仲景没有讲，根据前后几条的阐述，时机未到，也就是表证尚有，就不要操之过急，一旦结胸证形成，只要出现了典型结胸证的症状，如胸痛、项强，就可以抓紧用下法治疗，不可迟疑。

◎134　太阳病，脉浮而动数，浮则为风，数则为热，动则为痛，数则为虚，头痛发热，微盗汗出，而反恶寒者，表未解也。医反下之，动数变迟，膈内拒痛。一云头痛即眩。胃中空虚，客气动膈，短气躁烦，心中懊侬，阳气内陷，心下因硬，则为结胸，大陷胸汤主之。若不结胸，但头汗出，余处无汗，剂颈而还，小便不利，身必发黄。大陷胸汤。

大黄六两去皮　芒硝一升　甘遂一钱匕

右三味，以水六升，先煮大黄取二升，去滓，内芒硝，煮一两沸，内甘遂末，温服一升，得快利，止后服。

这一条再论大结胸证，即大陷胸汤证，又论述一个发黄的变证。

这一条很长，分三段来论述。

第一段，从开头到"表未解也"。中心思想是讲表邪欲传而未传，表邪仍未解的表现。先讲了一个具体而又概括的脉象，也就是脉浮而动数，接下来一一进行了分解说明。浮则为风，指浮脉主外风，主表。"数"作了两个解释，指出现数脉同时存在两个病机，一是表热。即数则为热。二是邪热在表未入里而无里实证。即数则为虚，虚指里无实证，所以为虚，是"没有"的意思，这里千万不能简单理解为数脉主虚证，这是说不通的。数脉就是主热证。动则为痛，动脉主气机失调而引发痛证或惊厥。动脉就是滑数有力的脉，是一个典型的实证脉。这里指表邪引起的头身痛。成无己笼统地解释为"动数皆阳脉也，当责邪在表"。稍微忽略了动脉的意义。微盗汗，说明有外邪入里的趋势，寐则卫气行阴，卫气行于里使里热外蒸，表气已虚故盗汗，如果卫气行于表，同样表气已虚则自汗。如果明显盗汗，说明外邪已入里，微盗汗就只是一种入里的趋势。反恶寒，说明表证仍在。这一段意在论述太阳表邪在表未入里的脉症表现和欲传里的表现。

第二段，从"医反下之"到"大陷胸汤主之"。论述第一段所讲的表证未解的情况下，误用下法，出现了外邪由表入里，热与水结于胸，使血脉阻滞，所以脉由动数变迟脉，同时浮脉自然消失，因为表证已没有了。邪正相争于里，所以"膈内拒痛"，这也是邪盛入里但正气未虚的表现。误下，首先伤胃，所以胃中空虚。客气，也就是邪气犯胸膈气海，上扰心神，就会导致一系列热结心胸、阳气受损的症状，如短气躁烦，心中懊侬，心下因硬，形成结胸证，要用大陷胸汤治疗。与大陷胸丸比较，少了葶苈子和杏仁，因为与大陷胸丸证比较，其病位还未到肺，只涉及心下，即胃脘，病位稍低。

第三段，从"若不结胸"到结尾。若不结胸，说明病机变了，不是简单的热与水凝结，而是凝滞得厉害，水转为湿了，然后热与湿凝结，形成湿热内蕴上蒸，所以下面小便不利，上面迫汗而出，湿热内蕴不出则生黄疸。

这一条虽与第131条有区别，但可以看作是对大结胸证病机的完善和补充。

◎135　伤寒六七日，结胸热实，脉沉而紧，心下痛，按之石硬者，大陷胸汤
　　　主之。

这一条是讲没有误治的情况下的结胸证及其治疗，即原发大结胸证。

"伤寒六七日"，说明太阳病表邪日久不解，又没有得到有效治疗，也会传里。列举的三个脉症，被称为"结胸三症"，即"脉沉而紧，心下痛，按之石硬"。

首先，脉象是沉而紧。沉主里证，也主水，《濒湖脉学》讲"沉潜水蓄阴经病"，还有"寸沉痰郁水停胸"，都是这个意思。

第二是心下痛。也就是胃脘的部位痛。

第三是按之石硬。提示医生一定要亲手摸一摸心下痛的部位，推测应当是拒按的。像石块一样硬，相当于现在讲急腹症的板状腹。

以上三大脉症是热水互结的结果，所以也用大陷胸汤治疗。

大结胸证包括结于上焦胸膈的大陷胸丸证和结于中焦心下的大陷胸汤证，如果从病因上讲，都是误治或失治后表邪陷里。

三、大陷胸汤证类证鉴别（136－137）

◎136　伤寒十余日，热结在里，复往来寒热者，与大柴胡汤；但结胸，无大
　　　热者，此为水结在胸胁也，但头微汗出者，大陷胸汤主之。

大柴胡汤方

柴胡半斤　枳实四枚，炙　生姜五两，切　黄芩三两　芍药三两　半夏半升，洗　大枣十二枚，擘

右七味，以水一斗二升，煮取六升，去滓，再煎，温服一升，日三服。一方加大黄二两。若不加，恐不名大柴胡汤。

这一条是讲大陷胸汤证与大柴胡汤证的类证鉴别，也就是与少阳里实证的鉴别。

伤寒表证很长时间都没有解，免不了入里化热，入里到哪呢？入了半表半里的少阳经，因为出现了反复的往来寒热，所以既要泻阳明之里实热，又要解少阳之邪。小柴胡去参草，加大黄、枳实和芍药，这就是大柴胡汤。讲到大柴胡汤证，再与结胸证比较，区别应当是不言而喻的，大柴胡汤证实质上就是热与气结，热结在阳明，还没有到热与水结的程度，或者是热与水结还不严重。

但结胸无大热者，指明了结胸证的突出特点，也是与大柴胡汤证鉴别的关键点。只有结胸的表现，没有往来寒热，虽然也有热，但不会有阳明躁热。同时，因为热与水结，热被水所郁遏，不得发越，所以只有头上稍微出点汗。这是结胸证，也应当用大陷胸汤。

◎137 太阳病，重发汗而复下之，不大便五六日，舌上燥而渴，日晡所小有潮热，一云日晡所发，心胸大烦。从心下至少腹硬满而痛，不可近者，大陷胸汤主之。

这一条是讲大陷胸汤证与阳明腑实证的类证鉴别。

太阳病，经过重复发汗，又误用了下法，导致的结果是邪入里化热伤津，所以就会出现类似便结的阳明腑实证，津液亏耗而不能上承，舌燥口渴。"日晡所"就是申时，是阳明阳气当旺的时辰，这个时辰邪正相争会明显激烈些，所以会出现潮热。这些症状跟阳明里热证都十分相似，那么到底是不是呢？下文给出了明确的回答。

"从心下至少腹硬满而痛，不可近"，表明腹痛范围从上到下再到两边很广，况且痛得很厉害，很敏感，这很像西医诊断的弥漫性腹膜炎的腹膜刺激征阳性。这就是大范围的水热互结形成的结胸证。阳明腑实证的范围小得多，只会绕脐周而痛，不可能上达心下，下至少腹。

这条讲完后，我们可将结胸证的发病规律总结一下。大陷胸丸位置最上，可称为上结胸证；结胸三症位于中焦部位，可称为中结胸证；这一条是上、中、下都涉及了，范围最广，病情最重，可以称作大结胸证，也可以把结胸三症和这一条统称为大结胸证，都用大陷胸汤治疗。

四、小结胸证（138－140）

◎138　小结胸病，正在心下，按之则痛，脉浮滑者，小陷胸汤主之。

　　　　黄连一两　半夏半升，洗　瓜蒌实大者一枚

　　　　右三味，以水六升，先煮瓜蒌，取三升，取滓，内诸药，煮取

二升，去滓，分温三服。

　　这一条是论述小结胸证。之所以称作小结胸证，是因为与前面讲的大陷胸证比较，病变范围要小，病位要浅，疼痛程度要轻。首先，病变只局限于心下，也就是胃脘部。脉浮滑，不是沉紧，说明病位要浅。按之则痛，表明痛感一般，比不上"按之石硬"，更比不上"硬满而痛，不可近"。

　　小结胸证病机也是不同的，是痰热互结，不是水热互结。一般认为，水的部位比痰的部位要深。这应当是本质区别，治疗用小陷胸汤。小陷胸汤也是三味药。与大陷胸汤的三味药比较，药性无大的差别，但峻猛程度就差距很大。黄连清心火，清热作用远不及大黄，大黄不但清热还破结。半夏的针对性强，祛痰化饮。甘遂逐痰饮的作用就强多了，瓜蒌实润下，力缓。芒硝泻下软坚，力量也强多了。总之，小陷胸汤也是依证设方。

　　小陷胸汤的煎服法中，提到了"先煮瓜蒌"，这应当引起足够的重视。首先从剂量上看，大个瓜蒌实 60 至 80 克，半夏半升约 60 克，黄连一两就是 30 克。所以三味中，瓜蒌实的剂量最大，是君药。瓜蒌皮很厚，现在的饮片都加工成小条状了。一定要先煎，药性才会充分发挥出来。瓜蒌的功效是清热化痰，宽胸开结，还可以润下，功效与小陷胸汤证对应得很精准，另外行气止痛的作用也很明显，所以瓜蒌薤白三个系列汤方能治胸痹痛。病人服了小陷胸汤会有不同程度的泄泻，是药效的原因，应当跟病人讲清楚。

◎139　太阳病，二三日，不能卧，但欲起，心下必结，脉微弱者，此本有寒
　　　　分也。反下之，若利止，必作结胸；未止者，四日复下之；此作协热
　　　　利也。

　　这一条讲素有寒饮的新得太阳病，误下而成小结胸证或者协热利。"心下

必结"在范围上明确了这里指小结胸证。

首先要弄明白"寒分"的概念。《金匮要略·水气病篇》中提出了气分、水分、血分三个概念，是指水气病，也就是对水肿病深浅的划分。陈慎吾老认为"寒分"就是指寒饮。这是基于"分"字是张仲景对水饮惯称的认识。成无己将心下结满的具体表现列举了水分、寒分、气分，与太阳表证不久，出现了不能平卧，意思完全一样。一定是心下存在素有凝结的病证，也就是这种反常情况不是单纯新病表证所固有的。"脉微弱"不是指脉虚弱，而是指脉象相对于常规的表证脉象要减弱一点，也就是没有那么浮紧，原因是素体有寒饮。与第27条"脉微弱者，此无阳也"是一个意思。

这种表里同病情况下误用了下法，就会导致两种病机转归。一种是泻完了，热邪仍滞留在上，与寒饮凝结，就成结胸证；另一种是反复用下法，热邪随之而下，导致热邪被协迫着一起下攻肠胃，这就是协热利。

这一条论述是临床又一种小结胸证病因病机。

◎140　太阳病，下之，其脉促，一作纵。不结胸者，此为欲解也。脉浮者，必结胸。脉紧者，必咽痛。脉弦者，必两胁拘急。脉细数者，头痛未止。脉沉紧者，必欲呕。脉沉滑者，协热利。脉浮滑者，必下血。

这一条是承上条而论，以脉测证进一步论述结胸证其他相关病因病机。但对于这一条历来许多注家都很头疼，认为费解。《医宗金鉴》迫于无奈，实在想不通就按自己的理解修改原文。我不敢苟同。我的观点是，既然是读经典，就不要轻易怀疑，甚至否定原意。不理解的可以存疑嘛！何必急着下结论呢？这其实是《伤寒论》的魅力所在，有很多谜可以留给后人去研究，在不断深入探究中，其乐无穷啊！

先看第一小段，主要是讲太阳病下之后，不但不会发展成为结胸证，反而会自愈，其标志性脉象是促脉。这一句引出了《伤寒论》的一个小专题，那就是《伤寒论》中促脉的表现和病机。第21条，提到促脉与胸满并见，这个促脉应当与第128条"寸脉浮，关脉沉"是一致的，重点在把握促脉的形态，这是一种头浮大尾沉细的脉，还活动得快捷，可以形象地比作蝌蚪脉，不能简单地解释为急促。为什么会出现头大尾细呢？因为表邪开始入里化热，但以表证为主，头浮在表面，尾巴沉下去了，因为有热，就活动得很厉害。所以促脉主表里同病。第34条的促脉是表里同病的葛根芩连汤证，也证实了这一点。后面的第349条"伤寒脉促，手足厥逆，可灸之"，虽然指阳气大伤，但表证仍在，说明尚有抗邪之力，不也是表里同病吗？并且依据脉促，判断还有治愈的希望。现在回头再看本条就容易理解了，表邪还未完全入里，结胸证尚未形成，所以有自愈的趋势，判断的标志就是促脉。

以下的以脉测证，都是在太阳病误治的前提下发生的传变。

脉浮者，必结胸：这里的浮脉应当是浮而无力，主表虚证，因为表虚，外邪就必然会入里，所以判断会形成结胸证。

脉紧者，必咽痛：紧脉主寒也主痛，所以咽痛必然可以出现紧脉。应当是寒邪传入少阴经、厥阴经。

脉弦者，必两胁拘急：弦脉主少阳胆证，是脉气紧张的表现。两胁拘急是邪传少阳胆经的症状。

脉细数者，头痛未止：脉细为虚，此处数脉当指数而无力，主阳虚浮越，所以应当是阳虚头痛。

脉沉紧者，必欲呕：成无己讲："邪传阳明，沉主里，紧主实，形成阳明里实呕逆证。"

脉沉滑者，协热利：沉主里，滑主实热，所以可见协热利。

脉浮滑者，必下血：浮主虚，此处主血虚，滑主实热，所以就便血。

以上脉证都是太阳误下后导致的，有结胸证，也有诸多非结胸证，重点还是围绕结胸证进行脉证鉴别。

五、寒实结胸证（141）

◎141　病在阳，应以汗解之，反以冷水潠之，若灌之，其热被劫不得去，弥更益烦，肉上粟起，意欲饮水，反不渴者，服文蛤散；若不差者，与五苓散。寒实结胸，无热证者，与三物小陷胸汤。

白散亦可服。七。一云与三物小白散。

文蛤散方

文蛤五两

右一味为散，以沸汤和一方寸匕服，汤用五合。

五苓散方

猪苓十八铢，去黑皮　白术十八铢　泽泻一两六铢　茯苓十八
铢　桂枝半两，去皮

右五味为散，更于臼中治之，白饮和方寸匕服之，日三服，多
饮暖水汗出愈。

白散方

桔梗三分　巴豆一分，去皮心，熬黑研如脂　贝母三分

右三味为散，内巴豆，更于臼中杵之，以白饮和服，强人半钱
匕，羸者减之。病在膈上必吐，在膈下必利，不利进热粥一杯，利
过不止，进冷粥一杯。身热皮粟不解，欲引衣自覆，若以水漱之，
洗之，益令热却不得出，当汗而不汗则烦，假令汗出已，腹中痛，
与芍药三两如上法。

本条几个版本是有很大出入的，赵刻本内容最少，原文是"寒实结胸，
无热证者，与三物小白散"。方药组成与白散方一致，煎服法中到"进冷粥一
杯"就完了。考虑信息量的完整丰富，选录了成注本。

这一条的核心是论述寒实结胸证，这是结胸证的又一个证型。

先论述水结于表，目的在于与水结里的结胸证相鉴别。表证本应该用汗
法，如果误用了水疗法，使热闭郁于里，不得发散，就会烦热明显加重，皮
肤上还会起疹。口干而不欲饮，说明有热但津液未伤。漱是喷水，灌是水洗，
用冷水喷洗，是汉代一种物理降温的方法。

水液通过太阳经走表，即"雾露之溉。"现在表有寒凝，里有热郁，水则
滞于太阳体表，形成了体表水结证，选择用文蛤散治疗。

文蛤散就一味药，文蛤就是海蛤壳，黛蛤散里就是用的文蛤，有清肺化
痰的功效。这里是取其利水的功效。《金匮要略》的"呕吐哕下利"篇中，
也用了文蛤散，还有一个文蛤汤，药物组成是麻杏石甘汤加姜枣，再加文蛤，
是治疗吐后口渴兼表证。

如果没有见效，就再用五苓散，说明膀胱气化功能受影响了，光用文蛤

一味药太轻了。

以上就是体表水结证。讲这一证候是为了与寒实结胸证相鉴别。

寒湿痰饮凝结于胸，属于纯粹的寒实里证，寒热分明，与水热互结的结胸证是不难鉴别的。因为体表水结证有体表寒凝，也存在与寒实结胸相鉴别的问题，区别在于一表一里。

治疗用三物小陷胸汤，这一句大多数学者认为是衍文。道理很简单，寒证怎么能用凉性的小陷胸汤呢？况且什么是三物小陷胸汤呢？下面也没有列出方药组成，只有一个白散方，所以应当是三物白散比较说得过去。

三物白散由桔梗、巴豆、贝母三味药组成。巴豆是主药，大辛热有毒，所以能逐解寒湿痰之凝结。桔梗开畅肺气，贝母散结开郁，起协同作用。

六、结胸证类证鉴别（142－148）

◎142　太阳与少阳并病，头项强痛，或眩冒，时如结胸，心下痞硬者，当刺大椎第一间、肺俞、肝俞，慎不可发汗；发汗则谵语，脉弦。五日谵语不止，当刺期门。

这一条讲太阳与少阳并病，其表现有些与结胸证相似，所以接着结胸证来论述。

头项强痛属太阳，眩冒属少阳，与"目眩"是一个意思。如果邪偏往里一点，就会有结胸，心下痞硬的表现，呈现时有时无的状态。所以有点像结胸证。

治疗以和解少阳立法，因为太阳病还在，所以也得兼顾，针刺选择了三个穴位。大椎穴，位于后正中线第七颈椎棘突下凹陷处，刺大椎穴可泻上焦之热，包括太阳少阳之热。肺俞、肝俞都是背后对称的两个穴位，主要是泻肺气、肝气。合起来，就可以泻胸腹之气。

少阳证不能用汗法，如果用了汗法，伤及胃阴，会产生胃中燥热，少阳热邪乘虚而入则加重病情，会出现谵语，出现弦脉就是少阳胆火旺之故。刺期门可以泻肝火，这与第109条是一样的。

◎143　妇人中风，发热恶寒，经水适来，得之七八日，热除而脉迟身凉。胸胁下满，如结胸状，谵语者，此为热入血室也，当刺期门，随其实而取之。

赵刻本没有这一条，从成注本收录。

从这一条开始，连续三条讲妇人热入血室，因为也跟结胸证类似，所以有延续关系。

妇人得了太阳中风证，月经正好来了，过了一段时间，就出现发热退了，但身上明显发凉，脉也由浮转迟，也就是里虚寒之象。

热邪到哪了呢？到了血室，也就是到了子宫。为什么会到子宫呢？因为经期行血，子宫空虚，热邪乘虚而入，这就是"邪之所凑，其气必虚"的准确含义。大多数人理解为邪到之处就会伤正气，但正气强也不一定伤，不是还有一句话吗，"正气存内，邪不可干"吗？所以准确地理解应当是，哪里虚，邪就奔向哪里。

邪热入侵子宫，必然循肝经内扰，导致经气不舒，所以就有胸胁下满，谵语。这种表现与结胸证类似。用刺期门穴泻肝火的办法来治疗。

◎144　妇人中风，七八日续得寒热，发作有时，经水适断者，此为热入血室，其血必结，故使如疟状，发作有时，小柴胡汤主之。

　　柴胡半斤　黄芩三两　人参三两　半夏半升，洗　甘草三两
生姜三两，切　大枣十二枚，擘

　　右七味，以水一斗二升，煮取六升，去滓，再煎取三升，温服一升，日三服。

这一条同样是妇人得了太阳中风证，但是月经不是恰逢其时，而是中风后一段时间才来，这时会出现恶寒发热时轻时重，经水也是时断时续。因为有这样一个时间差，所以是经血一来就遭遇到邪热，外邪与血热互见，热邪干扰着经血的排泄，慢慢形成血热互结，所以会像疟疾一样，寒热往来，发作有时。这种热血互结，表里不和的证候，应当用和解少阳之法，所以用小柴胡汤，因为有瘀结，可以适当考虑加点活血调经的药。因为有血热互结，也有点像结胸证。

这两条在病机上是不同的，关键在于，上一条是子宫先虚，热邪后入，

本条是热邪先入，子宫始虚。

◎145　妇人伤寒，发热，经水适来，昼日明了，暮则谵语，如见鬼状者，此
　　　为热入血室，无犯胃气，及上二焦，必自愈。

　　这一条的前提条件与第143条是一样的，也是妇人得了太阳中风证，月经正好来了。当然也会血入子宫，但症状轻多了，只是晚上烦躁讲胡话，做噩梦，这显然是热扰心神的实证。所以关键还在病机的不同，因为这个妇人体质强，气血旺，虽然正值经期，热邪入室，无虚可乘，只是热随气血而行，上扰心神而已。不存在肝经受邪，经气不利，横逆犯胃，也没有伤及中焦、下焦，不必治疗，可以自愈。

　　这一条又从另一个角度印正了"邪之所凑，其气必虚"的准确含义。这不正是"正气存内，邪不可干"吗？

◎146　伤寒六七日，发热微恶寒，支节烦疼，微呕，心下支结，外证未去
　　　者，柴胡桂枝汤主之。

　　　桂枝去皮　黄芩一两半　人参一两半　甘草一两，炙　半夏二
　　合半，洗　芍药一两半　大枣六枚，擘　生姜一两半，切　柴胡
　　四两

　　　右九味，以水七升，煮取三升，去滓，温服一升。本云人参汤，作如桂枝法，加半夏、柴胡、黄芩，复如柴胡法。今用人参作半剂。

　　这一条是续接上述几条，还是论述太少两感的并病，论述的是一般规律，不是讲妇人的特殊情况。

　　"发热微恶寒，支节烦疼"，表明太阳表证明显，但已开始入里。微呕，心下支结，表明少阳证开始有了。所以治疗当治表又治少阳，用桂枝汤与小柴胡汤合方。

◎147　伤寒五六日，已发汗而复下之，胸胁满微结，小便不利，渴而不呕，
　　　但头汗出，往来寒热，心烦者，此为未解也，柴胡桂枝干姜汤主之。

　　　柴胡半斤　桂枝三两，去皮　干姜二两　栝楼根四两　黄芩三

两　　牡蛎二两，熬　甘草二两，炙

　　右七味，以水一斗二升，煮取六升，去滓，再煎取三升，温服一升，日三服。初服微烦，复服汗出便愈。

　　这一条还是论述太阳少阳合病，但加了一个新情况，就是有传太阴的趋势，有点虚寒证。

　　因误用下法，邪传少阳，所以会出现少阳枢机不利的"胸胁满微结"。微结就是结得不严重，不像阳明证和结胸证，又因误下伤津液，所以小便不利，口渴。没有胃内饮停，所以不会呕，津液少了，汗源不足，热不能随汗外泄，只剩有头汗。所以这个并病有两个突出问题，一是少阳证存在但不重，二是膀胱气化功能失司，导致津液不输。所以用柴胡桂枝干姜汤。这个方由三部分药组成。一部分是柴胡、黄芩、甘草，和解少阳；第二部分是干姜、桂枝，温通下焦，强气化功能，促进津液输布；第三部分是栝蒌根、牡蛎，既散结又生津。

　　◎148　伤寒五六日，头汗出，微恶寒，手足冷，心下满，口不欲食，大便硬，脉细者，此为阳微结，必有表，复有里也。脉沉，亦在里也，汗出为阳微，假令纯阴结，不得复有外证，悉入在里，此为半在里半在外也。脉虽沉紧，不得为少阴病，所以然者，阴不得有汗，今头汗出，故知非少阴也，可与小柴胡汤。设不了了者，得屎而解。

　　这一条还是讲太少并病，重点是论述少阳阳微结证，涉及治法，同时与"纯阴结"相鉴别。条文可分为三段来研究。

　　第一段，从开头到"必有表，复有里也"。论述阳微结的脉证。头汗出，微恶寒，表明有太阳表证。手足冷，是阳郁于里，不能畅达四肢之故。邪热结于胸胁，津液不布，胃失和降，所以有少阳经气不利的表现，即心下满，口不欲食。因为伤了津，所以大便硬，但不会像阳明实证大便结。脉细，应当是沉紧而细，是阳热内郁的表现。但属轻度阳郁。所以称作阳微结。成无己讲："大便硬为阳结，此邪热虽传于里，然以外滞表邪，则热结犹浅，故曰阳微结。"

　　第二段，从"脉沉，亦在里也"到"故知非少阴也"。是讲阳微结与纯阴结的鉴别。先再次强调阳微结是既有表证又有里证，脉沉言里证，汗出言阳微结，但可从表而解。二者鉴别的要点是：阳微结，既有沉紧之脉，又有汗出。纯阴结虽也是沉紧之脉，但不会有汗出，是阳虚寒凝引起的大便燥结。

第三段，从"可与小柴胡汤"到最后。讲阳微结的治法。阳微结定位是少阳证，所以用小柴胡汤。如果用了小柴胡汤，就不必再用其他方法了，只要等到大便通了就可治愈。说明服用小柴胡汤后，里热和表邪消除要一段时间。

结胸证作个小结。结胸证包括大结胸证、小结胸证和寒实结胸证三种。大小结胸证与寒实结胸证的鉴别主要是寒热之别，大小结胸证之间的鉴别要点主要是病变范围的大小和病势的轻重。太少并病也存在心下硬，与结胸证相似，所以也应当鉴别。

第二节 痞证（149－167）

太阳证、少阳证、大结胸证与痞证，四者之间存在因果转归关系。太阳、少阳入里，都是因误治而邪陷于里或者正常的由表及里的传变。内陷于胃，与水谷相结则为结胸，内陷于胃外，与腹气相结则为痞证。所以结胸证之后，应当论述痞证。"痞"的意思，前面已经讲了，是阻塞不通的意思。《说文》解释："痞，痛也。"指腹内结滞而痛。这种痛以气胀为表现。痞证，也就是这个解释。

一、气痞证（149－152）

◎149 伤寒五六日，呕而发热者，柴胡汤证具，而以他药下之，柴胡证仍在者，复与柴胡汤。此虽已下之，不为逆，必蒸蒸而振，却发热汗出而解。若心下满而硬痛者，此为结胸也，大陷胸汤主之。但满而不痛者，此为痞，柴胡不中与之，宜半夏泻心汤。

半夏半升，洗 黄芩 干姜 人参 甘草炙，各三两 黄连一两 大枣十二枚，擘

右七味，以水一斗，煮取六升，去滓，再煎取三升，温服一升，

日三服。须大陷胸汤者，方用前第二法。一方用半夏一升。

出现伤寒表证一段时间后，外邪呈现内传，表现出"呕而发热"的典型少阳主证，说明邪已传少阳经。正确治疗方法是和解少阳，但采用了不正确的下攻之法，于是导致了三种转归。

第一种转归：从"柴胡证仍在者"至"却发热汗出而解"。虽然误下，但"柴胡证仍在"，也就是暂时还没有发生明显的病情变化，所以还可以用小柴胡汤治疗。下法终究还是伤了正气，抗邪就难免有点费力，必须奋力抗邪，所以采取"战汗"之法，"蒸蒸而振"就是战汗的具体表现。前面第94条已有过战汗的论述："太阳病未解，脉阴阳俱停，必先振慄，汗出而解。"原理都是全力调动正气，奋起抗邪。战汗的结果就是"发热汗出"，邪随汗出。

第二种转归：从"若心下满"至"此为结胸也"。邪热由少阳内陷入里，与水饮结于胸膈，形成大结胸证。与第135条"结胸热实，脉沉而紧，心下疼，按之石硬"是一致的。

第三种转归：从"但满而不痛者"至结尾。少阳邪热因为误下损伤了脾胃之气，而乘虚内陷心下。心下就是胃脘，笼统一点讲就是中焦。犯于中焦，则脾胃气机升降失常，没有与水饮搏结，就发生心下痞证。这时就不能再用小柴胡汤了，也不能用大陷胸汤，而要用半夏泻心汤。

这里有一个关键的证眼，就是痛与不痛。满而痛是结胸证，满而不痛是痞证。只是气机失调，就只有满胀。如果有热饮互结，就阻塞得厉害，就会痛。既然痞证是脾胃气机升降失调，就还应当表现出恶心、呕吐的胃气上逆证和肠鸣下利的脾气不升证。所以《金匮要略·呕吐哕下利病脉证治》云："呕而肠鸣，心下痞者，半夏泻心汤主之。"大结胸证与痞证虽然病机不同，但也有一个共同点，就是都是由于外热之邪陷里所致，所以都有清里热的一面。

半夏泻心汤以半夏为君，降逆止呕。配一味干姜，都是辛味药，两味药算一组。黄芩、黄连味苦，又算一组。参、草、枣三味，又算一个组，味甘，补脾胃之气。由此可以看出半夏泻心汤证是寒热错杂之邪痞塞中焦，脾胃气机升降失和，属于气痞证。治疗方法是后世所言的"辛开苦降甘调之法"。叶天士又将辛开苦降法加以细化发挥，用于温病辨治。

煎服中强调"去滓再煎"，目的在于进一步调和药性，后面的泻心汤系列方都一样。前面的小柴胡汤、大柴胡汤和柴胡桂枝干姜汤，以及后面的旋覆代赭汤，都要"去滓再煎"，其中原理都是为了体现和解之法。

◎150　太阳少阳并病，而反下之，成结胸，心下硬，下利不止，水浆不下，其人心烦。

这一条是讲太阳少阳并病误下后，结胸证与下利同时出现。与上一条对比，因为有心下硬，与痞证有类似之处，故有鉴别诊断的意义。

太阳病、少阳病都不能用下法，如果用了，邪必入里成结胸证。如果邪陷于下，伤及太阴，就会下利。成无己的解释更为明确，认为太阳之邪入里成结胸证，而少阳之邪陷里成太阴之下利证。

张仲景没有论述怎么治疗。中上有结胸，下又有下利，治疗有点棘手，病情肯定偏重，愈后不会太好。这算留下了一个悬念。

◎151　脉浮而紧，而复下之，紧反入里，则作痞。按之自濡，但气痞耳。

这一条补充了气痞证的又一个具体病因病机，就像一个病案举例，是伤寒证误下致气痞证。

前一个"紧"当然指脉象，后一个"紧"是代指寒邪，寒邪入里，伤于脾胃阳气，则成虚寒之证，按腹部是软的，而不是硬痛。所以判断是气机失调的气痞证。与第149条比较，病因各不相同，一个是少阳之邪入里，一个是太阳表寒之邪入里。但入里后病机是一致的，治疗也应当用半夏泻心汤。

◎152　太阳中风，下利呕逆，表解者，乃可攻之。其人𣇄𣇄汗出，发作有时，头痛，心下痞硬满，引胁下痛，干呕短气，汗出不恶寒者，此表解里未和也。十枣汤主之。

芫花熬　甘遂　大戟

右三味等分，各别捣为散，以水一升半，先煮大枣肥者十枚，取八合，去滓，内药末，强人服一钱匕，羸人服半钱，温服之，平旦服。若下少，病不除者，明日更服，加半钱。得快下利后，糜粥自养。

这一条也是讲气痞证的类证，还是比较复杂的类证。

这一条要分两层来理解。第一层是"太阳中风，下利呕逆，表解者，乃可攻之"。太阳中风，泛指太阳中风一类证候，而不是单指典型的太阳中风证，也就是包含桂枝汤的一类证候。下利呕逆，就指向了前面第32条和第33条的太阳与阳明合病证，下利用葛根汤，但呕用葛根加半夏汤。这两个方都是以桂枝汤为基础方，所以概称为"太阳中风"。表证解除了，才可以用攻下之法治疗其他兼证。这里再次体现了表里同病，属实证，先解表后攻里。

第二层就是接着论述十枣汤证。用了葛根汤或者葛根加半夏汤后，下利呕逆等表证及兼证已经解决了，只剩下解表后的证候了。"漐漐汗出，发作有时"，且"不恶寒"，说明已不是表证的恶寒发热病机了，而是水饮上下走窜，充斥内外，泛溢为患的里证。头痛，心下痞硬痛，引胁下痛也是水饮走窜之故，所以是"表解里未和"。治法就应当是攻逐水饮，用十枣汤。

十枣汤就是大枣加上芫花、甘遂、大戟三味药，这三味药都是有毒性的，用量不能大。大枣应当尽量多用，不一定只用十枚。目的是用大枣之甘温养胃，以防以上三味药大寒伤胃。一见下利就要停药，还要"糜粥自养"，及时调养脾胃，达到攻邪又护正的目的。

二、脾气虚痞证（153）

◎153　太阳病，医发汗，遂发汗恶寒，因复下之，心下痞，表里俱虚，阴阳气并竭，无阳则阴独，复加烧针，因胸烦，面色青黄，肤瞤者，难治；今色微黄，手足温者，易愈。

这一条讲误治后形成的脾气虚痞证。

太阳病发汗后还是发热恶寒，说明表证仍未解，正确的治法是继续用解表法，但错误地用了下法，导致脾胃气伤，表邪乘虚入里，形成心下痞证。这种痞证的具体表现是表里都虚。"阴阳气并竭"跟表里俱虚是一个意思，阴阳就是指表里，只不过强调的是气虚得厉害些。

如果表邪内陷得深，表证也就不明显了，只有里虚证，这就是"无阳则阴独"。再用烧针，就会导致热灼阴津，上扰心胸，所以胸烦。肺居上焦，受热邪之迫，可见面色青黄，肤瞤。治疗有些难度，原因是一误再误，邪陷较深。如果是肤色稍微发黄，手足还不凉，说明两个问题，一是肺受热邪之困不重，二是虚得不严重，阳气尚存，所以治疗的难度小些。

三、火痞证（154）

◎154　心下痞，按之濡，其脉关上浮者，大黄黄连泻心汤主之。

　　　大黄二两　　黄连一两

　　　右二味，以麻沸汤二升，渍之须臾，绞去滓，分温再服。

　　这一条讲火痞。火痞除了痞证的心下痞塞症之外，还有两个突出体征，一是"按之濡"。腹部既不是"按之石硬"的水热互结大陷胸汤证，也不是"按之则痛"的小陷胸汤证。按腹部是软的，说明没有水、瘀、痰、宿食等病理产物。二是"关上浮"。也就是肝脾为阳浮之脉，主火热。综合分析，就是肝脾火热内扰的痞证。

　　大黄黄连泻心汤直泻里热。麻沸汤就是刚烧开的开水。开水浸泡是"取其气而保其味"，与后下的意思差不多。加上黄芩就是泻心汤。淳于意的火齐汤也就是泻心汤。

四、寒热痞证（155）

◎155　心下痞，而复恶寒汗出者，附子泻心汤主之。

　　　大黄二两　　黄连一两　　黄芩一两　　附子一枚，炮，去皮，破，别煮取汁

　　　右四味，切三味，以麻沸汤二升渍之，须臾，绞去滓，内附子汁。分温再服。

　　这一条论述寒热痞证，也就是火热痞兼表阳虚证。

　　火热痞跟第154条是一样的。同时出现恶寒汗出，这是下焦虚寒证，也是上实下虚，上热下寒的证候。其实这就是水火不济的证候。

　　附子是另煎的，其他三味煎服同第154条，还是用开水浸泡。

五、水痞证（156）

◎156 本以下之，故心下痞，与泻心汤。痞不解，其人渴而口燥烦，小便不利者，五苓散主之。

这一条论述典型的水痞证。

因为误下而导致心下痞证，用泻心汤治疗后还是痞不解，同时出现烦渴，小便不利，这是水饮蓄积于膀胱，而津液不化，不能上承咽喉的原因。所以要用五苓散温化行水。

六、水气痞证（157）

◎157 伤寒汗出解之后，胃中不和，心下痞硬，干噫食臭，胁下有水气，腹中雷鸣，下利者，生姜泻心汤主之。

生姜四两，切　甘草三两，炙　人参三两　干姜一两　黄芩三两半夏半升，洗　黄连一两　大枣十二枚，擘

右八味，以水一斗，煮取六升，去滓，再煎取三升，温服一升，日三服。附子泻心汤，本云加附子。半夏泻心汤，甘草泻心汤，同体别名耳。生姜泻心汤，本云理中人参黄芩汤，去桂枝、术，加黄连并泻肝法。

这一条论述水气痞证。与上一条密切关联。既有气痞又有脾胃气虚证。表邪入里，经过治疗表证解除了，但里证未清。

脾胃气机升降不利，出现"胃中不和，心下痞硬"。食物不化，就会嗳气，口臭。"噫"通"嗳"。

脾胃不和，运化无力，不但食物不化，水湿也可能不化，所以还会出现一个病机和两个症状：胁下有水气，腹中雷鸣，下利。胁下有水气，指水气范围很宽，不只是胃中有水饮，比心下要范围宽。应当指胃肠。腹中雷鸣，指肠中有水，肠鸣音亢进，还有腹泻。这与小肠和大肠的生理功能都有关系。小肠的生理功能是受盛化物、泌别清浊，大肠的生理功能是传化物。都与水的代谢密切相关。严重者，还可出现腹胀胁痛，下肢水肿。

这是一个虚实夹杂的证候。治疗用生姜泻心汤。这个方是以半夏泻心汤

为基础方。半夏泻心汤，即黄芩、黄连、半夏、干姜、人参、大枣、炙甘草七味药。加上生姜就是生姜泻心汤。加生姜的作用主要是健胃散水，取"辛以散之"之意。生姜与干姜的用量比例是4：1，生姜量要大，这很关键。为什么不直接用五苓散呢？因为水气严重程度不够，还没有小便不利，更没有明显水肿。

七、胃气虚痞证（158）

◎158 伤寒中风，医反下之，其人不利日数十行，谷不化，腹中雷鸣，心下痞硬而满，干呕心烦不得安。医见心下痞，谓病不尽，复下之，其痞益甚，此非结热，但以胃中虚，客气上逆，故使硬也，甘草泻心汤主之。

　　甘草四两，炙　黄芩三两　干姜三两　半夏半升，洗　大枣十二枚，擘　黄连一两

　　右六味，以水一斗，煮取六升，去滓，再煎取三升，温服一升，日三服。

这一条论述胃气虚的痞证。

前面一大段都是详述病因病机。外感表证误用下法，出现一天几十次的泄泻，必然导致脾胃气伤，所以就会"谷不化，腹中雷鸣，心下痞硬而满，干呕心烦不得安"，痞证就形成了。医生面对已经形成的痞证，再次误用下法，使痞证进一步加重。此乃虚虚之误，并不是阳明热结的实证，是典型的胃气虚损。"客气"指胃中积滞的宿食，这就是新的病因导致胃气上逆，形成心下痞满之症。

方用甘草泻心汤。这个方跟半夏泻心汤药物组成是一样的，只是加重了甘草的用量。意图在于加大缓急补虚的力度。《金匮要略》"狐惑篇"也有这个方，原文是"蚀于上者为惑，甘草泻心汤主之"。里面有人参，这应当符合方义。现在虚实夹杂的慢性复发性口腔溃疡就可以用这个方。

现在有三个泻心汤，组成了一个泻心汤的系列方。不妨分析比较一下。三个方都是治脾胃不和的心下痞证。都是调和剂。半夏泻心汤是基础方，是针对痞证的基本病机的，治疗气痞证。生姜泻心汤是加了生姜，减少了干姜，

取生姜之辛散，以散水气，治疗水气痞。甘草泻心汤加重了甘草用量，治疗脾胃气虚痞。另外，扩大一点讲，还有附子泻心汤治疗阳虚热痞；大黄黄连泻心汤治疗火痞。

八、下利痞证（159）

◎159　伤寒服汤药，下利不止，心下痞硬。服泻心汤已，复以他药下之，利不止，医以理中与之，利益甚。理中者，理中焦，此利在下焦，赤石脂禹余粮汤主之。复不止者，当利其小便。赤石脂禹余粮汤。

　　赤石脂一斤，碎　　禹余粮一斤，碎

　　右二味，以水六升，煮取二升，去滓，分温三服。

这一条论述误下而致的痞证兼脾虚下焦不固的下利的证候。

伤寒服汤药，下利不止，心下痞硬：误用泻下药，表未解，邪入里而伤脾胃之气，脾虚则清气不升，中焦气机痞塞，故成痞证而下利。这一段是讲痞兼下利的病因病机。

服泻心汤已，复以他药下之，利不止，医以理中与之，利益甚：服用泻心汤本是正确治疗，但一时未见速效，而又误用下法，导致下利加重不止，又误以为是中焦虚寒之下利，而用温中的理中丸之类，结果下利更加严重。这一段讲再次误诊误治。

理中者，理中焦，此利在下焦，赤石脂禹余粮汤主之：导致上述病情加重的原因是没有对证，病在下焦，不是中焦虚寒，应当填补下焦，用涩滑固脱之法，方用赤石脂禹余粮汤。这个方药量是偏重的，否则疗效不明显。这一段讲正确的治法。

复不止者，当利其小便：如果服用了赤石脂禹余粮汤还是下利不止，反而小便不利，说明脾虚失运，水湿偏渗于大肠，清浊不分，水道不利，所以这种病证应当用利小便以实大肠之法，应当用五苓散一类方淡渗利水。

这一条明确提出了治利四法：一是调和脾胃法，治疗脾胃不和的痞利证，方用甘草泻心汤，第158条论述很详细；二是温中补虚法，主治中焦虚寒的脾阳虚利证，方用理中汤一类；三是固涩止脱法，主治下焦虚脱的滑脱证，方用赤石脂禹余粮汤；四是淡渗利水法，治疗清浊不分的小便不利证，方用五苓散一类。

九、心阳虚痞证（160）

◎160 伤寒吐下后，发汗，虚烦，脉甚微，八九日心下痞硬，胁下痛，气上冲咽喉，眩冒，经脉动惕者，久而成痿。

这一条讲阳虚痞久而成痿，水气上冲的证候。

吐下之法，可以导致心阳虚证，虚烦就是心阳虚的典型症状。脉甚微，进一步证明不是气虚而是阳虚。

阳虚则阴不制，水饮之邪上逆，也就是水气凌心，所以会有心下痞硬，胁下痛，气冲咽喉和脾胃的一系列表现。

水饮之邪久恋不去，则津液不生，筋脉失濡，就会出现抽筋和痿证。这一条应联系到第67条太阳病变证的心脾两虚证，其主症是"心下逆满，气上冲胸，起则头眩"。二者病机是一致的，也就可以用苓桂术甘汤，考虑阳虚很重，可以合用真武汤。

十、痰气痞证（161）

◎161 伤寒发汗，若吐若下，解后心下痞硬，噫气不除者，旋复代赭汤主之。

旋复花三两　人参二两　生姜五两　代赭一两　甘草三两，炙半夏半升，洗　大枣十二枚，擘

右七味，以水一斗，煮取六升，去滓，再煎取三升。温服一升，日三服。

这一条讲肝脾不和的痰气痞证。

汗不得出，再有吐下，虽然表证已消，但误治，导致脾虚生痰，胃虚气逆，升降失和，所以除了心下痞，还有噫气。同时还应当考虑肝气横逆犯胃。与生姜泻心汤的水气痞不同，这里是痰气痞。

旋覆代赭汤共七味药，从组方上分析可分成三组。第一组是生姜和半夏。主治胃气不和，痰饮不化。生姜要重用，重在温散痰饮。第二组是旋覆花、代赭石。一个疏利，一个潜镇。旋覆花既可疏肝理气，又可利肺散结。代赭

石是矿物药，可以镇肝，还可以活血。代赭石重镇走下焦，可以导致轻微下利，是妊娠禁忌药。用量要轻，否则会引药下行到下焦，使中焦失治。第三组是参草枣，补益气血。

旋覆代赭汤与半夏泻心汤比较，是用旋覆花、代赭石这一组疏潜相结合的药替换了苦降的黄芩、黄连，用生姜替换了干姜。因为涉及肝胃不和，胃虚气逆，所以用生姜止呕。没有热邪，只有痰饮，所以没有苦降的芩连。大陷胸汤证是水与热结，半夏泻心汤证是有热邪而无水，而旋覆代赭汤证是有水无热。

煎服法有"去滓再煎"的特殊要求，这种空煎法前面的和解剂已经讲过，目的是进一步调和药性。这是和解剂的一个共同点。

◎162　下后不可更行桂枝汤，若汗出而喘，无大热者，可与麻黄杏仁甘草石膏汤。

　　　麻黄四两　杏仁五十个，去皮尖　甘草二两，炙　石膏半斤，碎，绵裹

　　　右四味，以水七升，先煮麻黄，减二升，去白沫，内诸药，煮取三升，去滓，温服一升。本云，黄耳杯。

这一条与第63条基本相同，只是这条是"下后"，第63条是"汗后"。这里怎么接上这一条，感觉有点脱节，这种情况很少见。赵刻本并没有这一条。

十一、外感虚寒痞证（163）

◎163　太阳病，外证未除，而数下之，遂协热而利，利下不止，心下痞硬，表里不解者，桂枝人参汤主之。

　　　桂枝四两，别切　甘草四两，炙　白术三两　人参三两　干姜三两

　　　右五味，以水九升，先煮四味，取五升，内桂，更煮取三升，温服一升，日再夜一服。

这一条讲虚寒痞，同时兼有表证。

太阳表证，因表证一时未解而屡次误用了下法，导致协持表热并且下利。协持表热，是因为表证仍然未解，下利是误下耗伤了脾胃中阳。心下痞硬也是因虚寒而生。这是因误下而形成的表里同病。

这一条要与第34条比较。第34条也是太阳表证误用了下法，导致"利遂不止"。虽然都是表里双解，但不同之处在于，一个是外邪入里化热，一个是中焦虚寒。所以一个用葛根芩连汤清热止利，一个用桂枝人参汤温中止利。

两条比较起来分析，给我们的启示是很大的。极为相似的病因怎么会导致截然不同的病机转归呢？这主要与病人自身正气的强弱有关。虚人外感误下容易致虚，强人外感误下容易入里化热。其次与外邪强弱也有关系。越伤得厉害，就会越虚得厉害。本条是"数下之"，比第34条要伤得重。

这种证候应当表里双解，而以温里为主，用桂枝解表，用人参汤也就是理中汤温中治痞治利。

煎服法也有特别讲究之处。"先煮四味"就是先煎理中汤，再后下桂枝。桂枝是解表的药，如果与滋腻之品同煎，有黏滞其发散功效之嫌，也不宜久煎，使芳香走窜之性耗散。这可举一反三，凡是表里同病，是补内而散表的方，都可以效仿此法。

十二、外感实热痞证（164－165）

◎164　伤寒大下后，复发汗，心下痞，恶寒者，表未解也。不可攻痞，当先解表，表解乃可攻痞，解表宜桂枝汤，攻痞宜大黄黄连泻心汤。

这一条是讲里实热痞，兼见表证。与上一条比较，同样是表里同病，不同之处在于一个是寒，一个是热；一个是虚，一个是实。这种情况下，必然解表优先。

表里俱实，解表优先在前面第45条已经讲过了，但表里同病，是里虚证的，就应当先治其里虚，或者表里同治，以补虚为主。如果不顾里虚，一味解表，会导致正气更虚，外邪不但不能除，反而容易陷里伤正。

◎165　伤寒发热，汗出不解，心下痞硬，呕吐而下利者，大柴胡汤主之。

这一条紧接上一条讲实热痞的重证，兼见少阳证。大柴胡汤证在第103条已经论述过："呕不止，心下急，郁郁微烦者，为未解也，与大柴胡汤下之，则愈。"对二者不妨作一个分析比较。

"伤寒发热，汗出不解"是太阳表邪内传少阳，太阳表邪仍在的表现。"心下痞硬"比"心下急"要严重，"呕吐"比"呕不止"也要严重。"下利"当为热利，肝胆之火迫挤肠胃所致，比一般的腹泻要重，相当于痢疾，是实热证，不是第159条所讲的脾胃气虚、胃气不和的下利。如果站在治利的角度，这一条接第159条应当是第五种治利法。这是通腑泻热治利，体现了通因通用的治则。

十三、痰食寒痞证（166）

◎166　病如桂枝证，头不痛，项不强，寸脉微浮，胸中痞硬，气上冲喉咽，
　　　　不得息者，此为胸有寒也。当吐之，宜瓜蒂散。

　　　瓜蒂一分，熬黄　　赤小豆一分

　　　右二味，分别捣筛，为散已，合治之，取一钱匕，以香豉一合，
　　用热汤七合，煮作稀糜，去滓，取汁和散，温顿服之。不吐者，少
　　少加，得快吐乃止。诸亡血虚家，不可与瓜蒂散。

这一条讲痰食寒痞证。寒邪入里，胸阳受损，气机逆乱，寒痰上扰。

病如桂枝证，是"如"而不是真正的桂枝汤证，可能有恶寒发热，自汗等类似桂枝汤证的症状。但头不痛，项不强，所以又不完全像表证。

寸脉属阳，主表。"微浮"说明是表受邪了。这个"表"不一定是外感表邪，也可能是阳位受邪，这个"表"是广义的，也可理解为轻浅的风邪犯表证。

这一条是指胸阳受寒邪侵袭，使气机逆乱，夹痰上扰，而出现气上冲，喘息。治疗用吐法的瓜蒂散。取"病在上者，因而越之"之意。瓜蒂散共三味药。瓜蒂味苦，善吐痰涎宿食，赤小豆味酸，能祛湿除烦。二者相伍，遵"酸苦涌泄为阴"之意。香豉发散清宣，能载药上行，助涌吐之力，而发越胸中寒湿痰饮。

吐法不能随便用，对体虚之人一定要慎之又慎。特别是上焦虚证的更不

能用，如冠心病、肺气肿、老慢支等。

十四、死痞证（167）

◎167　病胁下素有痞，连在脐傍，痛引少腹，入阴筋者，此名藏结，死。

这一条论述三阴脏结的死痞证，是最严重的痞证，我们也可以称作死痞证。

胁下素有宿痞，属肝经，连在脐旁，就涉及了太阴脾经，这是肝寒之邪气乘脾，痛引少腹，就又涉及了少阴肾经，所以是三阴脏结。入阴筋，就是外生殖器都缩进去了，这是阴寒太盛，寒性收引到了极致的表现，是亡阳欲脱之证。所以张仲景称之为死证。缩阴证在临床上是很有诊断意义的，主预后凶险。

张仲景详述了气痞、脾气虚痞、火痞、寒热痞、水痞、水气痞、胃气虚痞、下利痞、心阳虚痞、痰气痞、外感虚寒痞、外感实热痞、痰食寒痞以及死痞等十四种痞证，构建了一个痞证的辨治体系。

第三节　太阳病相关诸经变证（168－178）

太阳病由表及里发生传变有多种情况，传阳明、少阳、太阴、少阴都有可能。张仲景从临床实际出发，用了七种变证来举例论述。

一、阳明气阴两虚变证（168－170）

◎168　伤寒若吐若下后，七八日不解，热结在里，表里俱热，时时恶风，大渴，舌上干燥而烦，欲饮水数升者，白虎加人参汤主之。

　　知母六两　　石膏一斤，碎　甘草二两，炙　人参二两　粳米六合

　　右五味，以水一斗，煮米熟汤成，去滓，温服一升，日三服。豉方立夏后，立秋前乃可服。立秋后不可服。正月、二月、三月尚凛冷，亦不可与服之，与之则呕利而腹痛。诸亡血虚家亦不可与，得之则腹痛利者，但可温之，当愈。

这一条讲太阳表邪入里，热结阳明，导致气阴两伤的病证。简单地讲，就是热入阳明、结而致虚。

太阳伤寒表实证，误用了吐下之法经，过很久表证不解，已在预料之中。导致的后果是表邪入阳明，具体表现为热集结于阳明之里，形成阳明里热的局面。

热盛伤津，汗出增加，可使腠理开泄，所以时时恶风。这种情况很多人应当有生活体会，大汗之后遇上凉风，往往会出现冷颤。伤津理所当然会大渴。

舌象是干燥而烦。"烦"就是"甚"，很厉害的意思。还有骨节烦痛，也是骨关节痛得很厉害的意思。当然也就连带有"心烦"的意思。痛苦不堪，当然会心烦。

白虎加人参汤的功效很明确。白虎汤清气分热，这也提醒我们，阳明的热结，并没有形成阳明里实证，只是阳明热证，否则就要用承气汤了。人参是气阴双补之药，不要片面理解人参只是大补元气的药。

《神农本草经》讲"人参，味甘，微寒，无毒，主补五脏……"，补五脏就是大补阴精，因为五脏为阴。《别录》称人参能"止消渴"，可见补阴生津也是人参的一大功效。既然能入阴，就能安神定惊。我们对人参的功效应当有一个全面的认识。

◎169　伤寒无大热，口燥渴，心烦，背微恶寒者，白虎加人参汤主之。

这一条是对上一条的补充，是证同而症不同。这是张仲景临床实践的真实再现。同一个证候，临床表现往往有差别，这就是个体差异。中医辨证就是要透过纷繁复杂的表象看到病机的本质所在。

◎170　伤寒脉浮，发热无汗，其表不解，不可与白虎汤。渴欲饮水，无表证者，白虎加人参汤主之。

这一条论述白虎汤的运用原则。高度概括就是无表证可用，有表证为禁忌。要牢牢把握白虎汤是清里热的，不是解表剂。同样是热证，如果是表热而非里热，千万不可用白虎汤。

白虎汤因为重用石膏，成为大凉之重剂，针对里热可速清。但无里热，则可郁遏阳气，如果有表邪，则会导致邪陷入里，表热不但不能解，还会导致邪热入里。所以儿科的感冒发烧，不能不加思考地用白虎汤退烧，也不能随便加石膏清热。单纯的表热是不能用石膏的。

二、太少并病（171）

◎171　太阳少阳并病，心下硬，颈项强而眩者，当刺大椎、肺俞、肝俞，慎
　　　勿下之。

这一条讲太阳少阳并病的治法和禁忌，与第150条的意思是一致的。经络辨证讲经络分布和脏腑络属。六经辨证既讲经络分布络属还讲传变。这一条是经络辨证下的外治法。

心下硬是结胸证，属太阳病。颈在两侧，属少阳，项在颈后，属太阳，目眩属少阳。大椎是督脉的穴位，但手足六阳经都经过该穴。肺俞、肝俞是足太阳经的穴位。刺大椎治太阳表证，刺肺俞治结胸证，刺肝俞治少阳证。

不可用下法。与第150条不能用汗法是一致的，因为都可能导致邪进一步内陷。

三、太少合病（172）

◎172　太阳与少阳合病，自下利者，与黄芩汤；若呕者，黄芩加半夏生姜汤
　　　主之。

黄芩汤方

黄芩三两　芍药二两　甘草二两，炙　大枣十二枚，擘

右四味，以水一斗，煮取三升，去滓，温服一升，日再夜一服。

黄芩加半夏生姜汤方

黄芩三两　芍药二两　甘草二两，炙　　大枣十二枚，擘　半夏半升，洗　生姜一两半，一方三两，切

右六味，以水一斗，煮取三升，去滓，温服一升，日再夜一服。

这一条讲太阳少阳合病下利的证治。

太阳与少阳合病的基础上，出现自下利是焦点。自下利是少阳热邪迫于肠胃所致，是热利。用黄芩汤清肝胆之热，下利可止。同时少阳枢机恢复正常，太阳表证也可随之而解。如果兼呕，加半夏、生姜降逆止呕。

四、上热下寒证（173）

◎173　伤寒胸中有热，胃中有邪气，腹中痛，欲呕吐者，黄连汤主之。

　　黄连三两　甘草三两，炙　干姜三两　桂枝三两，去皮　人参二两　半夏半升，洗　大枣十二枚，擘

　　右七味，以水一斗，煮取六升，去滓，温服，昼三夜二。疑非仲景方。

这一条讲太阳病上热下寒的证治。

太阳病可以出现胸中有热证，胃中有寒邪。这条表述与前面诸多条的表述用语有明显不同，就是加了"有"字，是"原有"的意思。提示我们太阳病的这种变证是病情自身转归的结果，不是误治的结果。

胸中有热的具体表现是欲呕吐，胃中有寒的具体表现是腹中痛。这种上热下寒的太阳变证要与寒热错杂的痞证相鉴别。主要从以下四个方面来鉴别。

1. 病因不同　痞证是误治所致，而上热下寒变证是变证所固有。

2. 病位不同　痞证在心下，即胃脘。上热下寒变证的病位分属上下。上包括胃脘及胸膈，下包括胃肠，主要指腹部。

3. 病机不同　痞证是脾胃气机升降失调，即中焦失调。上热下寒变证是上下阴阳不调，阳不得生而下寒，阴不制火则上热，甚至可以理解为水火不济的关系。

4. 临床表现不同　痞证是心下痞闷胀塞不舒，上热下寒变证是上热欲呕吐，下寒腹中痛。

所以二者治法方药也就不同。治痞证用辛开苦降甘调之法，主方是半夏泻心汤。上热下寒变证用平调寒热之法，主方是黄连汤。黄连汤是半夏泻心汤去黄芩加桂枝而成。桂枝通阳化气，有沟通上下的作用，主要是针对上热下寒，阴阳不调。去了黄芩，清热的药就只有黄连了。辛散温中的药量相对就加大了。所以黄连汤偏重于治下焦虚寒。针对胸热，有引火归元的意思。

黄连汤加上前面讲的三个泻心汤都是调和剂，《证治要诀类方》还有一个连理汤，即理中汤加茯苓、黄连，主治虚寒湿热并存之证，也应当一起比较。

五、风湿变证（174－175）

◎174　伤寒八九日，风湿相搏，身体疼烦，不能自转侧，不呕，不渴，脉浮虚而涩者，桂枝附子汤主之。若其人大便硬，一云脐下心下硬。小便自利者，去桂枝加白术汤主之。

桂枝附子汤

桂枝四两，去皮　　附子三枚，炮，去皮，破　　生姜三两，切　大枣十二枚，擘　甘草二两，炙

右五味，以水六升，煮取二升，去滓，分温三服。

去桂加白术汤方

附子三枚，炮，去皮，破　　白术四两　　生姜三两，切　　甘草二两，炙　大枣十二枚，擘

右五味，以水六升，煮取两升，去滓，分温三服。初一服，其人身如痹，半日许复服之，三服都尽，其人如冒状，勿怪。此以附子、术，并走皮内，逐水气未得除，故使之耳。法当加桂四两，此本一方二法，以大便硬，小便自利，去桂也；以大便不硬，小便不利，当加桂。附子三枚恐多也。虚弱家及产妇，宜减服之。

这一条讲太阳风湿变证。

太阳伤寒日久后，又感风湿之邪，出现全身剧痛，脉浮虚而涩，说明表虚而阳气不通，是寒湿之邪困表所致。不呕不渴说明表邪没有传里。用桂枝汤再加附子既解表又温化寒湿，附子不只有单纯回阳温阳的功效，也可以化寒湿。

大便硬，小便自利，二者之间有因果关系，因为小便自利，津液丢失了，所以大便就硬。去桂枝是防止发汗进一步伤津液。加白术是为了与附子配伍，治膀胱失约。煎服法里又特别提醒，如果大便不硬，小便不利，就要加桂枝，因为是膀胱气化功能不行了，要用桂枝通阳化气。

◎175　风湿相搏，骨节疼烦，掣痛不得屈伸，近之则痛剧，汗出短气，小便不利，恶风不欲去衣，或身微肿者，甘草附子汤主之。

　　甘草二两，炙　附子二枚，炮，去皮，破　白术二两　桂枝四两，去皮

　　右四味，以水六升，煮取三升，去滓，温服一升，日三服。初服得微汗则解，能食，汗出复烦者，将服五合，恐一升多者，宜服六七合为始。

这一条还是论述风湿变证，但病情更为严重。

除了骨节疼烦，还有掣痛、近之痛剧，这说明痛得非常厉害。汗出说明表虚，短气既有虚，也有胃饮凌心的原因。小便不利、身微肿进一步证实了有寒饮不化。恶风不欲去衣说明阴寒内盛。

这一条的风湿变证之所以更严重，是因为有寒饮之故。前面两条还只是寒湿困于肌表，这里是寒饮相搏，饮重于湿。所以白术、桂枝同用，既要祛水湿，又要通阳化气。治疗风湿变证的三个方的共同点是都有温化寒湿的附子。寒饮在里，寒湿走表，所以甘草附子汤不能用生姜。

六、阳明气分变证（176）

◎176　伤寒脉浮滑，此以表有热，里有寒，白虎汤主之。

　　知母六两　石膏一斤，碎　甘草二两，炙　粳米六合

　　右四味，以水一斗，煮米熟汤成，去滓，温服一升，日三服。

这一条论述太阳病出现了阳明气分热的变证。

也就是白虎汤证。这一条本来并不复杂，就因为"里有寒"与证不符合，使后世颇感困惑。本人认为"寒"字改成"烦"字比较妥当。烦就是烦热。

白虎汤就四味药。石膏用量很大，主要是清肺胃里热，所以只有表热不能用石膏。知母既清热又养阴生津。知母能滋肾阴，所以滋补作用很强，是以补肺养肾，也就是金水相生。知母药名的意思是"知道肺为肾之母"，清润肺是可以养肾阴的。

脉浮主表，也可以是洪脉，洪脉属于浮脉系列，是气分热盛的脉象。滑脉主里实热，不要片面认为滑脉只主痰湿饮证。滑脉在指下的感觉就是圆滑有力。形成圆滑有力的表现可以有多种因素。痰湿饮、食滞可以充实血脉，所以可以滑，但不一定数。妊娠气血充盛，也可以滑，但是尺寸俱滑。所以《医宗金鉴》对"喜脉"的解释是："少阴动甚知有子，阴搏阳别尺寸凭，但搏不滑胎三月，搏而滑石五月形。"

七、少阴气阴两虚变证（177－178）

◎177　伤寒脉结代，心动悸，炙甘草汤主之。

　　甘草四两，炙　生姜三两，切　人参二两　生地黄一斤　桂枝三两，去皮　阿胶二两　麦门冬半升，去心　麻仁半升　大枣三十枚，擘

　　右九味，以清酒七升，水八升，先煮八味取三升，去滓，内胶烊消尽，温服一升，日三服，一名复脉汤。

这一条论述太阳传少阴导致气阴两虚的变证。

结脉和代脉是两个脉，既有区别又有联系。结脉是缓而能复，止无定数。主阴气结。"结脉皆因气血凝"，"结脉缓而时一止，独阴偏盛欲亡阳"。代脉是缓而久方复，止有定数。有以停歇取代悸动之意。主脏气衰。"代脉原因脏气衰"，"动而中止不能还，复动因而作代看"。

两种脉交替出现，就是气阴两伤，就会出现严重的心律失常。

炙甘草汤药物由三部分构成。一是参、草、枣，气阴双补。二是生地、阿胶、麦冬、麻仁，滋阴。三是姜、桂、酒，通阳。因为突出心动悸，所以主治指向心肾不交，心阴阳两虚的证候。

◎178　脉按之来缓，时一止复来者，名曰结。又脉来动而中止，更来少数，中有还者反动名曰结，阴也。脉来动而中止，不能自还，因而复动者，名曰代，阴也。得此脉者必难治。

这一条补充论述结代脉的怪脉。

结阴脉是由结脉发展而来的怪脉，就是极不稳定的结脉。代阴脉是由代

脉发展而来的怪脉，就是极不稳定的代脉。两种怪脉都是气血极虚的表现，属危象。

太阳病下篇主要是论述太阳病的进一步演变，包括结胸证、痞证和其他相关变证。与其他经都有关联，体现了由表及里的传变。

整个太阳病是一个庞大的系统，在《伤寒论》中占的比重最大，共 178 条，占了一小半篇幅。这也体现了六经辨证的规律，传变的源头还在太阳之表，所以相对复杂些，越往里变数就相对简单些。但越往里，杂证的特点也会越来越突出。

第七章　阳明病提纲

第一节　阳明经生理病理

一、阳明生理

阳明指足阳明胃经和手阳明大肠经。阳明是两阳合明的意思，两阳包括太阳和少阳，阳明居中。《素问·阴阳类论》讲："所谓二阳者，阳明也。"《素问·阴阳别论》讲："二阳之病发心脾。"所以，阳明定位是二阳，比太阳三阳要弱，比少阳一阳要强。三者分别有巨阳、盛阳和幼阳之说。

胃足阳明之脉，起于鼻，交额中，旁纳太阳之脉，下循鼻外，入上齿中，还出挟口，环唇，下交承浆，都循颐后下廉，出大迎，循颊车，上耳前，循发际，至额颅；其支者，从大迎前下人迎，循喉咙，入缺盆，下膈属胃络脾；其直者，从缺盆下乳内廉，下挟脐，入气街中；其支者，起于胃中，循腹下至大肠手阳明之脉，气街中而合，以下髀关，抵伏兔，下膝膑中，下循胫外廉，下足跗，入中指内间；其支者，下廉三寸而别，下入中指外间；其支者，别跗上，入大指间，出其端。

足阳明经别，上通于心，沟通阳明与心。故胃热上扰心神的病机常见。

足阳明胃腑，与脾同居中州，脾胃以膜相连，经脉相互络属，互为表里。胃为"水谷气血之海"，主受纳，腐熟水谷。以通为顺，以降为和，喜润而恶燥。脾主运化，运化水谷，运化水液；脾主升清，主统血。在志为思，在液为涩，在体合肌肉，主四肢。开窍于口，其华在唇。脾以升为健，喜燥而恶湿。脾胃纳化相因，升降相协，燥湿相济，合为后天之本，气血生化之源。故《素问·血气形志篇》讲："夫人之常数，太阳常多血少气，少阳常少血多气，阳明常多气多血，少阴常少血多气，厥阴常多血少气，太阴常多气少血，此天之常数。"

大肠的生理功能是传化糟粕，是胃的降浊功能的延伸。《素问·灵兰秘典论》讲："大肠者，传导之官，变化出焉。"

二、阳明病理

阳明病的病位是手足阳明经，属大肠腑、胃腑。因小肠上下连通胃和大肠，所以与小肠也有关系。阳明病定位于肠胃系统，称作"胃家"。病性是外邪侵入阳明经腑而成里实热证。

阳明病的病因包括两大方面：一是阳明本经受邪。外感风寒伤及阳明，入里化热，又称作正阳阳明。二是他经传邪。有三种主要途径：①太阳传阳明，又称太阳阳明；②少阳传阳明，又称少阳阳明；③太阴外出阳明，此为阴病出阳，又称脏邪还腑。

第二节　阳明病提纲（179－193）

阳明病的主要病理特点是里实热，治则治法主要是清下之法。

一、阳明病病因与提纲证（179－186）

◎179　问曰：病有太阳阳明，有正阳阳明，有少阳阳明，何谓也？答曰：太阳阳明者，脾约一云络是也；正阳阳明者，胃家实是也；少阳阳明者，发汗利小便已，胃中燥烦实，大便难是也。

阳明病先从病因和来路开始论述。首先以提问的形式指出了阳明病的三大来路：太阳阳明，正阳阳明和少阳阳明。开门见山，直截了当。

第一种来路是太阳阳明，病机是"脾约"。素有胃热，再遇上太阳表证发汗伤津，导致肠燥，二者结合，则成胃内燥热。脾主运化，包括运化水液的功能。《素问·厥论》讲："脾主为胃行其津液者也。"脾与胃之间是相反相成的关系。胃因燥热，必伤脾阴，脾的运化功能就受到约束，特别是运化水液的功能就会受限制。最直接的影响就是肠道津液不能到达，形成肠燥便秘。

第二种来路是正阳阳明，病机是"胃家实"。同样是素有胃热，不同之处是没有外邪干扰，完全是胃腑积热或者是宿食化热形成的燥热，导致整个脾胃系统也就是胃家的里实热燥证，所以是重症，比其他两个途径都要严重。

第三种来路是少阳阳明，病机是"胃中燥烦实"。少阳半表半里证，本当用小柴胡汤和解，误用汗法，或者利尿法以后，使胃阴受伤，津液亏损，而形成燥烦实，也就是干燥、烦热和大便硬结，必然结果是"大便难"。

◎180　阳明之为病，胃家实一作寒是也。

在上一条充分论证阳明病病因来路的基础上，提出了阳明病提纲是"胃家实"，这是对阳明病本质的一个高度概括。

前面已经讲清楚了，胃家是指整个脾胃肠系统。"实"是里实热燥的病理状态，这是与其正常生理状态相对而言的。正常生理状态是怎样的呢？当然是"不实"。具体而言，就是脾的运化正常，胃受纳、腐熟水谷正常，通降和顺。水谷入胃则实，肠则暂时虚，腐熟下移肠道，就形成胃虚肠实，所以实是暂时的、动态的，有一个虚实更替转化的过程，这就是"不实"。《灵枢·本藏》讲："水谷入口，则胃实而肠虚；食下，则肠实而胃虚。"这种相对的"实"，就是虚实结合。如果形成绝对的"实"，就是病理状态，也就是胃家实。另外，绝对虚也是病理状态，正如《素问·五脏别论》所讲的："六腑实而不能满。"如果水谷在胃中一刻也不能停留，就是消化不良，必须有一个相对实的阶段，才有机会消化吸收。

◎181　问曰：何缘得阳明病？答曰：太阳病，若发汗，若下，若利小便，此亡津液，胃中干燥，因转属阳明。不更衣，内实，大便难者，此名阳明也。

这一条进一步阐述阳明病的病因和胃家实的具体症状。

首先列举了汗法、下法、利小便三种误治可以导致津液亡失，使胃阴亏耗。转属阳明，就是太阳阳明并病。也就是太阳病发汗太过，或者误用下法、利小便，导致太阳阳明并病。阳明病一出现，就是胃家实。后面列举了胃家实的三种具体表现，是讲病情轻重的。第一种是"不更衣"。就是没有便意，也就是很长时间才会大便，不按正常时间排便，但大便不会明显难，也就是不明显实，这属胃家实轻微证。第二种是"内实"。是大便干结，但还能勉强排出，这属胃家实轻证。第三种是"大便难"。是大便非常费劲，甚至根本无法排出，这属胃家实重证。

◎182 问曰：阳明病外证云何？答曰：身热，汗自出，不恶寒，反恶热也。

这一条讲阳明病的外在表现，同时与太阳表证相鉴别。一提到阳明病，马上联系到里实证的"痞、满、燥、实"。容易忽视外证。其实外证是很有诊断意义的。

外证的第一个症状就是"身热"，但不是发热。身热是由里向外源源不断地透热，就像一个蒸锅，火在下面烧，热由里往外面蒸发，所以形容为蒸蒸而热。这就是阳明里实热证的特点。太阳病才是"发热"，是邪正相争于表所形成的表热。初用手摸，感觉很热，甚至烫手，但手放一会，就不觉得特别热了，因为这是浅表的热，也就是翕翕发热。阳明"身热"则恰恰相反，手摸上去的感受是热度持续增加，并且手掌胸腹都很明显。外证的第二个症状就是"汗自出"。汗也出得多，是蒸腾汗出。而太阳病表实证无汗，中风表虚证虽然也是"汗自出"，但是出毛毛汗，手摸上去是湿润的感觉。

最后特别强调了与太阳病的鉴别要点，就是"不恶寒，反恶热"。因为不是表证，不存在外邪束表伤阳，所以不恶寒。以上三点，就是阳明与太阳的鉴别要点，临床指导意义很大。

◎183 问曰：病有得之一日，不发热而恶寒者，何也？答曰：虽得之一日，恶寒将自罢，即自汗出而恶热也。

这一条论述太阳传阳明的传经规律，有一个短暂的由表及里的过渡阶段，也就是阳明初感的表现。

突出的表现就是有一个短暂的恶寒症状。这是因为外邪仍处在由表入里

第七章　阳明病提纲

153

的初始阶段，有表邪外束的特点。但一定不会拖很长时间，随即会"自出汗而恶热"，标志着邪已入阳明，或里实热证。

这一条论述了阳明初感外证，是对阳明外证的一个补充说明。

◎184　问曰：恶寒何故自罢？答曰：阳明居上，主土也，万物所归，无所复传，始虽恶寒，二日自止，此为阳明病也。

这一条从阳明病病机本质的角度进一步论述阳明初感、恶寒自罢的机理。

阳明属土居中，足阳明胃与脾同居中焦。胃热炽盛，成里实热证，表里之邪聚集于胃，病势很迅速。恶寒的本质是表邪束表，阳郁不伸。传变过程中，表邪暂时未归阳明，所以就恶寒，加之邪未入里，胃热未起而不外达，所以只有恶寒，一旦外邪入里，表证消退，胃热始生，则身热而不恶寒。

同时进一步提出了阳明病"万物所归，无所复传"的理论。意思是内外之邪都可向阳明经传变。太阳表证，少阳半表半里证，可以因阳热偏盛，邪从燥化，转属阳明。三阴病脏寒遇阳气回复，脏邪还腑，也可转属阳明。六经病中只有阳明病不恶寒，其他五经都有可能恶寒。邪入阳明腑，就像万物归于土中央，就会表现得很稳固，再发生传变的机会就小了。

◎185　本太阳初得病时，发其汗，汗先出不彻，因转属阳明也。伤寒发热无汗，呕不能食，而反汗出濈濈然者，是转属阳明也。

本条讲太阳病转阳明的两种情况。

第一种是汗出不彻而转阳明。太阳初起，用汗法，是正治，不是误治。汗出来了，邪本当消退。恰恰出现了邪没有消退的情况，就会传到阳明。这是外邪郁闭而入里化热的结果。

第二种是伤寒表实证与胃里热证同在，最终太阳表邪亦会转属阳明。"发热无汗"是伤寒表实，"呕不能食"是胃热的表现，"汗出濈濈然"是转属阳明的标志。濈是热而汗出，且连续不断，逐渐增多的意思。这是表邪转里与里热合病的结果。

这一条也印证了"万物所归，无所复传"的机理。

◎186　伤寒三日，阳明脉大。

这一条通过脉象论述阳明病病因。大脉特指阳明初感之脉象，应当与阳明里实之洪大脉鉴别。

大脉的特点是应手阔大，但没有洪脉的汹涌之势。主邪气刚盛，尚未达到极致，这里还是指阳明病初期的脉象特点，它反映了病机的本质，刚入阳明尚未形成燥热里实证。大脉反映的是阳明病的动态病程，正如《素问·脉要精微论》所言："大者病进。"所以第5条讲："伤寒二三日，阳明、少阳证不见者，为不传也。"现在见了，就是刚刚传了。可见三日是一个传阳明的时间节点。《伤寒例》篇中也讲："尺寸俱长者，阳明受病也，当二三日发。"

二、阳明病病机（187－191）

◎187　伤寒脉浮而缓，手足自温者，是为系在太阴。太阴者，身当发黄，若
　　　　小便自利者，不能发黄。至七八日大便硬者，为阳明病也。

这一条论述太阳转属太阴，太阴转属阳明的病机特征，也是对阳明病病机的深化。

伤寒脉浮而缓：外感伤寒后脉象应当是浮紧，现在变成浮而缓，说明表证还在，也就是太阳表证还在，"而缓"表示进一步出现了"脉不紧"，就有邪入里的迹象。

手足自温者，是为系在太阴：脾主肌肉和四肢，手足自温说明脾有热，这是太阳之热传太阴所致。喻嘉言讲："手足自温者，是邪已去表而入里，其脉之浮缓，又是邪在太阴，以脾脉主缓故也。"所以判断"系在太阴"。

太阴者，身当发黄：太阴脾为阴土，主湿。脾一旦受邪，运化无力，则生湿热，湿热蕴蒸，达于肌表就会发黄。这与手足自温的意义是呼应的。

若小便自利者，不能发黄：如果小便正常，湿热有外排的通路，就不会出现肌肤发黄。这是从正面角度论证脾经湿热的病机。

至七八日大便硬者，为阳明病也：太阴属阴土，主湿，阳明胃属阳土，主燥。经过一段时间的治疗，小便自利了，脾阳就会恢复，湿热就消除了。但在转化过程中，有一个通道，就是由阴转阳，湿热由太阴转阳明而出，临床的实际情况是，经过阳明胃时，湿在转化过程中化了，而热不容易化，会

被暂时截留，因为胃主燥，化湿容易祛热难。胃就会出现燥热伤津，表现为大便硬结。此时阳明里热实证就形成了，这就是太阴转属阳明的全过程。其中又分成了两个阶段，首先是太阳传太阴，形成太阴湿热证；然后是太阴转阳明，即由阴转阳，形成阳明里实热证。

通过辨治脾胃杂证，可从中提炼出一条经验，那就是利小便消湿热，通大便祛实热。

◎188　伤寒转系阳明者，其人濈然微汗出也。

这一条论述太阳转属阳明的病机特点。这是阳明病机之二。

第185条已经提出了汗出濈濈然，这一条重提并加上了"微汗"两个字，意在强调太阳转阳明的初始交替时刻的病理状态，就是表郁而汗出不多，这是为了强调太阳转阳明的郁表入里的特征。

◎189　阳明中风，口苦咽干，腹满微喘，发热恶寒，脉浮而紧，若下之，则腹满小便难也。

这一条进一步论述太阳转阳明，不同之处在于阳明表里同病，或者称经腑俱病。这一条呈现两阳合病。

风寒表邪直中阳明，表现为发热恶寒的经表症状，又有口苦咽干，腹满微喘的里腑症状。脉浮而紧，表明表证的分量还偏重，此时用下法治里实证，显然太早，还不到火候。如果用了下法，就会导致表邪内陷，里实证加重，出现腹满，小便难。正确的治法应当是先解表再攻里。

胡希恕老先生主张用大青龙汤，理由是表里同病，这一点和第38条大青龙汤证"太阳中风，脉浮紧，发热，恶寒，身疼痛，不汗出而烦躁者"是一致的。唯一区别在于：一个是太阳中风，一个是阳明中风。之所以称阳明中风是因为出现了阳明里实证。大青龙汤重在解表，只用了石膏兼清里实热。

石膏用了多少呢？石膏用量是"如鸡子大"，估算一下就是90克左右。根据"煮取三升""温服一升"，换算成现在的处方剂量应当是30克。方中麻黄与石膏的剂量是相等的，可见麻黄重用了，而石膏相对是轻用了。从药物剂量也可以看出，大青龙汤是以解表为主的方。

◎190　阳明病，若能食，名中风；不能食，名中寒。

　　阳明病有两条来路。一个是传经之邪，也就是太阳传阳明。一个是自受之邪，也就是表邪直中阳明。传经的情况多一些，所以阳明热证常见，其机理就是风寒入里，伤脾胃之阳，生湿化热。直中的情况就大有不同。这一条很明确讲直中分中风和中寒。现在惯用的解释是风为阳邪易化热，热易腐熟水谷，故能食；寒为阴邪，易伤脾阳，故运化失司而不能食。本人认为这种解释是不妥的，风寒怎么能分开呢？前面论述了这么多伤寒外感的问题，什么时候把风与寒分开过？

　　胡希恕老先生提出用阶段论来解释这一条，有一定道理。他认为，中风是阳明病初感阶段，虽然有热，但没有形成燥实热结，大便还通，所以能食。中寒是阳明病中后期，燥实热结已形成了，运化失司，所以就不能食。中风的解释有道理，对中寒的解释还是有点讲不通。中寒解释为中焦虚寒，似乎更为合理，意图在阳明中风与中焦脾胃虚寒的鉴别。柯韵伯讲得精辟："此不特以能食、不能食别风寒，更以能食、不能食审胃家虚实也。要知风寒本一体，随人胃气而别。"

◎191　阳明病，若中寒者，不能食，小便不利，手足濈然汗出，此欲作固瘕，必大便初硬后溏。所以然者，以胃中冷，水谷不别故也。

　　这一条承接上一条深入论述阳明兼中焦虚寒湿滞的病机。"小便不利，手足濈然汗出"是阴寒内盛，阳遏而不能外达，膀胱失煦，气化无能，则小便不利。阳遏汗出不彻，故勉强渗于四末。因为有阳明初感，所以大便初硬，又兼中焦虚寒，所以后溏。这是中焦虚寒的阳明初感病机，呈现寒热错杂之象。

三、阳明病转归（192－193）

◎192　阳明病，初欲食，小便反不利，大便自调，其人骨节疼，翕翕如有热状，奄然发狂，濈然汗出而解者，此水不胜谷气，与汗共并，脉紧则愈。

　　这一条讲太阳传阳明初感阶段的转归。

阳明病初感阶段，还能吃东西，大便也还好，但小便不利，似乎很矛盾。因为小便不利不应当是初始阶段的表现，因为有饮停则不能食。

紧接后面就作了解答。原来太阳表证还明显存在，机体通过强烈的反应，振奋阳气汗出祛邪从表而出，胃阳最终战胜了水饮之邪，从汗一起而解。脉紧，代表走表的状态，也就是以邪正交争回还于表的方式而自愈。汗出解决了祛邪的途径，虽然小便不利，也还是欲食。

这一条启示我们，阳明病初感阶段，特别是太阳表证还明显存在的情况下，是可以通过解表来阻止表邪入里，有力挽狂澜的作用。这就是战汗而解，但前提是处于表证仍在的阳明初感阶段。

◎193　阳明病欲解时，从申至戌上。

前面第9条讲了太阳病欲解时。欲解时，是指邪气可能得解的时段，并非一定病愈。欲解时对应的是六经气旺的时辰，遵循天人合一的规律。有的前辈有不同的看法，认为不可信。我认为，应守其法，而不拘于一。意思是其中的基本规律是科学的，从大的方面讲就是运气学说，但不能把它作为唯一的依据来刻板地运用。因为疾病的转归愈后是多方因素起作用，不能单一化。现将六经欲解时总结如下。

太阳病欲解时，从巳至未上。（9）指9点至15点。阳明病欲解时，从申至戌上。（193）指15点至21点。少阳病欲解时，从寅至辰上。（272）指3点至9点。太阴病，欲解时，从亥至丑上。（275）指21点至3点。少阴病，欲解时，从子至寅上。（291）指23点至5点。厥阴病，欲解时，从丑至卯上。（328）指1点至7点。

第八章　阳明病证治

第一节　阳明病兼证 (194 – 203)

一、兼中焦虚寒证 (194)

◎194　阳明病，不能食，攻其热必哕，所以然者，胃中虚冷故也。以其人本
　　　　虚，故攻其热必哕。

这一条论述阳明兼中焦虚寒证。

这种阳明寒热错杂证，脾阳虚寒占的比重是很大的，所以误用攻下泻热
的治法，必然会损伤胃阳，导致气机逆乱，出现严重的呕吐。

二、兼谷疸证 (195)

◎195　阳明病，脉迟，食难用饱，饱则微烦头眩，必小便难，此欲作谷疸。
　　　　虽下之，腹满如故。所以然者，脉迟故也。

这一条论述阳明病寒湿郁滞欲作谷疸。

阳明病脉迟，说明有里寒证，并且是虚寒夹湿。胃的腐熟功能受约，就
不敢吃太饱。吃太饱就会使胃进一步受累，停饮则可致头眩，郁热可致烦热。
寒饮不化，必然导致小便难。这种因脾胃虚寒，水谷不化所致的寒湿性黄疸，
称为谷疸，当属阴黄。

《金匮要略》中黄疸有谷疸、酒疸、女劳疸三种。《金匮》论述谷疸方：

"谷疸之为病，寒热不食，食则头眩，心胸不安，久久发黄，为谷疸。茵陈蒿汤主之。"这是典型的湿热黄疸。可见谷疸的本质特征是水谷不化生湿热。脾胃虚寒，水谷不化，会生寒湿，日久，寒湿亦会热化。但治疗肯定不同，就不能用茵陈蒿汤了，而要用温中之法再加退黄之法。用理中或四逆汤加茵陈蒿。所以这种有寒湿的谷疸不能用下法，《金匮》中有同样的原文。

三、兼阴津亏虚证（196）

◎196　阳明病，法多汗，反无汗，其身如虫行皮中状者，此以久虚故也。

这一条论述阳明兼阴津亏虚证。

前面第 188 条、第 191 条都讲了阳明里实证，都会"濈然汗出"。这是标志性的症状，称之为证眼。

如果阳明病反而不出汗，是怎么回事呢？原因是胃气虚，甚至胃阴虚，胃中水谷不化，津液亏虚，无以化汗故无汗可出，属因虚无汗。

太阳病是无汗为实，有汗为虚。阳明病正好相反，是有汗为实，无汗为虚。

脾主肌肉，脾虚则肌肉失养，气血不荣肌肉，如虫行皮中，有血虚生风的意思，接近于体麻肤痒的感受。人体局部因长时间受压而血流不畅，也会麻痒，是暂时血虚之故。

四、兼寒厥证（197）

◎197　阳明病，反无汗，而小便利，二三日呕而咳，手足厥者，必苦头痛。
　　　若不咳不呕，手足不厥者，头不痛。

这一条紧承上条，论述阳明兼中焦虚寒更重的寒厥证。

阳明病，反无汗，而小便利：无汗为虚。小便利，说明没有明显津亏，只是寒饮停胃。

二三日呕而咳，手足厥者，必苦头痛：没过多久，又呕又咳，手足逆冷，必然会出现头痛。机理是胃虚寒，胃气失控则上逆，中焦脾胃虚，则四肢乏力，四肢失于温养，所以就会厥冷。头为诸阳之会，寒饮上犯清窍清阳，就会头痛。

若不咳不呕，手足不厥者，头不痛：如果胃气不上逆，就没有上述一系列症状。上逆是阵发性的，基础是第 196 条所论述的阳明久虚证，如果病情加重，就是本条的上逆表现。刘渡舟先生认为，这一条符合吴茱萸汤证，是有道理的。因为夹有寒饮湿邪上犯，又无汗，所以还可合用羌活胜湿汤。

五、兼中风证（198）

◎198　阳明病，但头眩，不恶寒，故能食而咳，其人必咽痛。若不咳者，咽不痛。

这一条是对第 190 条的进一步深化，论述阳明中风，也就是阳明病初感阶段风热上扰的表现及其机理。还应当结合第 182 条、第 183 条、第 184 条来分析。

刚刚由太阳表邪而来，邪正相争于表的状况不存在了，取而代之的是里热证，所以不恶寒，故头眩、咳，是里热达表，风热上扰清窍之故。咽痛是风热上攻的典型症状。可以诊断为风热喉痹。如果风热上扰不严重，特别是热不重，就不会咳，更不会咽痛。因为是阳明外证的重证，推测应当有身热、汗自出。

六、兼湿热黄疸证（199）

◎199　阳明病，无汗，小便不利，心中懊侬者，身必发黄。

这一条论述阳明里热夹湿的证候，也就是阳明兼湿热黄疸。

这一条进一步强化内生湿邪在阳明病中的表现。有湿邪生成，或者水饮停滞，不管是虚还是实，是寒还是热，都会小便不利。心中懊侬是胃湿热郁蒸，上扰心神的结果，湿热重必然干扰胆汁的正常排泄，上溢肌肤而发黄。

这一条再次强调了内生湿热是无汗的关键，追寻根本病因可能是胃热生湿，也可能是胃虚寒生湿。所以无汗不一定是虚证。湿热郁蒸，湿热郁于肌表而不出表，胆汁上蒸窜达于表。

七、兼湿热误火证（200）

◎200　阳明病，被火，额上微汗出，而小便不利者，必发黄。

这一条论述阳明病误用火疗后的变证，是阳明兼湿热误火后的变证。

按照常理，阳明病误用火疗后，会助长阳明燥热，汗出应当更明显。但只是"额上微汗出"。关键还是有湿，湿热郁闭，所以汗出不来，小便不利也是因湿邪阻滞的缘故，湿热郁闭就会成黄疸。

这一条告诉我们，阳明病如果是典型的里实热证，就从燥化，就会迫津外泄而汗多，小便也多。如果有湿，就是从湿化，反而无汗或少汗，小便反而不利，还会发黄。与上一条的区别在于无汗与微汗，是误火干扰之故，本质上都是阳明兼湿热。

八、兼阴虚证（201）

◎201　阳明病，脉浮而紧者，必潮热，发作有时。但浮者，必盗汗出。

这一条论述阳明病出现伤阴的证候，也就是阳明病兼阴虚证。阳明病如果是太阳刚入阳明，脉象有时会有点滞后，表证还未消失，所以仍然会脉浮紧。前面第108条也有"浮而紧"，解释为弦脉。有主肝火的意思。既然已经是阳明病了，就会有里热，但因为刚刚开始，还没有形成燥热里结证，所以是潮热，而不是烦热或者大热。

脉只浮不紧，为表虚而里实之故，有点跟桂枝汤证相似，但是多了里实证。里实热会迫津外出，就是伤阴了，所以盗汗。为什么不是自汗呢？阳明病初期，本是只发热，汗出不明显，如果是缘于表虚证，营阴不守，里实热伤阴而并非伤阳，所以以盗汗为主。关键还是有表虚证的存在，容易伤阴。有的学者主张，这种阳明病初期阴虚盗汗可用桂枝加石膏汤治疗。

九、兼衄血证（202）

◎202　阳明病，口燥，但欲漱水，不欲咽者，此必衄。

这一条论述阳明病兼见血热妄行衄血证。

阳明病，渴而能饮，是热在气分，就是白虎人参汤证。如果是渴而不欲饮，就是热入血分，虽营血燔灼，胃中津液犹存，所以漱而不咽。血热妄行，在临床是常见的，除衄血之外，还有吐血、便血、崩漏等。

十、兼胃津亏虚证（203）

◎203　阳明病，本自汗出，医更重发汗，病已差，尚微烦不了了者，此必大便硬故也。以亡津液，胃中干燥，故令大便硬。当问其小便日几行，若本小便日三四行，今日再行，故知大便不久出。今为小便数少，以津液当还入胃中，故知不久必大便也。

论述阳明病兼胃津液亏虚的证候。

把阳明病误诊为太阳表证，而用了汗法。汗出得更多了，热会暂时退减一些，给人以病情好转的假象，所以称"病已瘥"。但还是有点烦热，这是因为胃中津液受损外泄导致的大便干结，然后引起胃肠不适。

这种大便硬与单纯阳明热结证是不同的，它多了津亏的因素。单纯用通下之法是不行的，必须要增液行舟才会好转。人体津液在一定限度内是可以自我调节的，无非是脏腑与体表排尿之间的动态调节。小便少了，表明津液渗入膀胱少了，而胃中津液就多了，大便硬就会得到解除。

阳明病兼证有中焦虚寒证、谷疸证、阴津亏虚证、寒厥证、中风证、湿热黄疸证、湿热误火证、阴虚证、衄血证、胃津亏虚证十种。其中阴虚证由于病因不同，又可细分为胃素阴虚、素有表虚和误汗耗津三种。

第二节　阳明病论治（204－216）

阳明病论治围绕着下法而展开，主方就是三个承气汤。

一、下法禁忌证（204－206）

◎204　伤寒呕多，虽有阳明证，不可攻之。

这一条讲阳明病的第一条下法禁忌证。

呕多，就是呕得很厉害，不管是什么原因引起的，都是胃气上逆，病位在上。治法是降逆止呕。虽然有阳明证，但不能用下法。理由有二：一是阳明内热的胸膈郁热的呕逆，病位在胸不在腹。二是少阳证的呕是表里同病，更不能只顾一端。

张仲景没有讲治法，按常理应当是先止呕再用下法。

◎205　阳明病，心下硬满者，不可攻之。攻之利遂不止者死，利止者愈。

这一条讲阳明病又一条下法禁忌证。

心下硬满，就是心下痞证。是太阳病的热结于胸的证候，是胃失和降。有寒热虚实多种痞，用泻心汤系列方治疗。病位没有涉及肠，所以不能用下法。用下法会伤脾胃，因为脾胃已经有问题了，所以不能雪上加霜。

◎206　阳明病，面合赤色，不可攻之，必发热。色黄者，小便不利也。

这一条讲阳明病的第三个下法禁忌证。面合赤色，是风寒闭郁的阳明经证，不是阳明腑证，也就是阳明病初浅阶段，也是不能用下法的。如果用了下法，会导致引邪入里，湿热蕴结，出现黄疸，小便不利。正确的治法是先解表，再攻下。

总之，邪未完全深入阳明都不能用下法。

二、阳明病下法（207－209）

◎207　阳明病，不吐不下，心烦者，可与调胃承气汤。

甘草二两，炙　芒硝半升　大黄四两，清酒洗

右三味，切，以水三升，煮二物至一升，去滓，内芒硝，更上微火一二沸，温顿服之，以调胃气。

这一条论述阳明内实热郁心烦之证，简称为实烦证，可与栀子豉汤证的虚烦证对比。

这一条与第76条对比分析比较好理解。

首先是病因不同。本条是阳明病，不吐不下，也就是阳明病没有用吐法和下法而发生病情变化。栀子豉汤证是太阳病发汗吐下后，热郁胸膈而发生病情变化。产生的结果都是心烦。本条是阳明实热阻于中焦，上扰心神而烦，属有形的实烦证。栀子豉汤证明确了是"虚烦不得眠"，只是热邪内陷形成的热扰，没有与有形的病理产物搏结，所以是虚烦证。

法随证立，二者在治法方药上当然也就不同。栀子豉汤证的治法是清宣

郁热，主要在上焦。调胃承气汤证的治法是和胃泻热，主要在中焦。一个从上宣散而解，一个从下泻下而解。

调胃承气汤在第29条已经讲了是承气汤中最缓和的泻下剂，所以取名"调胃"。大黄配芒硝本来泻下之力是很强大的，因为有了炙甘草，所以就把力量减下来了。如果要求泻下的力量峻猛，就不能加甘草，大小承气汤就没有甘草，另外五苓散、猪苓汤等利水剂也是没有甘草的。

◎208　阳明病，脉迟，虽汗出不恶寒者，其身必重，短气腹满而喘，有潮热者，此外欲解，可攻里也。手足濈然汗出者，此大便已硬也，大承气汤主之；若汗多，微发汗恶寒者，外未解也，一法与桂枝汤。其热不潮，未可与承气汤；若腹大满不通者，可与小承气汤，微和胃气，勿令大泄下。大承气汤。

　　大黄四两，酒洗　厚朴半斤，炙，去皮 枳实五枚，炙　芒硝三合

　　右四味，以水一斗，先煮二物，取五升，去滓，内大黄，更煮取二升，去滓，内芒硝，更上微火一两沸，分温再服，得下余勿服。

小承气汤方

　　大黄四两　厚朴二两，炙，去皮　枳实三枚，大者，炙

　　右三味，以水四升，煮取一升二合，去滓，分温二服。初服汤当更衣，不尔者尽饮之，若更衣者，勿服之。

这一条是论述大小承气汤证，也就是按阳明里实热结证的轻重精准用方。本条分三段。

第一段，从"阳明病"至"大承气汤主之"。阳明病的正常脉象是第186条所讲的"阳明脉大"，大脉是指阳明病的初起的脉，暗指病情进一步发展，就会出现洪大滑数，热少一点，也会沉实有力。这里出现脉迟，说明气血郁滞，而不是虚证，前提应当是大脉，也就是大而迟。不恶寒，说明没有表证了。里热壅滞，对外会导致经脉气血受阻，就会身重。对内影响气机升降，胃气不利则满，肺气不利则喘。潮热，是里热反应于体表，这也是一个里实

热证的指征，所以进一步判断可以用攻里的治法。手足溅然汗出，表明汗出的范围进一步扩大了，不能理解为只是手足出汗，这是里热壅盛的结果，所以津液外出，大便会硬结，这种重度的里实热证就用大承气汤。

大承气汤共四味药，大黄配芒硝，泻下力很强，前辈形容是钢刀开了韧，锋利得很。大黄就是钢刀，芒硝就是磨刀石，二者一碰就力量很大。厚朴与枳实相伍，行气消胀的力量很强。本方没有甘草，所以大承气汤是一个峻下之剂。

第二段，从"若汗多"至"未可与承气汤"。汗多，是里热的原因。但是发热恶寒仍然存在，"微"指意犹未尽，也就是表证还在，热不潮，也就是里热不重。综合分析，里实热结还未真正形成，只是里热的开始，况且表证还在，所以不能用攻里的方法。承气汤是泛指攻里之法，不单是大承气汤不能用，而是承气汤系列都不能用。

第三段，从"若腹大满不通者"到结尾。腹部症状以胀为主，但没有潮热，表证也没有了，所以可以用缓和一些的攻下法。小承气汤去掉了芒硝，也就是大黄去了一位得力干将，所以力量小得多，相对强化了厚朴、枳实的行气除胀的功效，况且剂量也减少了。"微和胃气"，就是要稍微注意一下保护胃气，不要因为攻下太过而伤了胃气。

关于阳明里实证，三个承气汤的精准定位至关重要。

调胃承气汤是治里实热，定位在胃。主要目的是泻胃热，并没有形成屎结。所以只需泻实热，服法也很缓和，是"少少温服之"。

小承气汤是治里实热结轻证，热结虽已形成，但未形成燥结的极致程度，定位在小肠。热结的初期，痞胀是很突出的，所以用厚朴和枳实行气导滞。这种不通达是以气滞为主的。所以小承气汤是泻热导气为主。芒硝是"开刀韧"的，是攻坚的，专消有形之物。既然实结不坚，所以不能用芒硝，只用大黄。况且小承气汤是三味药同煎，不分先后，也是减缓药力的微妙之处，这就叫"妙在同煎切勿忘"。调胃承气汤不是更没有实结吗？为什么又用芒硝呢？因为调胃承气汤是取大黄与芒硝配伍的泻热作用，不需要消痞。再加炙甘草制约其峻猛之力。即通过甘草的制约，留芒硝大寒的泻热之功，弱化大黄的软坚之力。大承气汤是治里烦结证，也就是里实热结重证。应当泻热与消胀并举，并且力量都要强。所以四味药齐上阵，也不再需要甘草来制约药性。大承气汤定位是在大肠。

◎209　阳明病，潮热，大便微硬者，可与大承气汤，不硬者不可与之。若不大便六七日，恐有燥屎，欲知之法，少与小承气汤，汤入腹中，转矢气者，此有燥屎也，乃可攻之。若不转矢气者，此但初头硬，后必溏，不可攻之，攻之必胀满不能食也。欲饮水者，与水则哕。其后发热者，必大便复硬而少也，以承气汤和之。不转矢气者，慎不可攻也。小承气汤。

这一条是承上一条，深化对大小承气汤证的认识。分成四小段，分别表达了四层含义。

第一小段，从"阳明病"到"不可与之"。潮热加便硬，就是里实热结的基本诊断，就可以用大承气汤，并且特别强调了大便硬的关键诊断标准，其实就是大承气汤的适应证，是标准的阳明里实热结证。

第二小段，从"若不大便六七日"到"乃可攻之"。如果只有大便不通，没有表现出潮热，此时阳明里实热结证难以判断，就稍用小承气汤进行火力侦察，这不是治疗，是试探性诊断，是以方测证。如果喝一点点药，就放臭屁，说明燥结无疑，就可以确诊为里热燥结证。

第三小段，从"若不转矢气者"到"与水则哕"。这一段是讲大便不下的另一种情形，也就是中焦气阴两虚或者中焦虚寒证，应当与里实热结证相鉴别。二者都有大便不通，但病机有天壤之别。中焦之虚，大便不下，是因大便推动无力，所以先硬后溏，更不可能因小承气汤而转矢气，因为根本不存在燥热之郁。如果误用攻下，必然导致虚虚之误，形成腹满不能食，甚至与水则哕。这都是脾胃极虚的表现。

第四小段，从"其后发热者"到结尾。这一段是讲余邪未清的情况及其治疗。攻下邪去，又重新发热，且大便又硬，但量不多，这就是余邪未清，就只要用小承气汤就可以了。但无臭气排出，也就是里热不明显了，就要停用下法。这里用小承气汤也有试探之意，也是一种保险的判断预后的方法。

总之，张仲景对于阳明里实热证的论治是很严谨慎重的，强调了三个要点，一是严格指征，精准诊断。热与结两者缺一不可。二是轻重分清，精准用方。三是类证鉴别，避免误治。

三、阳明病转归（210—212）

◎210　夫实则谵语，虚则郑声。郑声者，重语也。直视谵语，喘满者死，下利者亦死。

这一条是论述阳明里实证的预后判断。

其中讲了三种具体病情转归判断。

一是从阳明证的谵语症状判断。热到极致，上扰心神，讲胡话，这在阳明证是经常见到的。如果是大声躁动地讲胡话，说明是实证，还可用攻下之法，预后还乐观，如果是郑声，也就是喃喃自语地重复一句话，有气无力，说明是虚证，甚至是脱证，预后很可能不妙。二是出现直视谵语，喘满，表明阴伤得厉害，阴虚动风，是津枯阴竭之象，是危证。三是阳明证不结反而下利，同时热邪还在，说明燥热甚极，破阴津而下脱，有亡阴之象，也是危证。

◎211　发汗多，若重发汗者，亡其阳，谵语。脉短者死，脉自和者不死。

这一条是以脉测证，判断阳明病预后转归。

发汗太过不但导致亡阴，也肯定亡阳。阳明病即使没有误治，也有可能热盛迫津。而汗多，也可能亡阴亡阳。从脉象上判断，短脉是危证的指征，短脉的表现是首尾俱短，不能满部。有观点认为，短脉就只是关脉可以摸到，这是不对的。《濒湖脉学》和《诊家正眼》讲短脉是可以出现在寸、关、尺任意部位的。短脉也有虚实之分，无力为虚，有力为实。这一条当指虚短。脉自和，不是讲脉正常调和，而是指脉证相符，也就是弦滑洪数的实证之脉。短脉是虚证之脉，也就是脉证不符，是脉不自和。

这种临证思维是原则性的，不单指阳明病的预后判断，是所有病证的判断方法。实证见虚脉，是邪盛正衰，无力回天。虚证见实脉，是回光返照死期来临。

◎212 伤寒若吐若下后不解，不大便五六日，上至十余日，日晡所发潮热，不恶寒，独语如见鬼状。若剧者，发则不识人，循衣摸床，惕而不安，一云顺衣妄撮，怵惕不安。微喘直视，脉弦者生，涩者死。微者，但发热谵语者，大承气汤主之。若一服利，则止后服。

这一条进一步论述阳明危重证辨治及其预后。

伤寒表证因误用吐下之法，邪热陷里，形成阳明里实热结重证。其标志是便结不通持续不解，日晡潮热，无恶寒之表证，且出现严重的谵语。病情危重，还有伤阴动风之势，导致不省人事，循衣摸床，惊惕躁动不安，虚喘两眼上视。

"脉弦"，重点强调脉紧而有力，表明正气犹在，是脉证相符，所以预后良好。"涩脉"，重点强调脉涩细无力，是虚脉，是脉证相背，所以预后不好。与上条论述"短脉者死，脉自和者不死"是一致的。

最后强调用大承气汤要把握最佳时机，不能延误治疗，有治未病的思想，既病防变，同时也要中病即止，不能用药太过伤正。治疗原则可归纳为：治微防变，中病即止。

四、阳明病诸方适应证与禁忌证（213－216）

◎213 阳明病，其人多汗，以津液外出，胃中燥，大便必硬，硬则谵语；小承气汤主之；若一服谵语止，更莫复服。

这一条论述小承气汤适应证及禁忌证。

阳明证成因很明确，就是燥热迫津外泄，导致胃燥；大便干结，出现谵语是热扰之故，就可以用小承气汤。但还是要注意中病即止，谵语止，表明热已退，就不能再服。

与第209条对比，这里没有潮热，说明热的轻重是大小承气汤证的重要鉴别依据。

◎214 阳明病，谵语发潮热，脉滑而疾者，小承气汤主之。因与承气汤一升，腹中转气者，更服一升，若不转气者，勿更与之。明日又不大便，脉反微涩者，里虚也，为难治，不可更与承气汤也。

这一条是进一步论述大小承气汤证的类证鉴别。

承第 209 条，大承气汤证的两大依据是热盛和里燥结实。这一条有谵语发潮热，所以热盛的依据有了。但里实的依据在哪呢？没有大便硬，反而出现了与里实热证不同的脉象。脉滑而疾，是滑利疾快的意思，表现的还是里热盛，没有沉实有力的表现，也就没有屎结的依据。所以还只能又用小承气汤先探虚实。判断的标志还是矢气的有无。

随着时间推移，虽然还是大便不通，但脉由滑而疾变成了微涩，也就是脉由实转虚了，就更不是阳明里实证了，而是邪盛正衰之象，预后不好。更不可能用承气汤了。与第 212 条言"涩者死"一致。

张仲景特别强调了脉象的诊断意义，也就是在阳明里实热证的诊断上，必须脉症一致，不能舍脉从症。

这种里虚的便结用什么方法治疗呢？张仲景没有讲。陶节庵的《伤寒六书》主张用攻补兼施的黄龙汤，也就是大承气汤加补气血的人参、当归、炙甘草。也可以用《温病条辨》的新加黄龙汤，即调胃承气汤加增液汤，再加人参、当归、海参养血滋阴。

◎215　阳明病，谵语有潮热，反不能食者，胃中必有燥屎五六枚也；若能食者，但硬耳，宜大承气汤下之。

这一条运用对比法论述大小承气汤的适应证。

前面若干条已经论述得很明白，有热有燥结就用大承气汤，只热而无燥结，就用小承气汤。一个典型的标志就是有无潮热。本条在前面论述的基础上，又提出了一个新的标志性症状，就是能不能食。

就一般证候而言，胃热则消谷善饮，胃寒则完谷不化。所以一般的胃热是能食。这就是小承气汤证。如果胃热"反不能食"，就不是一般单纯的热，而是胃肠燥结的热，形成了腑实壅滞不行，下不出则食不入，所以就反不能食。这就是大承气汤证。

这一条告诉我们，在胃里热证的前提下，能食是热相对轻，燥结未成，用小承气汤。不能食是热相对重，燥结已成，用大承气汤。

这一段用了倒装和省略文法。"宜大承气汤下之"应当接"胃中必有燥屎五六枚也"之后，"若能食者，但硬耳"后省略了"宜小承气汤"。

◎216　阳明病，下血谵语者，此为热入血室，但头汗出者，刺期门，随其实
　　　而写之，濈然汗出则愈。

这一条论述阳明里实热证的继发证，即热入血室证。

阳明病，里热壅盛，热邪要寻出路，可以通腑泻热，如果是妇人，可以热入血室，通过月经下血，热随血泻。这种下血不是一般的生理性月经来潮，应当是经量多，或者是月经非时而下，甚至形成崩漏。但不是凡是妇人得了阳明病，都会出现下血。应当是血虚之人才有可能，因为邪之所凑，其气必虚。应当是虚实夹杂的证候。这种下血还很有可能有血块。

"但头汗出"是素体阳虚又有里热，上半身局部汗出一般是阳气虚，特别是头部汗出，头为诸阳之会。

治法是刺期门，为泻肝之法。因为血室属肝经。这是从肝经泻热。病机应当是脾胃热盛壅滞，可致肝失疏泄，此为脾胃之病及肝，称为土壅侮木。导致的结果是血热扰动血室而下血。《傅青主女科》讲："冲脉太热而血即沸，血崩之为病，正冲脉之太有热也。"张锡纯有个安冲汤，攻补兼施，既凉血止血又益气养阴，应当很对证。

热邪外泄，则正气安详，阳气通达，就会濈然汗出。

太阳病篇中第143条、第144条和第145条也是论述热入血室。是太阳表邪之热乘虚而入。有相似之处，但邪热的来源有本质区别，一个是表热，一个是里热。

阳明病兼证是从病因病机角度论述的，所以置于前面，也没有提出具体治法方药。论治的重点放在了并病与合病。

第三节　太阳阳明合病与并病（217－228）

一、治则治法（217－220）

◎217　汗汗一作卧出谵语者，以有燥屎在胃中，此为风也。须下之，过经乃

可下之。下之若早，语言必乱，以表虚里实故也。下之愈，宜大承
气汤。

这一条讲阳明病又一种特殊病因病机，也就是太阳阳明并病。

先是有太阳病，故有汗出，接着邪往里传阳明，就有谵语，是燥屎内结
之故。这里有个倒装，"此为风也"应接在"汗出"之后。

表里俱实，先后而并病，应当遵守先解表，后攻里的原则。如果表未尽，
攻下太早，就会邪陷于里，病情加重。一定要等到过经以后，也就太阳表证
已除，只有阳明里证了，才可以用下法。这里又有一个倒装，"下之愈，宜大
承气汤"应接在"过经乃可下之"的后面。

◎218　伤寒四五日，脉沉而喘满，沉为在里，而反发其汗，津液越出，大便
　　　为难，表虚里实，久则谵语。

这一条是紧接上一条讲太阳阳明并病的又一种情况。太阳病一段时间后
入里了，出现了明显的里热证，表现是喘满，并且是沉实之脉。表证已经没
有了，应当是完全入里了。这个时候就不能再发汗解表了，如果要用汗法，
必然导致津液亡失，加速燥结的形成。

两条合起来，是论述太阳阳明并病的不同阶段，应当正确诊断，正确
治疗。

◎219　三阳合病，腹满身重，难以转侧，口不仁，面垢，谵语遗尿。发汗则
　　　谵语。下之则额上生汗，手足逆冷。若自汗出者，白虎汤主之。
　　　　知母六两　石膏一斤，碎　甘草二两，炙　粳米六合
　　　　右四味，以水一斗，煮米熟汤成，去滓。温服一升，日三服。

这一条论述以阳明病为主的三阳合病，重点在不可下。腹满，是阳明有
热，胃气不能通达。身重，既可见于阳明证，也可见于太阳证，因为都有热
邪伤津耗气。本条应当侧重于在阳明证。难以转侧，部位涉及胸胁，所以是
少阳有热，也跟全身有热相关。《医宗金鉴》讲："太阳主背，阳明主腹，少
阳主侧。今一身尽为三阳热邪所困，故身重难以转侧也。"

口不仁，现在惯用的解释是食欲下降，舌淡无味。这似乎有点不妥，因

为前面第 215 条已经讲了，胃热是"能食"的，只有脾胃虚才不能食。口不仁应当是热邪上扰之故，心开窍于舌，热扰心神，会谵语，讲话也会受一定影响，舌头也会不灵便。面垢是热循阳明经上灼于面，这种面垢应当是迫津外出而成，有点像油汗。给人的感觉就是脸没有洗干净。

热邪上扰心神会谵语。遗尿是因为少阳有热，郁于肝经，下迫膀胱。《证治汇补·遗尿》讲："因膀胱火邪妄动，火不得宁，故不禁而频来。"

虽然是三阳合病，但主要矛盾在阳明里热，并且是里热不实的阶段。治疗应当把握重点，不能舍本求末。如果一味发汗解表，就会加重伤津耗气，燥热加重，导致谵语。如果用下法，因为燥结尚未形成，会导致胃阴阳俱损，额上出汗，手足逆冷就是阴阳俱虚的表现。自汗出，是热邪迫津外出的典型症状。所以用清法是恰如其分的，也就是白虎汤证。

由此看来，阳明证是要精细划分成若干个阶段的。刚入阳明的浅表证，也就是经重腑轻证，可以用汗法从表而解。再深入一点，就是经腑相兼的阳明热证，要用清法。如果热结成实，就用下法，其中又细分为烦热未结的调胃承气汤证，热结的小承气汤证和燥结的大承气汤证。

◎220　二阳并病，太阳证罢，但发潮热，手足漐漐汗出，大便难而谵语者，下之则愈，宜大承气汤。

这一条论述太阳阳明并病，重点在可下。与上一条是相互鉴别的关系。与第 218 条本质相同，只是论述角度不同，一个强调不能解表，一个强调当用下法。

首先是二阳并病，不是上一条的三阳合病。也就是先有太阳病，再有阳明病。强调的是并病。虽然最终太阳证与阳明证同时并存了，但太阳证在走向弱化，而阳明证在走向强化，有一个动态的过程。不论是合病还是并病，都不是静止的，病机都在动态的转化中。

为什么讲太阳证在弱化呢？因为有一个关键词"但发潮热"，只有潮热，没有明显的恶寒发热，表证变得越来越不明显。"大便难而谵语"说明燥结已经形成。所以可以用大承气汤下之。置于第 219 条之后，旨在鉴别。

二、阳明热证清热三法（221－224）

◎221 阳明病，脉浮而紧，咽燥口苦，腹满而喘，发热汗出，不恶寒反恶热，身重。若发汗则躁，心愦愦反谵语。若加温针，必怵惕烦躁不得眠。若下之，则胃中空虚，客气动膈，心中懊侬，舌上苔者，栀子豉汤主之。

肥栀子十四枚，擘　香豉四合，绵裹

右二味，以水四升，煮栀子取二升半，去滓，内豉，更煮取一升半，去滓。分二服，温进服，得快吐者，止后服。

这一条再次论述经腑相兼的阳明热证，主要是要与经腑相兼的太阳表证相鉴别。另外，进一步细化，论述了阳明上焦热证，也可以理解为比白虎汤证更为浅表的阳明证。

这一条应当与第189条对比分析。第189条前提是阳明中风，表现是"口苦咽干，腹满微喘，发热恶寒，脉浮而紧"。与本条的区别在于，发热恶寒与不恶寒反恶热的区别。一浅一深，阳明中风是经重腑轻证，本条是经轻腑重证。前者重在解表，兼清里，可以用大青龙汤，后者重在清里兼解表，可以用白虎汤。

如果误用汗法、火疗都会导致一系列不良后果。用下法，也不对证，因为腑实未形成。伤胃之气阴，则气机上逆，上扰胸膈会出现心中郁热烦躁，舌苔增厚，变成黄腻苔，所以用栀子豉汤，这与太阳证中的栀子豉汤证表现是一样的，只是病因不同。定位都在上焦，胸膈其实也包括胃脘上部分。

◎222 若渴欲饮水，口干舌燥者，白虎加人参汤主之。

知母六两　石膏一斤，碎　甘草二两，炙　粳米六合　人参三两

右五味，以水一斗，煮米熟汤成，去滓，温服一升，日三服。

这一条是补充说明上一条的。如果有明显的胃气阴受损，出现津亏气虚，就应当清热生津益气，用白虎人参汤。

◎223 若脉浮发热，渴欲饮水，小便不利者，猪苓汤主之。

　　猪苓去皮　茯苓　泽泻　阿胶　滑石碎，各一两

　　右五味，以水四升，先煮四味，取二升，去滓，内阿胶烊消，

温服七合，日三服。

这一条也是一个"若"字开头，所以也是承接第221条的。

论述的是阳明病误下后，如果出现了津伤水热互结，就应当育阴润燥生津，清热淡渗利水，用猪苓汤。

这一条与第222条白虎人参汤证相比较，多了两个表现，一是脉浮发热，二是小便不利。说明既有表虚热，也就是阴虚发热，又有下焦水热互结。同时与白虎人参汤证一样，有中焦胃阴受损。所以治疗要清热、利水、育阴三法合用。猪苓汤中猪苓、茯苓、泽泻是利水的；滑石是清热的，同时也利水；阿胶是滋阴的。

猪苓汤常用于治疗淋证，相当于泌尿道感染。可酌情加生薏苡仁、墨旱莲等。

◎224 阳明病，汗出多而渴者，不可与猪苓汤，以汗多胃中燥，猪苓汤复利
　　其小便故也。

这一条讲猪苓汤禁忌证。也是与白虎人参汤证相鉴别。

要对猪苓汤理解透彻，就要与五苓散、白虎加人参汤比较。猪苓汤与五苓散的相同之处在于都有猪苓、茯苓、泽泻，所以都有针对饮停于下焦膀胱的淡渗利水功效。不同之处有两个，一是桂枝与滑石的不同。桂枝通阳化气，是温性的，有温化水饮的作用，所以是膀胱生寒失煦而气化失司。滑石是凉性的，有清热利水的作用，所以是膀胱水热互结的饮停，是起清化作用的。二是白术与阿胶的不同。白术是健脾益气的，运化水湿。阿胶是滋阴清热的，针对的是阴虚燥热。所以猪苓汤证的本质是下焦膀胱水热互结，同时导致阴虚生燥热。

因为都有热，所以容易与白虎人参汤证混淆。汗出多而渴，属于表热伤津，汗多亡津，则胃中生燥热而渴。正确的治法是清热生津益气。如果误用猪苓汤，再利小便，就会进一步加重津伤。所以汗多而渴不能用猪苓汤。

以上四条，论述了三阳合病后阳明热证的三种治法，即柯韵伯所言的阳明热证三法。"热在上焦，用栀豉汤吐之，上焦得通，津液得下，胃家不实矣；热在中焦，用白虎汤清之，胃火得清，胃家不实矣；热陷下焦，猪苓汤利之，火从下泄，胃家不实矣。要知阳明之治表热，即是预治其里，三方皆润剂，所以存津液而不令胃家实也。"

三、阳明热证类证鉴别（225－228）

◎225 脉浮而迟，表热里寒，下利清谷者，四逆汤主之。

　　　甘草二两，炙　干姜一两半　附子一枚 生用，去皮，破八片

　　　右三味，以水三升，煮取一升二合，去滓，分温二服。强人可大附子一枚、干姜三两。

这一条还是与阳明热证相鉴别，是真寒假热的四逆汤证。

脉浮在表，脉迟在里，与表热里寒对应，即脉症对应。下利清谷是脾肾阳虚的典型症状。四逆汤证又称为格阳证，阳虚阴寒内盛，格阳浮越于表，呈现出真寒假热。之所以要与白虎汤证相鉴别，是因为都有表热，但白虎汤证是表里俱热。

四逆汤由附子、干姜、炙甘草三味药组成，温里作用很强，所以在功效上常表述为回阳救逆。到少阳病篇再详述。

◎226 若胃中虚冷，不能食者，饮水则哕。

这一条是紧接上一条作补充论述。

严重的四逆汤证，会出现不能进食，甚至连饮水都会呕哕。这是胃虚寒重证的表现。

◎227 脉浮发热，口干鼻燥，能食者则衄。

这一条是论述阳明经表之热，也是与四逆汤证相鉴别。都有脉浮发热，说明都有表热之象。但四逆汤证是阳虚假热之证。

阳明经表之热还有里热伤津之象，会出现口干鼻燥。又因为邪在经表，胃气未伤，所以能食。与四逆汤证的里虚寒形成鲜明的对比。因为邪热在浅

表，所以从鼻衄而解。

胡希恕先生认为这是讲少阳证与四逆汤证的鉴别。还提出官窍发热大都与少阳病相关，如口苦、咽干、耳聋、目赤等，这些都是半表半里之热。从临床实践角度讲，也是有道理的。因此，这一条也可理解为阳明热证与清窍的少阳证相鉴别。

◎228　阳明病，下之，其外有热，手足温，不结胸，心中懊恼，饥不能食，但头汗出者，栀子豉汤主之。

这一条其实是对第221条的补充论述：还是讲误用下法后的阳明上焦热证，只不过多了三个新的症状，即外有热，饥不能食，但头汗出。胸膈之热，上熏于表，所以外有热，但头汗出。胃中郁热很重，所以饥不能食。实质是论述阳明热证与水热互结于胸的结胸证相鉴别。

本质还是上焦胸膈之热，这与太阳病的栀子豉汤证也是一致的。只是来源途径不同。柯韵伯认为栀子豉汤证"法当涌吐以发散其邪"。也就是讲，栀子豉汤服后会有催吐祛邪的可能。并且认为，栀子"其形像心，又赤色通心"，豆豉则"豆形像肾，制而为豉"，二者相配有心肾相交之义。

第四节　阳明少阳合病（229－232）

一、阳明少阳合病证治（229－231）

◎229　阳明病，发潮热，大便溏，小便自可，胸胁满不去者，与小柴胡汤。
　　柴胡半斤　黄芩三两　　人参三两　半夏半升，洗　甘草三两，炙　生姜三两，切　大枣十二枚，擘
　　右七味，以水一斗二升，煮取六升，去滓，再煎取三升。温服一升，日三服。

这条论述阳明少阳合病，以少阳为重的论治。

潮热属阳明胃热。但大便不硬，更没有燥结，而是溏，且小便自可，说明阳明里实证尚未形成。"胸胁满不去"是证眼，说明邪热滞留少阳还很重。

所以按照抓主症的临床思路，应当用和法，用小柴胡汤。

这一条对临床是很有启示的，外感潮热，如果里实未成就可以用小柴胡汤。

◎230　阳明病，胁下硬满，不大便而呕，舌上白苔者，可与小柴胡汤，上焦得通，津液得下，胃气因和，身濈然汗出而解。

这一条与上一条紧密相延续。论述阳明少阳合病，少阳为重的另一种表现。

这一条的阳明证表现比上条要稍重，因为出现了不大便，但表现为胁下硬满，所以留滞少阳的成分仍重。"白苔"是这一条的证眼。白苔与黄苔是鉴别阳明燥热的标志。如果出现了黄苔，邪入阳明成热无疑，现在是白苔，所以少阳证的成分居多。所以也不能误用大柴胡汤。

轻的阳明里热实证，也是小柴胡汤解决的范围，和解表里，就是解外通里。原理是气机通达，津液得输，胃气得和。全身汗出，就是邪散而阳气通达，是邪解的直观表现。

◎231　阳明中风，脉弦浮大而短气，腹都满，胁下及心痛，久按之气不通，鼻干不得汗，嗜卧，一身及目悉黄，小便难，有潮热，时时哕，耳前后肿，刺之小差，外不解，病过十日，脉续浮者，与小柴胡汤。

这一条还是论述阳明少阳合病，但病机是湿热，并且是以少阳湿热为主。

风邪中伤阳明，出现脉弦浮大，说明少阳也同时受累。阳明气郁，所以短气。腹都满，就是满腹胀闷，是典型的阳明郁热之象。胁下及心痛，表明热邪也到了少阳。第229条"胸胁满不去"，第230条"胁下硬满"都是一个意思。这一条郁热应当更厉害些，因为有"久按之气不通"。鼻发干，而且不出汗，这是阳明经郁热，而不是阳明里实热证，因为没有汗。

嗜睡，一身及面目悉黄，小便难，这是湿热所困，肝胆湿热蒸腾妄行。所以湿热突出表现在少阳经。潮热，时时哕，又是阳明之热扰。耳前耳后是足阳明、足少阳循行之所，有热壅盛就会肿，用刺法泻热可以得到缓解。

外不解，指阳明中风不解除，脉依然如故，也就阳明少阳合病。以少阳湿热为主，所以还是用小柴胡汤治疗。这一条的描述应当与西医的急性黄疸肝炎很相似。

二、阳明少阳合病转归（232）

◎232　脉但浮，无余证者，与麻黄汤。若不尿，腹满加哕者，不治。麻黄汤。

　　麻黄三两，去节　桂枝二两，去皮　甘草二两，炙　杏仁七十个，去皮尖

　　右四味，以水九升，煮麻黄，减二升，去白沫，内诸药，煮取二升半，去滓。温服八合，覆取微似汗。

　　这一条讲预后。良好的预后转归是，阳明少阳之证解除，并且走表，只剩下有表热了，就用麻黄汤可以治愈。不好的预后是没有尿了，腹仍然胀满，并且呕得厉害，就很难治，是危证。因为出现了小便不利与呕哕并见的关格。《难经》讲："关格者，不得尽其命而死矣。"相当于西医的急性肾衰竭。

第九章　阳明病特殊证候

阳明病病因病机及其证治的一般规律已作详述，接下来应当论述其特殊证候。

第一节　阳明病十大特殊证候（233－247）

一、阳明津亏外导证（233）

◎233　阳明病，自汗出，若发汗，小便自利者，此为津液内竭，虽硬不可攻之，当须自欲大便，宜蜜煎导而通之。若土瓜根及大猪胆汁，皆可为导。

蜜煎方

食蜜七合

右一味，于铜器内，微火煎，当须凝如饴状，搅之勿令焦着，欲可丸，并手捻作挺，令头锐，大如指，长二寸许。当热时急作，冷则鞕。以内谷道中，以手急抱，欲大便时乃去之。疑非仲景意，已试甚良。

又大猪胆一枚，泻之，和少许法醋，以灌谷道内，如一食顷，当大便出宿食恶物，甚效。

这一条讲阳明病外导法。外导法是针对单纯胃肠津枯的情况。阳明病误用发汗，并且小便也多，津液就会大量丢失，甚至枯竭，造成大便干结。没有燥热的病因，就不能用承气汤系列，为什么呢？攻下会导致津液的再次丢失，还会伤正气。

理论上讲，用养阴生津的办法也可以治疗津亏，但远水解不了近渴，大便排不出来，急当治标，故用外导法以求立竿见影。

外导法也要掌握时机，把握好火候。就是"自欲大便"时，有明显便意，就是下不来，这时用外导法才恰当其时。

三种具体的外导法及其方药，加上具体的技术操作方法，体现了中国古代医家的智慧，也是技术创新。其中土瓜根方已佚。《本草纲目》记载"土瓜其根作土气，其实似瓜也。或云根味如瓜，故名土瓜。"我主张充分利用原有配方，紧密结合现代技术手段，研制当代外导方剂，这也是剂型改革。

二、太阳转属阳明经表证（234－235）

◎234　阳明病，脉迟，汗出多，微恶寒者，表未解也，可发汗，宜桂枝汤。

　　桂枝三两，去皮　芍药三两　生姜三两　甘草二两，炙　大枣十二枚，擘

　　右五味，以水七升，煮取三升，去滓，温服一升，须臾，啜热稀粥一升，以助药力取汗。

这一条是论述太阳中风证转属阳明经表证。

汗出得多，说明是阳明受邪了，太阳中风的出汗是微汗。迟脉比脉浮缓又弱一些，说明邪由表入里了。微恶寒，说明表证仍在。综合分析，是阳明经的表证，由太阳中风表虚证转属而来，病位比太阳中风证深，但定性还是表证，所以还是可以用桂枝汤治疗。

◎235　阳明病，脉浮，无汗而喘者，发汗则愈，宜麻黄汤。

这一条是论述太阳伤寒表实证转属阳明经表证。

脉浮，无汗而喘是太阳伤寒表实证的表现，但定性是阳明病，肯定有阳明经的热象，如目痛、鼻干、烦热等。因为是伤寒表实证转属而来，所以仍用麻黄汤治疗。

三、阳明湿化证（236）

◎236 阳明病，发热汗出者，此为热越，不能发黄也。但头汗出，身无汗，剂颈而还，小便不利，渴引水浆者，此为瘀热在里，自必发黄，茵陈蒿汤主之。

茵陈蒿六两　栀子十四枚，擘　大黄二两，去皮

右三味，以水一斗二升，先煮茵陈减六升，内二味，煮取三升，去滓，分三服。小便当利，尿如皂荚汁状，色正赤，一宿腹减，黄从小便去也。

这一条论述阳明从湿化而生黄疸的病证，不是常规的燥化成燥热里结证。相对而言，燥化常见些，所以湿化就是阳明特殊证候。

阳明从燥化，就是热发越而不能发黄。里热能够充分地由里及表发越随汗而出，所以就会伤津液，热与湿没有机会互结，就不会发黄。

如果出现"但头汗出，身无汗，剂颈而还"，就是汗出不畅，表明湿与热搏结于里了，小便也就不利。同时还会有腹胀。渴引水浆是津液凝滞，不能上承胃咽以引浆自救的症状。湿热内蕴，胆汁妄行不循常道，就会发黄。治疗用茵陈蒿汤。

茵陈蒿汤由三味药组成，茵陈蒿是君药，是退黄的特效专药，用量宜重，一般可以用到 30 克以上。栀子清热利湿，可清三焦湿热。大黄除了清热之外，还有化瘀的意思在里面，湿热搏结，也是要有散的作用。

茵陈蒿汤治湿热黄疸确实疗效显著，但不一定会立马见效，要守方，特别是对一些危急重证的黄疸。即使黄疸退了，相关化验指标还没有降下来，仍然要坚持服药，否则就有反弹的可能。

四、阳明蓄血证（237）

◎237 阳明证，其人喜忘者，必有蓄血。所以然者，本有久瘀血，故令喜忘。屎虽硬，大便反易，其色必黑者，宜抵当汤下之。

水蛭熬　虻虫去翅足，熬，各三十个　大黄三两，酒洗　桃仁二十个，去皮尖及两仁者

右四味，以水五升，煮取三升，去滓，温服一升，不可更服。

这一条论阳明蓄血证，应当与太阳蓄血证相鉴别。阳明蓄血证，是阳明里热与宿有瘀血互结而成。心主血脉，瘀血阻络，心失所养，加上热邪上扰，所以喜忘。但不会出现太阳蓄血证的"如狂"症状，为什么呢？因为定位是阳明证，而不是太阳病，虽然是里实证，但热要轻一些，热扰心神的病机也就要打折扣。喜忘，就有心血虚的意思在里面。

屎虽硬，大便反易，是因为血有润滑的作用。治疗的关键在治血瘀，而不在泻热，所以要用抵当汤。站在大便反易，其色必黑的角度，有通因通用的意思。按照现在西医的说法，就是潜血阳性，还在不断出血，但这种出血是因瘀阻而血不归经所致，所以要用破瘀疏导的治法。

辨阳明蓄血在大便色黑、反易。辨太阳蓄血在小便利。

五、阳明虚烦证（238－239）

◎238　阳明病，下之，心中懊憹而烦，胃中有燥屎者，可攻。腹微满，初头硬，后必溏，不可攻之。若有燥屎者，宜大承气汤。

这一条讲阳明虚烦证。

阳明病，误用了下法，导致胃气受损，如果仍然是燥结，表明阳明里实热证仍在，可以用大承气汤攻之。如果只是腹微满，初头硬，后必溏，就是胃气虚加里热，就成了虚烦热。这与第228条的"其外有热，手足温"病机基本相同。

◎239　病人不大便五六日，绕脐痛，烦躁，发作有时者，此有燥屎，故使不大便也。

这一条是对上一条的补充论述，进一步讲清楚阳明虚损燥结的临床特征。一是便结时间长。二是腹痛部位在脐周。三是发作有时。因为腑气不通，以气胀为主，气满欲行时痛，气未满则稍缓。

六、阳明表里证（240）

◎240　病人烦热，汗出则解，又如疟状，日晡所发热者，属阳明也。脉实者，宜下之；脉浮虚者，宜发汗。下之与大承气汤，发汗宜桂枝汤。

这一条是讲阳明病的表里证鉴别。

烦热，汗出又可缓解一些，但像疟疾一样，也就是有寒热往来，忽冷忽热，说明也有表证，日晡所发热是阳明燥热的典型表现，精确地分析，这种临床表现应当是阳明病前提下的经腑同病。

如果脉实不虚，说明偏重于阳明腑实证，就用攻下的大承气汤，如果脉浮虚，说明偏重于阳明经表证，就用解表的桂枝汤。

这一条提出了张仲景《伤寒论》的一个重要思想，就是"六经经腑论"。也就是六经病证都有经表证和腑证之分，这是六经辨证与八纲辨证的有机统一。胡希恕先生就非常鲜明地提出了"《伤寒论》的六经来自八纲"，并且提出了"六经－八纲－方证"的辨证体系。

具体到某一经，经证与腑证又各有侧重，不会是平分秋色，这也充分体现了阴阳理论的消长衡动观。太阳病以经表证为主，但也有里实证，如膀胱蓄水证、蓄血证。阳明病，就以里实证为主，但也有经表证。

七、阳明宿食证（241）

◎241　大下后，六七日不大便，烦不解，腹满痛者，此有燥屎也。所以然者，本有宿食故也，宜大承气汤。

这一条是讲阳明宿食的证治。

阳明燥结用大下之法是对的，但用了之后还是不大便，并且是很久没有动静，烦热，腹满痛依然如故，说明燥结未除，原因是有宿食。用一次大承气汤不行，还要继续。有宿食意味着燥结范围更宽。所以遇见阳明里实热证时间久的，用下法不一定会立马奏效，应当多用点药。

八、阳明津亏轻证（242）

◎242　病人小便不利，大便乍难乍易，时有微热，喘冒一作怫郁不能卧者，有燥屎也，宜大承气汤。

这一条是论述阳明病津亏轻证。

小便不利的病机不外乎三种，一是膀胱气化失司，尿潴留，也就是五苓散证。二是严重泄泻或大汗，水从别出，不走膀胱。三是火热灼伤、津液内竭，小便无源。所以陈慎吾先生讲："小便不利，有气化不行者，有津液内竭者，有并肠作利者。"这一条是属于第三种情况，因津液内竭而小便不利。

大便乍难乍易是一个关键的特征性症状，说明大肠中津液虽亏耗，但还没有到非常严重的程度，尚存有少量的津液，所以大便乍易。

津液亏耗不严重，"时有微热，喘冒不能卧"这两个症状是有力的证明，因为相对于第220条、第212条的"潮热""谵语""狂语"，甚至"狂则不识人、循衣摸床、惕而不安、微喘直视"等症状，本条要轻得多。由此看来，大承气汤证也分成了轻、中、重三个层次。

张仲景在这条最想告诉我们的是，虽然大便乍难乍易，不是典型的大便难下，但一样是燥屎内结，只不过程度轻，还是用大承气汤治疗。这种津亏轻证如果得不到及时有效治疗，很有可能发展成为中、重度津亏证。陈慎吾先生在辨证上的经验是："舌色必正赤或苔刺，脉必沉滑或沉迟，证必无汗而渴也。"

九、中焦虚寒呕逆证（243－244）

◎243　食谷欲呕，属阳明也，吴茱萸汤主之。得汤反剧者，属上焦也。吴茱萸汤。

　　　吴茱萸一升，洗　人参三两　生姜六两，切　大枣十二枚，擘

　　　右四味，以水七升，煮取二升，去滓，温服七合，日三服。

这一条讲中焦虚寒呕逆证。

因胃阳虚而寒饮停于中焦胃脘。这是阳不制阴的结果，《素问》讲，清阳不升，浊阴不降。浊阴上逆，所以食谷则欲呕。吴茱萸汤是温中补虚的方。君药是吴茱萸，是一味辛苦的药，辛辣温中，健脾散寒。苦则降，所以温中与降逆，二者兼备。

吴茱萸一升约等于85克，根据用法折算成当今处方剂量，应当是30克左右，这个剂量符合实际情况。生姜六两，就是90克多一点，折算成当今剂量也是30克左右。现在一付药一天煎服两次，不是煎一次日三服。最关键是几乎煎多少就服多少。所以吴茱萸可以用到20克以上，生姜也可以用到20

克以上。

后面特别指出了与上焦热证的鉴别诊断。也就是太阳热痞证，如果用了吴茱萸汤，反而呕得厉害，说明不是中焦虚寒，而是上焦有热，因为违反了热者寒之的治则。

伤寒论里吴茱萸汤证有三个适应证，中焦虚寒的欲呕只是其中一个，到后面涉及相关条文后再作总结。

◎244　太阳病，寸缓关浮尺弱，其人发热汗出，复恶寒，不呕，但心下痞者，此以医下之也。如其不下者，病人不恶寒而渴者，此转属阳明也。小便数者，大便必硬，不更衣十日，无所苦也。渴欲饮水，少少与之，但以法救之。渴者，宜五苓散。

　　猪苓去皮　　白术　　茯苓各十八铢　　泽泻一两六铢　　桂枝半两，去皮

　　右五味，为散，白饮和服方寸匕，日三服。

这一条是紧接上一条的。进一步阐述上焦热痞证的具体表现以及误治后，转属阳明的情况。目的还是通过讲阳明热证，与中焦虚寒证鉴别诊断。这一条可分为两段。

第一段，从开头到"此以医下之也"。

太阳病，寸缓关浮尺弱：从总体上看，这是一个表虚脉，所以应当定位在太阳中风表虚证。寸为阳，主表，缓则为表虚。尺为阴，主里，弱则虚，说明外邪已经开始入里了。关脉候胃，也就是心下，浮脉在这里不主表，而是主热，即心下有热，这不就是热痞证吗？第154条讲"心下痞，按之濡，其脉关上浮者，大黄黄连泻心汤主之"。本条与之是完全对应的。

发热汗出，复恶寒：说明仍然是太阳中风证，不呕，但心下痞，说明确实还没有传到少阳，更没有到阳明。这个"复"字很重要，意思是本来不恶寒了，似乎表证减轻了，但又恶寒，说明表证还在。

此以医下之也：热痞证形成的原因是误用下法，邪陷于里。治疗的方就是大黄黄连泻心汤，直接用《金匮》的泻心汤也可以。

第二段，从"如其不下者"到最后。太阳中风证，如果没有误用下法，

也不会静止不动，会有传阳明的可能，标志就是"不恶寒而渴。"具体的表现就是小便数，大便硬。虽然便秘的时间稍长，但并不是很痛苦，因为没有形成热结，只是津液受伤，肠胃偏燥，也就是脾阴被约，并非阳明燥热。这就是后面要讲的麻子仁丸证。

这种情况下，只要补点水就可以了，不必用药。

渴者，宜五苓散：这个渴，是口非常干的意思，这是热郁膀胱而形成了蓄水证，也就是五苓散证。还是强调转归的轻重。

这一条的意义在于，全面强调了中焦虚寒与上焦热痞、中焦阳明热证的鉴别。所以是关系密切的两条，有的注家轻易把这一条删掉，是不严谨的。

十、脾约证（245－247）

◎245 脉阳微而汗出少者，为自和一作如也，汗出多者，为太过。阳脉实，因发其汗，出多者，亦为太过。太过者，为阳绝于里，亡津液，大便因硬也。

这一条论述脾约证病机。

"脉阳微"，指脉浮取微弱，说明有表阳受伤之象，但汗出得不多，说明正邪相争于表，有邪从表解的趋势，这是一种营卫自和的抗邪机制，是轻证。如果汗出得多，就会导致津液亡于外，这就不是轻证。

即使脉浮取不虚而实，也就是正气未虚，只要是发汗太过了，迟早就会因津液亡失而虚。导致的结果就是肠胃亡阴而阳绝，这就是孤阳不可独生。胃肠无水而行舟，大便就会硬结。

◎246 脉浮而芤，浮为阳，芤为阴，浮芤相搏，胃气生热，其阳则绝。

这一条承接上条，具体论述脾约证津液亡失进一步加重的病机。也就是脾约重证病机。

脉由阳微变成浮而芤，是病情恶化的结果。由津液亡失发展为津血亡失。芤脉浮大中空，如按葱管，主亡阴亡血。李中梓《诊家正眼》讲"浮芤失血"。阴血亏虚则生内热，这是虚热，也就是胃阴亏虚，虚火旺。阴亡则阳绝，《素问·生气通天论》讲"阴阳离决，精气乃绝"。

◎247 趺阳脉浮而涩，浮则胃气强，涩则小便数，浮涩相搏，大便则难，其脾为约，麻子仁丸主之。

麻子仁二升　芍药半斤　枳实半斤，炙　大黄一斤，去皮　厚朴一尺，炙，去皮　杏仁一升，去皮尖，熬，别作脂

右六味，蜜和丸如梧桐子大，饮服十丸，日二服，渐加，以知为度。

这一条论述脾约证治。

《伤寒论》采用三部诊脉法，现在已经很少用了，现在主要是寸口诊脉法。三部指人迎、寸口和趺阳三脉。其中寸口候十二经，人迎、趺阳分候胃气。人迎、趺阳都是足阳明胃经上的穴位。人迎位于喉结两旁颈动脉搏动处。趺阳大致相当于冲阳穴的位置，是足背动胫前脉搏动之处。趺阳脉主脾胃之气，浮主胃热，涩主脾阴虚。脾阴不足，运化无力，津液偏渗于膀胱，而失润于肠道，就会小便数，大便硬。这就是所谓脾约证，即脾阴被约束。具体讲，就是脾为胃行其津液的功能受限制了。《素问·经脉别论》云："饮入于胃，游溢精气，上输于脾，脾气散精，上归于肺，通调水道，下输膀胱，水精四布，五经并行。"胃消化水谷后产生的精微物质，必须交给脾来输布。胃中有热，必然挟迫于脾，使其运化受限。这就是脾约。

麻子仁丸是一个标本兼治的方。其中小承气汤泻肠胃燥热，是治其本，因为胃燥热是根本病因。火麻仁、杏仁、白芍、蜂蜜都是润肠的，是治其标。

阳明病特殊证候共有十种。有津液亏耗的轻微外导证和轻证。有太阳传阳明的经表证。有湿化证、蓄血证、虚烦证、宿食证、阳明表证、虚寒呕逆证，还有脾约证。有虚有实，亦有虚实夹杂。

第二节　三承气汤的特殊适应证（248－256）

三个承气汤按照阳明腑实的轻重，精细划分了各自功能主治。下面若干条文是讲三个承气汤的特殊适应证。

一、调胃承气汤证与小承气汤证（248－250）

◎248 太阳病三日，发汗不解，蒸蒸发热者，属胃也，调胃承气汤主之。

这一条的关键词是"蒸蒸发热"。这种发热是很形象生动的，就是里热内蒸，迫汗外出，就像在蒸笼里一样。虽然发汗了，但里热不解，症状就不会缓解。

这一条是论述太阳转阳明后随即出现的特殊证型，这可以称作热蒸型。有胃热，但时间不长，没有形成热结，也就是胃热蒸证，所以用调胃承气汤。

◎249　伤寒吐后，腹胀满者，与调胃承气汤。

用了吐法后，胃液损失，化燥伤胃阴，胃气不和，气机不畅，就会胀满。没有形成热结，所以不胃痛。也可用调胃承气汤调和胃气，这可称作胀满型，也就是胃胀满证。

归根结底，还是讲调胃承气汤的适应证是阳明腑实轻证，只不过主症各有侧重，一个以热蒸为主，一个以"腹胀满"为主。

◎250　太阳病，若吐若下若发汗后，微烦，小便数，大便因硬者，与小承气汤和之愈。

这一条的关键词是"大便因硬"。这表明病位由胃转到肠了，有热结了，所以要用小承气汤通腑泻热。津液渗走膀胱，是因为大便硬，所以小便数。微烦是阳明热扰的表现。

这一条提示了小便数的阳明腑实证。这一条也有与上两条调胃承气汤证相比较之意。

二、早期大承气汤证（251）

◎251　得病二三日，脉弱，无太阳、柴胡证，烦躁，心下硬。至四五日，虽能食，以小承气汤，少少与，微和之，令小安，至六日，与承气汤一升。若不大便六七日，小便少者，虽不受食，（一云不大便）但初头硬，后必溏，未定成硬，攻之必溏；须小便利，屎定硬，乃可攻之，宜大承气汤。

这一条是一个过渡条文，由与小承气汤的运用对比，引申到大承气汤的运用。可以分成两大段来理解。

第一段，从开头至"与承气汤一升"。主要讲运用小承气汤的慎重与精准把握。得病没有多长时间，脉象就弱而无力了，说明表证已经不存在了。这个弱脉，不得简单地理解为虚弱而跟虚证挂钩。而是与太阳表证，特别是表实证相对而言的，表证的浮紧脉不明显了，就显得弱了。由此判断无太阳证和柴胡汤证，也就是既无表证也无半表半里证，而是入里了。

烦躁，心下硬，是阳明里热的典型症状。至"四五日"应当在前面，这是张仲景常用的倒装文法，即把中心词放在前面，以示强调语气。按常理，胃中燥热实结，应当不能食。现在能食，表明热结不重，或者尚未形成热结。这种情况下，可采用诊断性治疗，服小剂量小承气汤，看其反应如何，如果等到"六日"大便仍不解，再给大剂量小承气汤。除了诊断目的，还有更重要的原因，就是怕下之太过而伤胃。

第二段，从"若不大便六七日"到结尾。六七天还不大便，说明热结燥实已经形成，此时肯定也不想吃东西了。按常理用下法应当没有问题了，但张仲景特别强调了一个特殊表现是不能用下法的，特别是大承气汤，那就是"但头硬，后必溏，未定成硬"，再加上"小便少"。说明肠胃燥热不盛，热结并未完全形成。只有等到"小便利，屎定硬"，才可以用大承气汤攻下。津液偏渗于膀胱，才会小便利，再加上屎完全硬了，就表明燥实热结的完全成形。

这一条的临床意义在于，对于非典型的小承气汤证，应当采用慎重地试探性治疗。对于极易误判的前期大承气汤证，更应当明了诊断方法。重点应放在大承气汤证的精准判断。

三、阳明三急下证（252－255）

◎252　伤寒六七日，目中不了了，睛不和，无表里证，大便难，身微热者，此为实也。急下之，宜大承气汤。

这一条论述急下第一证，即肝阴血劫证。

伤寒六七日后，出现视物模糊，目光呆滞，这是肝阴血劫耗的表现。肝开窍于目。《灵枢·脉度篇》讲："肝气通于目，肝和则目能辨五色矣。"一段时间内出现这种眼部症状体征，属于危象，表明阳明腑实热结伤阴耗液很厉害。何以见得？因为紧接着讲了"大便难，身微热"。这就是阳明里热实证的表现，但没有像前面论述大承气汤证所言的"潮热""谵语"等强烈反应。这是因为里虚严重，是无力抗邪的衰败之象，表里之证都表现得不突出，所以张仲景讲是"无表里证"，绝不是表里证都没有的意思。这是邪实伤正的危象，并且病情发展得很快。从病因上讲，是阳明腑实热结的实证，从结果上讲，是肝阴血被劫的虚脱证。急则治标，所以用急下存阴的治法，而不是滋养肝阴。

◎253　阳明病，发热汗多者，急下之，宜大承气汤。

这一条论述急下第二证，即汗多亡津证。其实汗多亡津的病因也是阳明腑实热结，只不过临床表现形式和病机转归有偏重，这里是里热迫津外泄，前面一条是里热燔灼肝阴，虽然一表一里，本质是一样的。打一个形象的比喻，锅里炖肉，猛火不停，汤会不断地蒸发，肉也会越炖越烂，要想汤汁不干，肉不太烂，只有把灶里的柴火拿掉才是一劳永逸，这就叫釜底抽薪，也就是攻下之法。白虎汤的清法是不一样的，只是一锅热汤，而没有柴火，只要想办法快点冷却就可以了。

这一条的关键词是"汗多"，第220条是"手足漐漐汗出"，区别在于一急一慢。

◎254　发汗不解，腹满痛者，急下之，宜大承气汤。

这一条论述急下第三证，即太阳速陷证。按常理，腹满痛并不算太危急的症状，关键是传变迅急。太阳病才发汗，表证未解，就直入阳明了，如果不采取果断措施，随即而来的就是如第212条所述"不识人，循衣摸床，惕而不安，微喘直视"等危重之象。这也体现了张仲景治未病的指导思想。

◎255　腹满不减，减不足言，当下之，宜大承气汤。

这一条是对上一条的补充。进一步强调大承气汤证腹满的特点，这种腹满是燥结壅滞形成的，是实证，所以呈持续性。只要燥结壅滞不解除，腹满就会持续存在，还有可能加重，即使感觉有些变化，似乎偶尔好一点，也是微不足道的。言下之意是，如果腹满时轻时重，就是虚证。

以上就是阳明三急下证。总的规律是急，而并非特别重，但如果不及时果断急下，后果会很严重。总病机是耗津伤阴，总的治则就是急下存阴。

四、二阳合病的大承气汤证（256）

◎256　阳明少阳合病，必下利。其脉不负者，为顺也；负者，失也，互相克贼，名为负也。脉滑而数者，有宿食也，当下之，宜大承气汤。

这一条讲阳明少阳合病情况下的大承气汤证。可分为两段来理解。

第一段，从开头至"名为负也"。是论述病机的，理论性很强。体现了五行乘克的病理观。首先指出阳明少阳合病会出现下利，这是少阳肝木乘克阳明脾土的结果。阳明少阳合病如果处于平稳的可控状态，也就是肝与脾之间还没有形成相乘的病理关系，只是相克的生理关系，就是顺，脉象就是少阳证的脉象，这就叫"不负"。如果形成了相乘的病理关系，就是"负"，也就是"失"。"失"就是失控。负的解释是"互相克贼"，这是个主谓结构的名词。"互相克"是主语，指肝脾之间的生克制化关系，"贼"是动词，是伤害、破坏的意思。也就是肝脾正常的生克制化关系被打破了，相克关系变成了相乘关系。

"其脉不负"的脉是指什么脉象呢？应当是少阳病证的脉象，是尚未形成肝脾相乘关系的脉象。我们再读下第100条就很明白了，"伤寒，阳脉涩，阴脉弦，法当腹中急痛，先与小建中汤；不差者，小柴胡汤主之"，少阳证"不负"的脉就是弦脉。

第二段，从"脉滑而数者"到结尾。这一段是在上一段所述的五行乘克理论指导下，阐明脾土被乘后的表现及治法。

脉滑而数，就是前面讲的"负"脉，由"不负"的弦脉变成了"负"的滑数脉。《濒湖脉学》讲滑脉"当关宿食肝脾热"就是这个意思。"数"毫无疑义是指热证。

这就是我们常讲的肝火横逆而犯胃，造成肝胆脾胃都有火。有宿食，就是阳明火热化燥的结果。"互相克贼"可以作为一个理论名词，这个理论在《金匮要略》中也有一段名言："见肝之病，知肝传脾，当先实脾，四季脾旺不受邪，即勿补之。中工不晓相传，见肝之病，不解实脾，惟治肝也。"

治法上强调了针对脾胃燥结形成的宿食，应当用下法，可用大承气汤。这里张仲景省略了少阳证的治疗，认为没有必要讲，人们不容易忽视有肝胆火热，理当泻肝火。但对随之而生的脾胃之火容易忽视，所以要特别强调。临证时，如果遇到这种病人，应当是泻肝与攻下并用。

第三节　阳明杂证（257－262）

阳明病常与他病并存，可归于杂证范围。

一、阳明瘀血证（257）

◎257　病人无表里证，发热七八日，虽脉浮数者，可下之。假令已下，脉数不解，合热则消谷喜饥，至六七日不大便者，有瘀血，宜抵当汤。

这一条论述阳明腑实并瘀血证。合并有了瘀血，就是杂证的范畴。

病人无表里证，跟第252条"无表里证"的意思是一样的，表证里证都不突出，并非没有。持续发热七八天，又没有恶寒，应当是里热的缘故。浮数脉主热，浮脉不只主表证，也主虚证，特别是血虚。这里浮数脉应当是虚热，是血虚血瘀而又有里实热，所以用下法泻热是在情理之中。这里排除了发汗解表之法，说明重点在里证。用了下法有两种可能。一种是泻下后热退，但还有另一种情况，用了攻下，热仍不退，还是数脉。

接下来分析热不退的原因。先用排除法，"合热则消谷喜饥"的意思是单纯的胃热会出现消谷喜饥，而这里没有这个症状，也就不是单纯胃热。又过了六七日，出现便结，这就不是单纯燥结，而是有瘀，所以要用抵当汤。这是阳明血热互结的杂证，这就是第124条所讲的"瘀热在里"。所以只用攻下的承气汤是退不了热的，如果用桃核承气汤估计也效果不佳，理由是瘀的成分偏重，所以要用抵当汤。

这一条对临床的指导意义很大，拓宽了退热的治法思路，特别是持续发热的病人，不要一味地清热，因为还有可能是血瘀发热。

二、阳明协热证（258）

◎258　若脉数不解，而下不止，必协热便脓血也。

这一条应当接在上一条"可下之"之后,与"不大便者,有瘀血"是并列关系。同样是下后脉数不解,但病机不一样。这里是阳明里热协迫血行。与前面第 34 条"医反下之,利遂不止"病机相似,所以也可以用葛根芩连汤治疗。

这一条也可称作阳明协热证,也在杂病范畴。

三、阳明黄疸证(259－262)

阳明证并发黄疸,应当是阳黄,不会是阴黄,还有在表在里的区别,这也是杂病的范畴。

◎259 伤寒发汗已,身目为黄,所以然者,以寒湿在里不解故也。以为不可下也,于寒湿中求之。

这一条论述寒湿阴黄证。先提出来是为了与阳明黄疸证进行鉴别诊断。

阳明病因里热外越而发黄,是阳明病的病机转归之一。这在前面第 199 条、第 200 条已经讲了,同时可以出现瘀热在里的不能外越的特殊病证,也就是茵陈蒿汤证。

这一条从太阳伤寒表证而来,用了汗法,表热应当清除了,就不应该发黄。但恰恰相反,发生了黄疸,而且是身目满黄,原因是忽视了寒湿里证。同时有太阴脾虚,寒湿内生,会导致阴黄。这其中隐含了误治的意思,推测除了身目发黄,还有太阳伤寒表证的症状,如头痛、发热等,医生简单地诊断为太阳伤寒表证,就只用了个汗法,寒湿里证没有解除。类似这种误治在太阳证篇中已经有条文论述。如第 28 条:"服桂枝汤,或下之,仍头项强痛,翕翕发热,无汗,心下满微痛,小便不利者,桂枝去桂加茯苓白术汤主之。"认为有桂枝汤证,还有阳明腑实证,但忽视了还有小便不利的水饮内停。所以用去桂加茯苓白术汤。

寒湿是因脾阳虚,运化失司所致,是阴黄虚证,不能用下法,不能用茵陈蒿汤,更不能用承气汤。于寒湿中求之,就是用温阳利水渗湿退黄的治法,可以用《医学心悟》的茵陈术附汤,也可以用《金匮》的茵陈五苓散。不论寒还是热,茵陈总是有的,因为它是退黄专药。这一条可以理解为太阳太阴合病，有阴病出阳，脏邪还腑的意思。

阴黄是属太阴证，不是阳明证。先写上这么一条，是埋下一个伏笔，目的在于为论述下面的阳黄杂证，起个鉴别诊断的作用。后面紧接着讲三条阳黄杂证。

◎260　伤寒七八日，身黄如橘子色，小便不利，腹微满者，茵陈蒿汤主之。

这一条是论述太阳与阳明并病，先是太阳伤寒，时间还偏长，有七八日，这是邪入阳明，导致阳黄，阳明证是刚产生的，证据是"腹微满"，不是大承气汤的腹满，多了一个微字，那就是湿热，而不是燥热。所以这一条与第236条是有区别的。第236条是典型的阳明湿热阳黄证，这里是太阳阳明并病的阳黄证，站在黄疸的角度讲，是新病，刚刚开始，不是第236条的瘀热在里，一轻一重。正因为如此，这一条定位为太阳阳明并病的杂病，而第236条定位是阳明湿热证。尽管有区别，还是偏重于阳明证，所以治疗仍用茵陈蒿汤。

◎261　伤寒身黄发热。栀子柏皮汤主之。

　　肥栀子十五个，擘　甘草一两，炙　黄柏二两

　　右三味，以水四升，煮取一升半，去滓，分温再服。

这一条是论述太阳阳明并病轻证，是太阳表证不久就出现了阳明里热，程度比第260条要轻。应当是热重于湿，所以没有用茵陈。刘渡舟先生称之为一般的湿热发黄证。上一条应当是偏里的湿热发黄证，所以用清湿热为主的栀子柏皮汤。

◎262　伤寒瘀热在里，身必黄，麻黄连翘赤小豆汤主之。

　　麻黄二两，去节　连翘二两，连翘根是　杏仁四十个，去皮尖

　赤小豆一升　大枣十二枚，擘　生梓白皮切，一升　生姜二两，

切　甘草二两，炙

　　右八味，以潦水一斗，先煮麻黄再沸，去上沫，内诸药，煮取三升，分温三服，半日服尽。

这一条也是论述太阳阳明并病发黄，但表证更偏重一些，所以可以称作湿热发黄表证。

伤寒瘀热在里，这一句可以加两个字，即伤寒在表瘀热在里，这时发黄了，应当表里同治。外用麻黄、连翘、生姜解表，内用杏仁利肺，有间接利湿的作用，这叫提壶揭盖法。赤小豆、生梓白皮清热利湿。煎服法中的潦水指雨刚下到地面的水，这个字读 lǎo，不能读 liáo，读 liáo 就是潦倒的意思了。我们南方人原先都喜欢吃潦米饭，就是米刚煮开花，就把米汤过滤出去，再把米放在甑里蒸。也是取相近之意。引申为精选、纯净之意。从天而降的雨水，为清阳之水，有升清降浊之功，正合此方解表清里之法。

从以上三条可以看出，这里论述的阳明湿热黄疸都兼有太阳伤寒表证，都是伤寒二字开头。不是前面讲的单纯阳明湿热黄疸。其中又有区分，有偏里的湿热发黄，仍用茵陈蒿汤，有偏表的湿热发黄，用麻黄连翘赤小豆汤。有表里各半的湿热发黄，用栀子柏皮汤。定位都是阳明杂证。

阳明病一共 83 条，现在小结一下。阳明病病因包括本经受邪和他经传邪。总的病机特点是胃家实，也就是阳明里实热，同时也可能出现脾约证。

阳明病本证就是三个承气汤证，分别是内实热郁心烦的调胃承气汤证、里实热结轻的小承气汤证和里实热结重也就是里实燥结的大承气汤证。还存在阳明并病与合病以及阳明病的十大特殊证候。

特别强调了阳明三急下证，提出了急下存阴的治疗原则。最后站在太阳阳明并病的角度讲了阳明诸种杂证。特别是黄疸的诸多方证。攻下清里的治法贯穿于始终。

第十章　少阳病

前面太阳病、阳明病早已涉及了少阳病，说明六经之间的传变关系是很密切的。

第一节　少阳经生理与病理

一、少阳经生理

少阳经包括手少阳三焦经和足少阳胆经。

三焦手少阳之脉，起于小指次指之端，上出两指之间，循手表腕，出臂外两骨之间，上贯肘，循臑外上肩，而交出足少阳之后，入缺盆，布膻中，散落心包，下膈，循属三焦；其支者，从膻中上出缺盆，上项，系耳后直上，出耳上角，以屈下颊至颛；其支者，从耳后入耳中，出走耳前，过客主人前，交颊，至目锐眦。

胆足少阳之脉，起于目锐眦，上抵头角，下耳后，循颈行手少阳之前，至肩上，却交出手少阳之后，入缺盆；其支者，从耳后入耳中，出走耳前，至目锐眦后；其支者，别锐眦，下大迎，合于手少阳，抵于颛，下加颊车，下颈合缺盆以下胸中，贯膈络肝属胆，循胁里，出气街，绕毛际，横入髀厌中，其直者，从缺盆下腋，循胸过季胁，下合髀厌中，以下循髀阳，出膝外廉，下外辅骨之前，直下抵绝骨之端，下出外踝之前，循足跗上，入小指次指之间；其支者，别跗上，入大指之间，循大指歧骨内，出其端，还贯爪甲，出三毛。

少阳的生理可以从以下四个具体层面来认识。

1. 少阳之经：联合手足少阳之经循行体表的部位，感受外邪主要涉及头角、目、耳、咽、胸、腋、膈、季胁，特别是季胁尤为典型。

2. 足少阳胆腑：胆居六腑之首，又属于奇恒之腑。首先有贮存和排泄胆汁的功能。其次，它与肝的关系密切，又有疏泄功能；第三，胆主决断，与肝主谋虑相配合。胆附于肝，内藏精汁而主疏泄，故名"中精之腑"。第四，寄藏相火。按照《内经》的理论，人体的火分为君火和相火。君火是居主导地位的火，相火则是各脏腑具体行使职责功能的火。胆中的相火就是其中之一。

3. 少阳阳气：三阳中少阳最弱，称之为一阳、幼阳、稚阳、小阳。正有点像青春少年，力气虽小但朝气蓬勃，对全身五脏六腑都有温煦、激发、促进和调节作用。所以《素问》讲"凡十一脏，取决于胆也"。

4. 手少阳三焦腑：三焦的生理功能，一是通行元气，二是运行水液。其实是主持全身气机的通道。三焦主决渎而通调水道，故名"中渎之腑"，同时为水火气机运行之道路。

少阳经的最本质生理功能是枢机作用。外从太阳之开，内应阳明之阖。它就像门轴，开合间发挥着枢纽作用。《素问·阴阳离合论》就讲"少阳主枢"。

二、少阳经病理

1. 少阳病的病位与证候分类主要涉及足少阳胆经、胆腑和手少阳三焦腑三个方面。手少阳三焦腑证也就是少阳兼证。

2. 少阳受邪途径主要有三：外邪直犯少阳，本经受邪；太阳误治、失治，邪陷少阳；厥阴阳气恢复，脏邪还腑，阴病出阳，邪出少阳。

3. 致病特点表现在四个方面：一是经腑同病。即外经受邪往往与胆腑郁热、三焦气滞同时发生。二是气郁化火。少阳枢机不利，则气郁，气郁相火，则化为郁火。三是生痰、生饮。这主要与三焦运行水液、主持全身气机的功能相关。水液运行不畅，则生痰饮。四是太阳、阳明、太阴之气不和导致心胆不宁。这主要与三焦的通调元气的功能相关。

第二节　少阳病（263-272）

一、少阳病提纲及诊治法（263-267）

◎263　少阳之为病，口苦、咽干，目眩也。

这一条是少阳病提纲。也用了倒装文法。就三个症状，首先是口苦，这是胆火上扰最具特征性症状，一般情况下把口苦作为胆火的诊断标准，还扩大一点，就是肝胆之火，因为肝胆关系太密切了。胆汁是由肝的精气所化生，《东医宝鉴》讲："肝之余气，泄于胆，聚而成精。"胆里面有一个独一无二的胆汁，只要热邪扰动了它，就会走窜上犯。其他脏腑都没有，心火、肺火、胃火、肾火等会出现诸多"干"的症状，但一般不会明显"苦"。少阳病出现"干"也是理所当然的，并且部位明确，是"咽干"，前面讲了"咽为肝之使"。《素问·奇病论》原文是"夫肝者，中之将，取决于胆，咽为之使"。目眩也是热邪循经上扰的结果。

仔细看这三个症状，有一个共性，就是清窍有热。口、咽、目都是清空之窍，并且都是上窍。《素问·阴阳应象大论》讲"清阳出上窍"，在正常生理功能下，上窍是不会出现这三个症状的，尽管胆汁是苦的，只要经气通达，清阳畅达就不会口苦。一旦郁而不达，就会生火，这种郁火到了不能承受的地步，就会上扰清窍。所以少阳病的本质是少阳气郁化火，与阳明燥火是有本质区别的。火郁在半表半里，也就是在胸腹的腔隙里，既不能入里，也不能达表，只能循经上扰清窍。结合第96条、第97条来分析就更明了，这两条其实是讲少阳郁火的来源和具体表现。这里是讲本质特征，所以是提纲。

站在以方测证的角度分析也能说明问题。小柴胡汤的君药是柴胡，柴胡是疏肝解郁的，火郁发之，这是关键，而不是石膏清热的功效。少阳病是欲发而不能发，阳明病是欲下而不能下。

气郁化火是少阳枢机失调，是管控失调，常常还会波及脾胃。

◎264　少阳中风，两耳无所闻，目赤，胸中满而烦者，不可吐下，吐下则悸
　　　　而惊。

这一条讲少阳经证及其误治。可以理解为少阳病的非典型表现。

少阳中风也就是太阳中风后不久就传少阳，导致类中风证，这与第189
条、第231条讲"阳明中风"意思差不多。第189条也有"口苦咽干"，说明
有胆郁热。第231条也是用小柴胡汤治疗，更为接近。

"两耳无所闻，目赤"是胆火上扰清窍的表现，"胸满烦"也是热邪循少
阳胆经窜扰之故。这是对上条的补充。

"胸中满而烦"容易误诊为阳明腑实证而误用吐下之法，伤及气血，会进
一步影响到肝胆疏泄功能。《素问·宝命全形论》讲"土得木而达"。这里的
"胸中满而烦"，其实是肝疏泄失常，胆汁排泄不利，再影响到脾胃运化。本
还是在少阳经。

误用吐下导致"悸而惊"，有的注家解释为心的气血受损，其实这种解释
不太全面。理由很简单，吐下后应当对当下病机影响最直接，与心无关。这
里主要包含对肝胆的影响，"胆者，中正之官，决断出焉"。《类经》也讲
"肝胆相济，勇敢乃成"。悸而惊是胆气虚损，与心合而言之，就是心胆气虚。

◎265　伤寒，脉弦细，头痛发热者，属少阳。少阳不可发汗，发汗则谵语，
　　　　此属胃，胃和则愈，胃不和，烦而悸。

这一条紧接上两条，讲少阳证误用汗法的转归。

头痛发热，三阳病皆有，但脉象各异，必当细察。太阳在表，脉浮，故
用汗法解表；阳明在里，脉洪大或滑数，故用清下攻里；此为少阳半表半里，
脉弦细，当用和法。

少阳病误投汗法，伤津化燥，胃腑首当其冲，胃失和降，就会出现谵语。

如果按照经络辨证的思路，其循行部位与西医的三叉神经对应得很好，
所以热证的三叉神经痛可以用小柴胡汤治疗。

综合分析上两条，吐、下、汗三法为少阳治法三禁忌。

◎266　本太阳病不解，转入少阳者，胁下硬满，干呕不能食，往来寒热，尚

未吐下，脉沉紧者，与小柴胡汤。

柴胡八两　　人参三两　　黄芩三两　　甘草三两，炙　　半夏半升，
洗　　生姜三两，切　　大枣十二枚，擘

右六味，以水一斗二升，煮取六升，去滓，再煎取三升。温服
一升，日三服。

这一条讲太阳传少阳的证治。

这是未经误治的传变，胁下硬满、干呕不能食，往来寒热都是典型的少
阳之证。尚未吐下，表明没有误治的情况。沉脉表明邪由表入里了。辨脉法
讲："脉浮而紧者，名曰弦也。"这里是沉紧，说明是相对于太阳表证而偏里
的里弦之脉，这正好是半表半里的少阳证。这里言紧脉其实相当于重弦脉。

这两条从正反两个方面论述少阳病的临床表现特征，即常规表现和误治
表现。

◎267　若已吐下发汗温针，谵语，柴胡汤证罢，此为坏病，知犯何逆，以法
　　　治之。

这一条讲少阳病误治后的救治原则。

和法是少阳病的唯一治法，其他诸种治法都会导致误治，都有可能出现
像"谵语"这样严重的不良后果。这种情况一旦形成，就不是小柴胡汤证了，
就已酿成了坏病。此时应遵循的治则是"知犯何逆，以法治之"。这与第16
条太阳病坏病治则是一样的。

二、少阳枢机与转归（268－272）

少阳病转归的核心表现是枢机特征。

◎268　三阳合病，脉浮大，上关上，但欲眠睡，目合则汗。

三阳合病，前面也已经讲了。三阳合病，少阳为枢。三阳合病后，少阳
就处于关键地位，要治好三阳合病，就要依靠少阳的协调作用。

看三阳合病的表现应当脉症合参。首先是脉浮大，上关上。脉浮主太阳
之表，大脉主阳明之里。上关上就是上靠关上脉的意思，关上就是关脉，辨

脉法明确讲了"寸口、关上、尺中三处",这分别对应的就是我们讲的寸、关、尺。

脉浮大与上关上要联系起来看,应当解释为浮大之脉象在关脉的地方更为集中明显些,也就是矛盾的中心在关脉,也就是在少阳。这就是三阳合病的脉象特点。

症是但欲眠睡,目合则汗。三阳内外热邪俱在,必然伤津耗气,结果是气阴两虚,不是单纯的气虚也不是单纯的阴虚,所以因气血不足而嗜睡神昏,又因阴虚而盗汗。

治疗还是要用少阳和解之法,常见的虚劳发热就可以用柴胡系列方,除小柴胡汤外,还有青蒿鳖甲散、柴胡清骨散等。

这一条可与第99条互参。区别在于第99条是三阳合病的实证,这一条是表实里虚证。

◎269　伤寒六七日,无大热,其人躁烦者,此为阳去入阴故也。

这一条紧接上一条,继续讲少阳枢机问题。

外感伤寒时间偏长,有轻中度发热,同时又出现了阳明病的躁烦,说明邪由表入里了,也就是正处于由太阳之表向阳明之里传变的过程中。

阳代表太阳,阴不是指三阴病,而是指阳明,是相对于太阳而言,阳明属阴属里。其中的根本原因还是少阳枢机不利,调节失控,导致太阳传阳明可以长驱直入。如果少阳起作用了,就应当有少阳受邪的表现。这里只有太阳、阳明的表现,反而说明少阳出问题了。

◎270　伤寒三日,三阳为尽,三阴当受邪,其人反能食而不呕,此为三阴不受邪也。

这一条紧接上两条,还是讲少阳枢机问题。

三阳经受邪传尽后,就有可能继续深入传三阴经,首当其冲就是传太阴。如果能食又不呕,说明太阴未受邪,也就是三阴没有受邪。

其中的关键还是少阳之枢,少阳不但是三阳之枢,也是六经阴阳之枢,所以防控传变,顾护少阳,和解少阳是非常重要的。

◎271　伤寒三日，少阳脉小者，欲已也。

这一条还是讲少阳病欲愈的转归。

《素问·热论》把六经传变分别对应了时间，有一日巨阳，二日阳明，三日少阳之说。这里伤寒三日，代表邪入少阳了，少阳病脉小而不弦，说明邪去正复。这是从脉象上判断少阳病的转归。

《素问·脉要精微论》讲"大则病进"。《医宗金鉴》也讲"坚大急疾，其凶可知"。《素问·离合真邪论》还讲"夫脉者，大则邪至，小则平"。所以有时脉大代表体内邪盛而正衰，脉小反而邪轻微。这是邪正相争的激烈程度在脉象上的真实反映。例如很多癌症病人就是如此，表面上看似乎病情还稳定，一摸脉很大而有力，预示病情很有可能出现崩塌式转变。

第 272 条前面已经一起作了总结分析。

少阳病篇一共就 10 条，主要讲了少阳提纲和少阳枢机两大问题。至于传变转归禁忌证以及小柴胡汤的运用问题要结合太阳病、阳明病篇研究。少阳病主证是太阳病表邪入里后最浅表的里证，也就是第 96 条所述"往来寒热，胸胁苦满，嘿嘿不欲饮食，心烦喜呕"四大主症，再加上烦、渴、痛、痞、悸、热、咳七个或然症。治法是和解少阳。主方是小柴胡汤，药物分成三组。第一组，柴胡治表热，黄芩治里热。第二组，半夏、生姜治胃。第三组，参、草、枣补少阳之气。少阳病的病位在胸胁，即"结于胁下"，病性是寒热往来。传变主要是胸胁犯脾胃，少阳传阳明。小柴胡汤证还有若干兼证。讲传变以及小柴胡汤证不可能等到讲少阳病篇才讲，因为太阳、阳明必然涉及少阳问题。真正到了少阳病篇，只是一个总结和认识上的提升。

第十一章 太阴病

邪气由三阳经里传三阴经，从整体上讲就是六腑向五脏的传变，其始发阶段是太阴病。

第一节 太阴生理病理

一、太阴生理

太阴生理主要与足太阴脾经相关。手太阴肺经在太阳病中已有论述，这是因为太阳主表，与手太阴肺合皮毛有密切关系，所以手太阴肺的病变多在太阳表证中得到体现。

脾足太阴之脉，起于大指之端，循指内侧白肉际，过核骨后，上内踝前廉，上端内，循胫骨后，交出厥阴之前，上膝股内前廉，入腹，属脾，络胃，上膈，夹咽，连舌本，散舌下；其支者，复从胃别上膈，注心中。

足太阴脾经与足阳明胃经互为表里关系，足太阴脾经行于腹部，所以有"脾主大腹"之说。

脾主运化，包括运化水谷和运化水液两个方面。脾又主升清，主统血。在体合肌肉，主四肢。在窍为口，其华在唇。

二、太阴病理

太阴病病位主要在足太阴脾，病因一是脾阳素虚，寒湿直中；二是太阳病、阳明病、少阳病失治、误治，导致脾阳受损，外邪乘虚内侵。

太阴病证候分为三个层次：一是太阴表证。风寒侵袭四肢，表现为四肢剧痛，脉浮。二是太阴经脉气血不和证。邪伤太阴经脉，症见腹满时痛，或大实痛。三是太阴脾经虚寒证。脾虚失运，寒湿内盛，症见腹满时痛，呕吐，食不下，自利不渴等。

第二节　太阴病提纲与证治（273－277）

一、太阴病提纲（273－275）

◎273　太阴之为病，腹满而吐，食不下，自利益甚，时腹自痛。若下之，必
　　　　胸下结硬。

这一条论述太阴病提纲。

太阴病是脾虚寒证，其主要证候特点是对应着脾的生理功能失调而出现的症状体征。脾阳受伤，运化失职，寒湿停滞，胃肠气机不畅，就会腹满。这与阳明病的腹胀满有本质区别，主要区别是一虚一实。

清阳不升，浊阴不降，就会上吐并食不下，下则自利益甚。自利益甚不能等同于一般的腹泻，是因脾虚而自生的功能失调，不是外因所致。虚的病因不消除，就会越来越厉害，时腹自痛，是典型的虚寒性疼痛。

误用下法，是因为误将虚满诊断为阳明实满。误用下法就会导致脾阳更虚，第131条讲"病发于阴，而反下之，因作痞也"。邪陷于里，寒邪凝结，则成气痞证。这是因虚致痞。

◎274　太阴中风，四肢烦疼，阳微阴涩而长者，为欲愈。

这一条论述太阴中风证。

太阴中风证的证候特点是四肢烦疼，与太阳中风证有本质区别。太阳中风证是"阳浮而阴弱"，有恶寒、发热，还有头痛。太阴中风证没有发热，也没有头痛，这是最主要的区别。脾阳虚而无力抗邪，所以不会激化矛盾于体表和阳位，也就没有发热和头痛。柯韵伯讲："风为阳邪，四肢为诸阳之末，

脾主四肢，阳气衰少，则两阳相搏，故烦疼。"这对临证是很有启发的，一些四肢寒凉，甚至冷痛的病人，往往要从脾阳虚论治，而不能一味地从寒凝血瘀或者肾阳虚论治。

阳微，指浮取变得不怎么浮了，标志着风邪减退。阴涩指沉取为涩脉，涩脉主血虚。太阴病吐、自利，都可以导致阴血亏虚。这里的"脉长"并非指长脉，而是相对于阴涩之短而恢复正常，言下之意是原先是短涩之脉，短脉主虚，综合分析脉象变化，是正气得复的欲愈之象。

二、太阴病证治（276－277）

◎276　太阴病，脉浮者，可发汗，宜桂枝汤。

桂枝三两，去皮　芍药三两　甘草二两，炙　生姜三两，切

大枣十二枚，擘

右五味，以水七升，煮取三升，去滓，温服一升。须臾，啜热稀粥一升，以助药力，温覆取汗。

这一条讲太阴表证的论治。

太阴表证的完整表述应当是第273条加第274条再加脉浮，也就是脾阳虚加风邪在太阳经表。用桂枝汤取和缓解表之意。

这一条的临床指导意义也很大，那就是虚寒证胃肠型感冒的病人应当用桂枝汤治疗，这是很简略又很精准的治法。

◎277　自利不渴者，属太阴，以其藏有寒故也，当温之，宜服四逆辈。

这一条讲太阴下利，是呼应第273条的，这里面有三阴病下利的鉴别诊断，还有治法。上一条虽有脾阳虚损，但以表证为主，这一条就是以里虚为主。

这里讲的"自利"应当是第273条"腹满而吐，食不下，自利益甚，时腹自痛"的高度概括，"自利"是其中最典型的具有代表性的症状。在此前提下，提出"不渴"为鉴别诊断要点。

太阴下利，就是中焦脾阳虚寒下利。中焦虚寒，则中焦失运，寒湿不化，清阳不升，影响中焦气机，所以还会有腹胀。但没有涉及津液气化问题，所

以不会出现口渴。如果是里热下利，灼耗津液，则会有口渴。这就是后面要讲的第 373 条"下利，欲饮水者，以有热故也。白头翁汤主之"。钱天来讲"里无热邪，口必不渴"，就是针对下利的寒热病性而言的。如果是少阴肾阳虚寒，也会出现口渴。肾阳虚衰，气化不利，津液向下不行，饮停膀胱而蓄水，向上不承，则口渴。

治法是温阳，用四逆汤一类的方药。其中的代表方就是理中汤和四逆汤。没有明确提出一个具体方，而是一个方群，体现了辨证论治思想。太阴虚寒与少阴虚寒之间是一个动态的病机转化过程，并不存在一条明确的分水岭，只存在中焦与下焦的偏重。如果以中焦为主，则用理中汤，或者是理中丸。理中汤由人参、干姜、白术、炙甘草四味药组成，主要指向中焦虚寒。如果以下焦为主，则用四逆汤。由附子、干姜、炙甘草三味药组成。与理中丸比较可以发现，四逆汤用一味附子取代了人参、白术，把重点指向了下焦。同时又保留了干姜、炙甘草，也就兼顾了中焦。说明下焦的虚寒包含了中焦虚寒，或者是下焦虚寒由中焦虚寒转化而来。《阎氏小儿方论》中又有附子理中丸，也就是理中丸加附子，针对的是脾肾两虚。熊继柏也常用此方治小儿腹泻。陈应旄评价此方讲"若水寒互胜，即当脾肾双补，加以附子，则命门益，土母温矣"。

刘渡舟先生对此亦有发挥。中焦虚寒，吐利并见者，用丁萸理中汤；腰膝尾椎冷痛的寒湿下利，用苍附理中汤；寒湿下利伴尿少，用苓泽理中汤。前辈的宝贵经验，值得后人认真领悟。

第三节　太阴病转归（278－280）

一、转归（278）

◎278　伤寒脉浮而缓，手足自温者，系在太阴；太阴当发身黄，若小便自利者，不能发黄；至七八日，虽暴烦下利日十余行，必自止，以脾家实，腐秽当去故也。

这一条论述太阴病的两种转归，内容与第 187 条很接近。可分成两段来理解。

第一段是从开始至"不能发黄"。论述太阴病湿郁发黄的机理。太阴发黄应当与阳明寒湿发黄互参（第187条）。第259条讲"身目为黄"是"寒湿在里"。伤寒脉浮而缓，表明外感风寒直中太阴，而非太阳之表，所以脉虽浮缓，而无全身发热恶寒。脾主肌肉四肢，所以抗邪于外，表现为手足发热。

第二段是从"至七八日"到最后结尾。论述太阴病向愈的转归。这里要与第187条互参。第187条前面几句与本条重复，后面讲"至七八日，大便硬者，为阳明病也"，有鉴别意义，大便硬是湿去而热留化燥。

突然出现强烈的烦热，并且又下利十多次。但这种情况一定可以自止。这是因为脾阳恢复，祛邪之力大增，矛盾激化于外的表现，也就是"脾家实"。

二、针对性治法（279－280）

◎279　本太阳病，医反下之，因尔腹满时痛者，属太阴也，桂枝加芍药汤主之；大实痛者，桂枝加大黄汤主之。

桂枝加芍药汤方

桂枝三两，去皮　芍药六两　甘草二两，炙　大枣十二枚，擘生姜三两，切

右五味，以水七升，煮取三升，去滓，温分三服。本云，桂枝汤，今加芍药。

桂枝加大黄汤

桂枝三两，去皮　大黄二两　芍药六两　生姜三两，切　甘草二两，炙　大枣十二枚，擘

右六味，以水七升，煮取三升，去滓，温服一升，日三服。

这一条论述太阳病误下后，邪陷太阴的证治，这也是太阴病的一个来源。刘渡舟先生认为是误下后太阴脾本身的阴阳气血不和。

腹满时痛，是因为误用下法后，邪陷太阴，导致太阴脾气血失和，气不顺则满，血不和则痛，还没有到脾阳受伤的地步，与太阳病提纲所言的"时

腹自痛"有本质区别。"时腹自痛"是以痛为主，腹自痛是以腹满为主，而痛有时，也不是持续的。用桂枝加芍药汤治疗，旨在重用芍药柔肝和血。小建中汤中芍药也是六两，仅多一味饴糖，补虚缓急止痛的作用强化了一些。针对的是脾气血虚的问题，虚的程度有一定差别。如果到了脾阳虚，就转到四逆辈了。

"大实痛"指太阴实痛，而不是阳明实痛。习惯把这两种实痛分别称之为"阴实"和"阳实"。阳实用三承气汤，阴实用桂枝加大黄汤。此机理是太阴阳明互为表里，太阴受邪，外搏于阳明，导致脾气血不和又有阳明腑气不顺，所以加大黄。

◎280　太阴为病，脉弱，其人续自便利，设当行大黄芍药者，宜减之，以其人胃气弱，易动故也。下利者，先煎芍药二沸。

这一条紧接上一条，论述大黄、芍药的用量。总的原则是虚证慎伐。汪苓友的观点是："大黄能伤胃气故宜减"，"芍药之味酸寒，虽不若大黄之峻，要非气弱者所宜所用，以故减之亦宜"。

太阴病篇一共就七条，逻辑关系很紧凑。提纲加证治，再论转归。太阴病承前启后的地位很突出，上承三阳，下涉少阴、厥阴。太阴病的内容与其他经的病是有渗透的，所以要前后条文互参。

第十二章　少阴病

少阴病篇是三阴病篇中最重要的一篇，具有代表性。太阳与少阴互为表里。足少阴肾，为先天之本，对应于表是足太阳膀胱。手少阴心，为君主之官，对应于表是手太阳小肠。其地位相当于太阳病篇在三阳病篇中的地位。

第一节　少阴生理与病理

一、少阴生理

少阴病涉及手足少阴经与脏。

心手少阴之脉，起于心中，出属心系，下膈络小肠；其支者，从心系上夹咽，系目系；其直者，复从心系却上肺，下出腋下，下循臑内后廉，行太阴、心主之后，下肘内，循臂内后廉，抵掌后锐骨之端，入掌内后廉，循小指之内出其端。

肾足少阴之脉，起于小趾之下，邪走足心，出于然谷之下，循内踝之后，别入跟中，以上踹内，出腘内廉，上股内后廉，贯脊属肾，络膀胱；其直者，从肾上贯肝膈，入肺中，循喉咙，夹舌本；其支者，从肺出络心，注胸中。

心主火，主血脉，主神明，为君主之官。肾主水，主纳气。主藏精，为先天之本，生命之根，但其主生长、发育生殖的功能在少阴病中没有明显体现。

心肾关系密切。心居上属阳，肾居下属阴。二者关系主要体现在阴阳水火升降上。心火必须下降而蛰于肾，肾水必须上奉而济于心，称为心肾相交，也称水火既济。

二、少阴病理

少阴病位涉及心肾二经与二脏。病因可以是外邪直中少阴，也可以是太阳、太阴失治、误治，邪陷少阴，病性以心肾阴阳俱虚为特征，又以肾阳虚为主，属于六经病变的较危重阶段。

心肾不交，水火不济，可导致上下失调。心火不降于肾而独亢于上，则失眠。心烦、心悸怔忡，肾水不济于心而凝于下，则腰膝酸软，男子梦遗，女子梦交。

心阴虚可下汲肾阴，致阴虚火旺。肾阳虚可水泛于心，致水气凌心。

第二节 少阴病提纲（281－300）

一、提纲与脉证（281－283）

◎281 少阴之为病，脉微细，但欲寐也。

这一条提出了少阴病提纲证。具体而言，是少阴寒化证提纲，其本质是心肾阴阳俱虚。"脉微细"和"但欲寐"就成为心肾亏虚的诊断要点。

"脉微"为阳虚，"细"为阴虚，沈尧封讲："微，薄也，属阳虚；细，小也，属阴虚。"

"但欲寐"，意思是"只想睡觉"，是一种精神委靡不振的状态，并不是倒头就睡得很香，欲寐不等于熟寐，是心肾阳虚，阴寒内盛，神失所养的结果。但欲寐在生理状态下常见于老人，老人气血渐衰，阴阳偏虚，所以也会"但欲寐"。

◎282 少阴病，欲吐不吐，心烦，但欲寐。五六日自利而渴者，属少阴也，虚故引水自救。若小便色白者，少阴病形悉具，小便白者，以下焦虚有寒，不能制水，故令色白也。

这一条是对上一条提纲证的深入，论述水火不济。

唯肾阳虚衰，寒邪上逆，胃气受损，则欲吐。欲吐不吐，即指恶心，病位在心而不在胃，是肾阳虚水泛，水气凌心的结果。单纯心烦，有多种可能，可热可寒，可实可虚。此条为虚阳与实邪相争的心烦。单纯自利而渴不能判断病性。讲太阴病时已经提到了，自利不渴属太阴，因为津液气化功能正常，只是脾阳虚而自利。自利而渴属少阴。因为肾阳虚衰，津液无以气化，不能上承，就口渴。引水自救的实质是补救肾阳气化不能。水不济于心，则心阴虚，心烦为心阴虚火上扰之象。表现为心烦，但欲寐。

小便色白，即小便清长。这是诊断肾阳虚的最直观体征，也是少阴虚寒证的证眼。在上的表现就是"欲吐不吐"。

◎283　病人脉阴阳俱紧，反汗出者，亡阳也，此属少阴，法当咽痛而复吐利。

这一条论述少阴亡阳的脉证。

脉阴阳俱紧是太阳伤寒表实证的主脉，伤寒表实证应当无汗，现在汗出，故称为"反汗出"，表明已不是太阳伤寒，而是太阳之邪飞渡少阴，导致阳虚外脱之象。

少阴之脉循喉咙，虚阳浮越上扰于咽，故咽痛，阳虚失守不固，阴盛于内，则上吐下利。这种咽痛属格阳喉痹，应当用温法，选用附桂八味丸、真武汤一类方。以上三条之间的层次关系很明显。先讲一般寒化证，即肾阳虚证。再讲心肾不交（水火不济），即病情加重的互损阶段。最后讲亡阴亡阳的危重证。

二、少阴病禁忌（284－286）

后面连续三条讲少阴病禁忌。

◎284　少阴病，咳而下利谵语者，被火气劫故也，小便必难，以强责少阴汗也。

这一条论述火劫伤肾阴。也就是少阴病不可用火劫之法。

少阴病的咳是寒邪上逆所致，下利也是寒邪下注所致。再出现谵语，是火攻迫汗伤及阴津之故。强发少阴之汗而伤及少阴肾阴，小便就会少。

发汗伤少阴肾，就在少阴病原有症状的基础上出现谵语和小便难。

◎285　少阴病，脉细沉数，病为在里，不可发汗。

这一条很简单，意思是少阴是里证而非表证，不能用汗法。这样理解，似乎过于简单，必另有深意。

这一条的关键词在脉细沉数。而其中关键字是数。细沉为里虚，有数脉，表明是阴虚发热，很容易误判为表热证。张仲景的良苦用心在于，提醒世人不要一见数脉就认为是表热证，就盲目用汗法。

所以这一条中心思想可以理解为肾阴虚不可发汗。

◎286　少阴病，脉微，不可发汗，亡阳故也；阳已虚，尺脉弱涩者，复不可下之。

这一条论述少阴病阴阳两虚不可汗、不可下。

先是讲少阴病阳虚之证，不可发汗，这在情理之中。脉微即阳虚。接着讲阳虚后，阳损及阴，导致阴血亏虚，脉弦涩就是阴血虚的表现，不但不可发汗，还不可用下法。复就是还的意思。

综上所述，少阴病禁忌有三个：一是火劫。二是汗法，即肾阴虚证和阴阳两虚证不可用汗法，总结为一句话就是少阴病不可发汗。三是下法。

三、少阴病转归及预后（287－300）

少阴病可以走向两个极端，有的可以自愈，有的会发展成为难治之逆证。先讲了两种自愈的顺证，接着讲了七种逆证。

◎287　少阴病，脉紧，至七八日，自下利，脉暴微，手足反温，脉紧反去者，为欲解也。虽烦下利，必自愈。

这一条论述少阴阳回自愈。

脉紧是少阴实寒证，过了七八日，寒邪伤及肾阳，就会出现自下利，这是寒邪直中少阴的一般病情转归。如果突然出现紧脉变缓，手足转温，是阳气来复的征象，是病欲解的病机，虽然有心烦和自利，也一定会自愈。

自下利，是阳复后奋力排浊的症状。对照太阴病第 278 条所述"至七八日，虽暴烦，下利日十余行，必自止，以脾家实，腐秽去故也"。二者病机是相似的，都有阳回自愈的转机。

◎288　少阴病，下利，若利自止，恶寒而蜷卧，手足温者，可治。

这一条与上一条是紧密相连的，也是论述阳回自愈。腹泻能自行停止，虽有怕冷而蜷卧，只要手足温暖，就可以治好。

标志是利自止，手足温。这一条与太阴病第 278 条也很相似。与上一条的不同之处在于下利是否止。上一条的下利虽然没有止，但一定是暂时的，阳气已复，利止是迟早的事。

这一条体现了舍脉从症的辨证思想。这也体现了张仲景辨证论治思想是从鲜活的实践中而来的。

◎289　少阴病，恶寒而蜷，时自烦，欲去衣被者，可治。

这一条也与上两条紧密联系。这一条阳回的标志是"时自烦"，欲去衣被。第 287 条也有烦，但没有欲去衣被，这是关键。这也是阳从内生而达周身抗邪的直观反应。

◎290　少阴中风，脉阳微阴浮者，为欲愈。

这一条同样与上三条紧密相联，是从脉象判断阳回自愈。少阴中风，可称为寒邪飞渡少阴。第 274 条讲了太阴中风，"四肢烦疼"，可称为寒邪飞渡太阴。太阴中风欲愈的标志脉象是"阳微阴涩而长"。与之相比较，病机本质很相似。首先，都表现为阳微，也就是浮取不明显，表明风邪减弱。其次，沉取有别，但本质相同。少阴中风是阴浮，是由沉转浮，是阳气回转，鼓动有力的表现，与太阴的长脉是一致的。太阴回阳之阴脉可表现为由沉涩而短转复为浮涩而长。这一条是舍症从脉的辨证思想的体现。

第 291 条讲少阴病欲解时，前面已有综合论述。

◎292　少阴病，吐利，手足不逆冷，反发热者，不死。脉不至者，灸少阴
　　　　七壮。

这一条论述少阴阳虚危重证但可治的情况。

少阴病吐利，即肾阳虚之象。手足不逆冷，反发热说明阳气未虚到极致，还不是阳脱之证。不死是还可挽救的意思，不能片面地理解为没有危险。

不死是有条件的，必须建立在及时有效的治疗措施上，张仲景既提出治法，也提出预后判断标准。

灸少阴应当理解为一个灸法的处方名称，也就是一个治疗方案。不要纠结于具体灸哪一个穴位，应当是一个有机配合的穴位群，治法是温肾阳，循少阴肾经取穴，取哪些穴位呢？

输穴太溪，经穴复溜，井穴涌泉，再配任脉的气海、关元，以阴中求阳。从养生角度看，这一条也是值得研究的。预后判断的标准是脉的至与不至，至是连续不断的意思，阳气不衰，气血未亏，脉就连续，反之就不连续。脉中的雀啄脉、屋漏脉就属于不至脉。

灸七壮就是强调灸的时间要长，也是强调回阳救逆的强化措施。

◎293　少阴病，七八日，一身手足尽热者，以热在膀胱，必便血也。

这一条仍然是论述少阴阳回可治之证。

这一条阳回的标志是移热于膀胱，表现为尿血，其中机理是肾脏之邪还于膀胱腑。阴证转阳，膀胱外应太阳之表，阳达于表，就会手足尽热。这一条总的机理是脏邪还腑。

以上 6 条共讲了两种转愈向好的转归。集中的表现是阳气回复。具体的标志有手足温、利自止、欲去衣被、便血等四种症状体征，还有脉象上的紧反去、阳微阴浮、脉至等三种表现。

接下来讲难治的七种转归，上面是讲顺证，下面是讲逆证。

◎294　少阴病，但厥无汗，而强发之，必动其血，未知从何道出，或从口

鼻，或从目出者，是名下厥上竭，为难治。

这一条论述下厥上竭的难治证。

下厥上竭可以是一个病证，也可以作为一个病机提出。

但厥无汗，而强发之是讲病因。少阴寒化，手足阳虚逆冷，无力蒸腾而无汗。此时再用发汗伤及阳气，会导致阳气更虚。

必动其血，是下厥上竭病机的关键。阳气受伐，阳不摄血，上竭阳位之血，可出现口、鼻、目甚至全身皮下出血，是下焦肾阳受伐而下厥之故。本质是阳损及阴，阴随阳亡。这种阴阳亡失的病势是很难控制的。临床所见的尿毒症、再生障碍性贫血可表现为这种转归。

◎295　少阴病，恶寒身蜷而利，手足逆冷者，不治。

这一条论述肾阳久不回复的不治证。

这一条应与第288条互参分析。第288条多了手足温，就是阳回。这一条是形寒、下利、肢逆三症俱备，一派阴寒不化之症，毫无阳气回复迹象，推测持续时间不会短。所以属于不治之证。

◎296　少阴病，吐利躁烦，四逆者死。

这一条论述阴盛格阳的死证。

吐利四逆为阳虚阴寒至极，躁烦是虚阳浮越的典型症状。"躁"偏指肢体躁动不安，"烦"偏指心中躁烦不宁。躁烦可以理解为偏义词，外躁的表现比里烦更为明显，是一种阳越于外的极度表现，是阴阳离决的先兆，所以是死证。这一条的关键词是躁烦。

◎297　少阴病，下利止而头眩，时时自冒者死。

这一条是论述下竭上厥的死证。

下利止并非阳回好转，而是肾阴亏竭，无津可泻，是枯竭之象。阴竭则阳无根，清阳不升，虚阳浮扰，则头眩，不停地出现昏冒之状，是阴阳离决之危象。

◎298　少阴病，四逆恶寒而身蜷，脉不至，不烦而躁者死。一作吐利而躁逆者死。

这一条也是论述阴盛格阳的死证。关键词是脉不至。单纯从症状上看虽躁而不烦，似乎还不是死证，但脉不至就很危险。这一条要与前面第292条互参。都是脉不至，一个有热，一个无热，无热表明阳衰至极。这是最大的区别。

◎299　少阴病，六七日，息高者死。

这一条论述肾不纳气的死证。

"息高"，即呼吸浅表，呼多吸少，动则气促，摄纳无权，是严重的肾不纳气。"六七日"指"息高"持续时间拉长，会导致元气无根而衰，无疑也是死证。

◎300　少阴病，脉微细沉，但欲卧，汗出不烦，自欲吐，至五六日自利，复烦躁不得卧寐者死。

这一条从病机转归过程的角度论述阴盛格阳进行性加重的死证。

首先描述的是阴盛格阳的重证，也就是前期阶段，即"脉微细沉，但欲卧，汗出不烦，自欲吐"，这是单纯的重度肾阳虚。五六日后随着病情发展，出现了自利，复烦躁，特别是"不得卧寐"这种极度躁烦，这就进入了阴盛格阳的晚期，是死证。

张仲景所论死证共讲了下厥上竭、久不阳回、躁烦阴盛格阳、下竭上厥、四逆阴盛格阳、肾不纳气和进行性阴盛格阳等七种证候。

第三节　少阴病证治（301-325）

一、太少两感证（301-302）

◎301　少阴病，始得之，反发热，脉沉者，麻黄细辛附子汤主之。

麻黄二两，去节　细辛二两　附子一枚，炮，去皮，破八片

右三味，以水一斗，先煮麻黄，减二升，去上沫，内诸药，煮

取三升，去滓，温服一升，日三服。

这一条论述少阴兼表证，但以少阴里寒为重。

这一条当与第92条互参。第92条讲"病发热头痛，脉反沉，若不差，身体疼痛者，当救其里，宜四逆汤"。虽然同属太少两感，但病机有异。本条以少阴病为主，故云"反发热"，第92条以太阳病为主，故云"脉反沉"。本条虽以少阴为主，但为"始得之"，里虚不甚，所以表里同治，方偏于解表。细辛这味药，除散寒解表外，还有温肺化饮的作用，其实就是有温肺以治肺阳虚的功效。所以细辛不是一味单纯的解表药。第92条是先用了解表之法，但病情无好转，表明虽然以表证为主，但里虚很重，还是要先救里温阳，所以用四逆汤。

◎302 少阴病，得之二三日，麻黄附子甘草汤微发汗。以二三日无证，故微
发汗也。

　　麻黄二两，去节　甘草二两，炙　附子一枚，炮，去皮，破
八片

　　右三味，以水七升，先煮麻黄一两沸，去上沫，内诸药，煮取
三升，去滓，温服一升，日三服。

这一条同样是太少两感，但表里之症都较上一条轻。少阴病时间稍长，不是始得。从表证来看，没有反发热，所以表证相对较轻，二三日无证，指二三日没有明显的吐利里虚寒证，所以里证也相对较轻。从总体上讲，是太少两感轻证。

选方用药上也从轻而施。首先麻黄附子甘草汤去掉了辛散力强的细辛。同时麻黄煎煮时只取一两，尤当重视。

二、少阴阴虚热化证（303）

◎303 少阴病，得之二三日以上，心中烦，不得卧，黄连阿胶汤主之。
　　黄连四两　黄芩二两　芍药二两　鸡子黄二枚　阿胶三两。一
云三挺。

右五味，以水六升，先煮三物，取二升，去滓，内胶烊尽，小冷，内鸡子黄，搅令相得，温服七合，日三服。

本条定性是阴虚热化证，既不是单纯肾阴虚证，也不是单纯郁热证。是肾阴虚加心郁热，所以称之为阴虚热化，这是热化的水火不济证。

这里强调少阴肾阴虚，其实前提是阴阳两虚，因为这一条首先定性是少阴病。从临床实际情况看，脉象表现应当是沉细略数，舌象应当是舌红降苔薄黄腻。因为其中是阴阳两虚而且以阴虚为主，又有心郁热。有郁热一般就有湿。

与热扰胸膈的栀子豉汤证不同，栀子豉汤证病在气分，阴液未伤，没有阴虚证的表现。黄连阿胶汤是既滋肾阴又清心火，是攻补兼施的方。黄连四两重用为君，黄芩二两相助，折心火，除心热。阿胶、芍药、鸡子黄滋肾水、养营血。本方偏重于清心火之力，单纯肾阴虚而无心火炽盛者不宜。临床经验表明，用青壳鸭蛋黄替代鸡子黄亦佳。

三、少阴阳虚寒化证（304－309）

◎304　少阴病，得之一二日，口中和，其背恶寒者，当灸之，附子汤主之。

附子二枚，炮，去皮，破八片　茯苓三两　人参二两白术四两芍药三两

右五味，以水八升，煮取三升，去滓，温服一升，日三服。

此条论述少阴阳虚寒化证，要点有两个。一个是"口中和"，也就是口中无寒热干湿之偏颇。如果孤立地以"口中和"作为阳虚寒化的诊断要点会讲不通。口中和应当是好现象嘛，为何成为诊断要点？其实这是张仲景采用了对比论述的手法，与后面关于咽痛的几个条文对比就会茅塞顿开。口中和是相对于阴虚生热灼伤咽膜而言，指没有热象，是虚寒之证。尤在泾解释："口中和者，不燥不渴，为里无热也。"另一个要点是"背恶寒"，是因为足太阳膀胱经和督脉阳气虚。陈慎吾先生主张灸膈关穴，膈关穴是足太阳经之穴，也称膈俞穴。在第七胸椎两旁，相去各三寸凹陷中。

附子汤由附子、白术、人参、芍药、茯苓五味药组成，与真武汤比较，

只差一味药，加人参去生姜，旨在温补而祛寒湿。附子、白术的量是真武汤的两倍，温阳之力大增，针对背恶寒和下一条的骨节痛当采取如此用量。

称作寒化证，是因为有湿，阳虚阴盛则动水生湿，合而为寒湿。前面讲的少阴热化证，是因为有郁热，阴虚阳盛则虚阳浮越。寒化与热化其实就是少阴的阴阳偏盛偏衰。

◎305　少阴病，身体痛，手足寒，骨节痛，脉沉者，附子汤主之。

此条与上一条紧密联系，仍然论述阳虚寒化证。肾阳虚衰，阳气不能通达于周身四肢，寒凝结而气滞，寒湿不化，留滞经脉骨节，就会出现全身痛，这种痛应当是冷涩痛，特别是关节处更为突出。脉沉是阳虚气陷的脉象。

这两条论述反映了张仲景的临证思维过程，先抓主症，也就是"口中和"，"背恶寒"，再到全身脉症。强调的是阳虚寒化生湿。

◎306　少阴病，下利便脓血者，桃花汤主之。

赤石脂一斤，一半全用，一半筛末　干姜一两　粳米一升

右三味，以水七升，煮米令熟，去滓，温服七合，内赤石脂末

方寸匕，日三服。若一服愈，余勿服。

这一条论述少阴虚寒下利便脓血。也称桃花汤证。

桃花汤证准确的辨证，应当是脾肾阳虚。脾不统血，脾阳不运，就会下利便脓血。后面要讲的湿热痢疾，即白头翁汤证是热利下重，有里急后重。桃花汤证虽然脓血杂下，必无里急后重。赤石脂色鲜红如桃花，故得名桃花汤。

前面第159条赤石脂禹余粮方也治下利，加禹余粮，收涩固脱作用更强些。赤石脂末拌饭吃，这无非是为了便于加大药量，增强药效。

◎307　少阴病，二三日至四五日，腹痛，小便不利，下利不止，便脓血者，桃花汤主之。

这一条紧接上一条，补充完善虚寒下利便脓血的证治。

这一条主要多了两个症状，一是腹痛，二是小便不利。寒邪直中中脘，

凝滞胃肠，故生腹痛，下利伤津，故小便不利。

◎308　少阴病，下利便脓血者，可刺。

这一条是辨证施刺，提示少阴病也有热证，可用刺法泻热止利固脱。

究竟刺哪些穴位呢？首先应当明确是刺少阴经之穴位。《医宗金鉴》讲："不曰刺何穴位者，盖刺少阴之井、荥、俞、经、合也。"意思是刺少阴经五输穴，具体的穴位应当是涌泉（井）、然谷（荥）、太溪（输）、大钟（经）、阴谷（合）。

◎309　少阴病，吐利，手足逆冷，烦躁欲死者，吴茱萸汤主之。

　　吴茱萸一升　人参二两　生姜六两，切大枣十二枚，擘

　　右四味，以水七升，煮取二升，去滓，温服七合，日三服。

这一条论述少阴虚寒吐利证治。

这一条应当与前面第 296 条"吐利、躁烦、四逆者死"互参，都有少阴虚寒症状，区别在烦躁与躁烦。烦躁以心烦为主，里烦胜过外躁。阳浮越于外尚不明显，还没有达到阴盛格阳的严重程度，所以用吴茱萸汤温补脾肾，还有回天之术。第 296 条躁烦，以四肢躁动不宁为主，外躁胜过里烦，虚阳浮越于外很明显，是典型的阴盛格阳重证，所以称四逆者死。二者比较，病情轻重泾渭分明。

四、少阴咽痛证（310－313）

◎310　少阴病，下利咽痛，胸满心烦，猪肤汤主之。

　　猪肤一斤

　　右一味，以水一斗，煮取五升，去滓，加白蜜一升，白粉五合，熬香，和令相得，温分六服。

本条论述少阴阴虚咽痛的证治。

下利则津泄，无津上承，咽失濡润而生虚火，灼咽而痛，猪肤是滋阴生津之品。白蜜、白粉甘而润燥。柯韵伯讲："猪为水畜，而津液在肤，君其肤

以除上浮之虚火，佐白蜜、白粉之甘，泻心润肺而和脾，滋化源，培母气，水升火降，上热自除而下利自止矣。"胸满提示有肺阴虚，肺合皮毛，猪肤汤有滋肾润肺的功效。

很多慢性咽炎都存在肾阴虚，或者肺肾阴虚、肝肾阴虚。也有肾阳虚的，我们称之为格阳喉痹。

◎311　少阴病，二三日，咽痛者，可与甘草汤，不差，与桔梗汤。

甘草汤方

甘草二两

右一味，以水三升，煮取一升半，去滓，温服七合，日二服。

桔梗汤方

桔梗一两　　甘草二两

右二味，以水三升，煮取一升，去滓，温分再服。

猪肤汤重在润咽滋养。此条甘草汤和桂枝汤重在清虚热。

两方都很简单，值得重视的是，甘草的用量是二两，也就是30克，量不能太少，并且用的是生甘草，《伤寒论》中其他方都是炙甘草，也就是晒干的甘草。取生甘草清少阴虚火的功效。现在时方都用甘草调和药性，《伤寒论》是没有这样做的。

日本古代有个研究《伤寒论》的专家，名叫丹波元简，于1801年写了一本阐释《伤寒论》的书，书名为《伤寒论辑义》，里面有个方叫铁叫子如圣汤，就是桔梗汤再加上诃子，临床疗效也不错。

◎312　少阴病，咽中伤，生疮，不能语言，声不出者，苦酒汤主之。

半夏洗，破如枣核十四枚　　鸡子一枚，去黄，内上苦酒，着鸡子壳中

右二味，内半夏着苦酒中，以鸡子壳置刀环中，安火上，令三沸，去滓，少少含咽之，不差，更作三剂。

这一条论述少阴肾阴虚兼湿热生疮的病证。

少阴病阴虚，出现了口咽生疮，相对于西医的口腔黏膜溃疡。不能语言，说明喉部声带水肿充血了，这就是痰湿郁热之故。辨证应当是肾阴虚兼湿热，也可理解为心肾不交。

治疗用清热涤痰，敛疮消肿之法。方用苦酒汤。苦酒就是醋，是君药，有化痰解毒、敛疮消肿的功效。半夏涤痰散结，与苦酒配合，辛开苦降，能加强祛涎敛疮的作用。鸡蛋清润燥利咽，与半夏配伍，能利窍通音，又可防半夏之温燥。

值得注意的是，咽中伤的"中"是动词，读 zhòng，指咽部伤得很厉害。

◎313　少阴病，咽中痛，半夏散及汤主之。

半夏洗　桂枝去皮　甘草炙

右三味，等分。各别捣筛已，合治之，白饮和服方寸匕，日三服。若不能散服者，以水一升，煎七沸，内散两方寸匕，更煮三沸，下火令小冷，少少咽之。半夏有毒，不当散服。

这一条是论述少阴阳虚咽痛证。

咽中痛，是咽部严重受伤后疼痛，这里的"中"也是动词，也是"中伤"的意思。所以这种外感咽痛是很厉害的，现在一说外感咽痛，大都从风热辨证，这一条不是论述外感咽痛。

半夏散及汤也可看作是桂枝甘草汤加半夏。桂枝甘草汤是治心阳虚证的，加半夏温化风痰。现在生半夏少用，用姜半夏最为适宜。以方测证，这一条应当是论述格阳喉痹，即肾阳虚，阳不制阴，虚阳浮越于上，类似水气凌心之证。此方可为散亦可为汤，属一方二法之用。汤取速效，重在涤痰。散取缓治，重在保胃气、存津液。以白饮和服，可防桂枝、半夏之辛燥。

这一条是一过渡条文，为下面论述少阴戴阳证作个铺垫。

五、少阴戴阳证（314－315）

◎314　少阴病，下利，白通汤主之。

葱白四茎　干姜一两　附子一枚，生，去皮，破八片右三味，以水三升，煮取一升，去滓，分温再服。

这一条论述少阴戴阳证。

少阴虚寒至极，脾肾阳衰，阴寒偏盛，格阳于上。下利是少阴阳虚的表现。格阳于上的戴阳证是以方测证的结果。

白通汤方中干姜、附子温脾肾之阳。关键是葱白的妙用。葱白通阳破阴，专门针对阴寒太甚，有破冰之力。如果单用四逆汤是力度不够的，主要是缺破阴的药。

◎315　少阴病，下利脉微者，与白通汤。利不止，厥逆无脉，干呕烦者，白通加猪胆汁汤主之。服汤脉暴出者死，微续者生。白通加猪胆汤。

葱白四茎　干姜一两　附子一枚，生，去皮，破八片　人尿五合　猪胆汁一合

右五味，以水三升，煮取一升，去滓，内胆汁、人尿，和令相得，分温再服。若无胆，亦可用。

这一条紧接上一条，论述更为严重的少阴戴阳证。之所以称更为严重，是因为有阴阳两衰的表现。

首先补充了白通汤证的脉象表现是微脉，这在情理之中。

服白通汤无效，反而病情加重，出现利不止，厥逆无脉，干呕烦的危重之象，是阴邪太甚，阳药受格之故。所以加人尿、猪胆汁两味药。其作用有二：一是引阳入阴。温药中加入苦寒之品，可以调和阴阳，顺抚阴寒之性，然后将阳药导入阴邪之中，有开路的妙用。二是有养阴的作用。阴阳俱衰，阴不独生，阳不独长，虚到极至，单靠温阳是不够的，还要养阴，两味药都是体内天然阴性之物，有补阴津的作用。

最后讲了一条很重要的预后判断准则。"脉暴出者死"，是回光返照死来临。"微续者生"，是真阳渐复，病情稳中向好的表现。这一条对许多危重病病人的预后判断很重要，这是中医的临证思维，一定要把握好。

六、少阴阳虚水泛证（316）

◎316　少阴病，二三日不已，至四五日，腹痛，小便不利，四肢沉重疼痛，

自下利者，此为有水气。其人或咳，或小便利，或下利，或呕者，真武汤主之。

茯苓三两　芍药三两　白术二两　生姜三两，切　附子一枚，炮，去皮，破八片

右五味，以水八升，煮取三升，去滓，温服七合，日三服。若咳者，加五味半升、细辛一两、干姜一两；若小便利者，去茯苓；若下利者，去芍药加干姜二两；若呕者，去附子，加生姜，足前为半斤。

这一条论述少阴阳虚水泛证。与第82条真武汤证是一致的，只是多了加减法。

阳虚水泛证，除了温阳，还要有利水的功效，所以才有茯苓、芍药、白术。后世一些大家对加减法是有疑义的。特别是对去附子颇有看法。汪苓友讲："若去附子，恐不成真武汤矣。"

七、少阴阳盛格阳重证（317）

◎317　少阴病，下利清谷，里寒外热，手足厥逆，脉微欲绝，身反不恶寒，其人面色赤，或腹痛，或干呕，或咽痛，或利止脉不出者，通脉四逆汤主之。

甘草二两，炙　附子大者一枚，生用，去皮，破八片　干姜三两，强人可四两

右三味，以水三升，煮取一升二合，去滓，分温再服，其脉即出者愈。面色赤者，加葱九茎；腹中痛者，去葱，加芍药二两；呕者，加生姜二两；咽痛者，去芍药，加桔梗一两；利止脉不出者，去桔梗，加人参二两。病皆与方相应者，乃服之。

这一条继续论述少阴阴盛格阳证。是以厥逆为主要特征的阴盛格阳重证。

从药物组成上看，通脉四逆汤与四逆汤是一样的。从通脉四逆汤证的证候表述上看，病情的严重程度要超过四逆汤，也要超过白通汤，由此分析，通脉四逆汤不应当是简单地加大附子、干姜的剂量。

首先，按照白通汤的思路，通脉四逆汤也应当有破阴的药才对，加减法中强调"面色赤者"，加葱九茎。应当是在白通汤葱白四茎的基础上加大到九茎。面色赤是戴阳证的典型症状。后面腹中痛者，去葱，也说明原方本来就有葱白。

其次，从"咽痛去芍药"和"利止，脉不出者"分析，原方还应当有芍药和桔梗。腹中痛加芍药二两，是在原方药量的基础上再加二两。咽痛，加桔梗一两，也是在原方药量的基础上加大一两。利止，脉不出者是虚到极致当以补肾虚为急，桔梗有载药上行之效，有背道而驰之嫌，故去之。

综上所述，通脉四逆汤组成应当是附子、干姜、炙甘草、芍药、桔梗、葱白六味药。随证加减中，组成和剂量有调整。另外，补充一点，葱白应当是北方的大葱，不太可能是南方常见的小葱。

八、少阴阳郁致厥证（318）

◎318 少阴病，四逆，其人或咳，或悸，或小便不利，或腹中痛，或泄利下重者，四逆散主之。

甘草炙　枳实破，水渍，炙干　柴胡　芍药

右四味，各十分，捣筛，白饮和服方寸匕，日三服。咳者，加五味子、干姜各五分，并主下利；悸者，加桂枝五分；小便不利者，加茯苓五分；腹中痛者，加附子一枚，炮令坼；泄利下重者，先以水五升，煮薤白三升，煮取三升，去滓，以散三方寸匕内汤中，煮取一升半，分温再服。

这一条论述少阴阳郁致厥的证治。

少阴病，四逆：说明肾阳被郁闭后不能通达四肢及周身脏器。因为四肢末端阳气不达，表现最为敏感快捷，所以首当其冲。接下来各个脏腑阳气不达会有不同的表现。

"咳"，应当是阳气不能上达于肺，导致肾不纳气的虚喘似咳，所以加五味子和干姜；"悸"，是心肾不交，心阳失养，所以用桂枝通心阳；"小便不利"，是膀胱失煦，气化失司，所以加茯苓利水；"腹中痛"是虚寒腹痛，是肾阳不达，不能温煦脾阳所致，所以加附子以脾肾双补；"泄利下重"，加薤白通阳。薤白跟桂枝不一样，是下行的。

我们对四逆散的认识千万不能只看这四味药，如果单用这四味药就是调和肝脾的方，跟少阴病扯不上，应当怎么理解呢？应当动态地理解。四逆散是四味解郁的药加若干温阳的药。

四逆散证的病位在少阴，但病因不在少阴。常见病因是寒邪太甚太快，一下子就冻结了。解决的办法只有双管齐下，一是疏通，只能从肝入手。二是先救他脏，那就是温通之法。在通和温的关系上，通是关键，温是协同，这样理解才是对四逆散证的完整把握，通是为了把肾阳解放出来。然后根据不同病情灵活加味，温补之法尽在其中。

这一条放在少阴格阳之后，也有类证鉴别的用意。

九、少阴水热互结证（319）

◎319　少阴病，下利六七日，咳而呕渴，心烦不得眠者，猪苓汤主之。

猪苓去皮　茯苓　阿胶　泽泻　滑石各一两

右五味，以水四升，先煮四物，取二升，去滓，内阿胶烊尽，温服七合，日三服。

这一条是论述少阴水热互结的证治。放在少阴戴阳证之后，也是为了类证鉴别。

水气偏渗于大肠则下利，水气犯肺则咳，犯胃则呕，水气内停津不上布则渴，虚火上扰心神，则心烦不得眠。

少阴水热互结与第223条的阳明水热互结病机相同。治疗都是用育阴利水之法，只是病因不同。还有一个与黄连阿胶汤证鉴别的问题。黄连阿胶汤证是心肾不交，阴虚阳亢火旺之证，以虚火上扰心神为主，而猪苓汤虽然也是阴虚生热，但以水热互结下焦为主，一上一下，当明察。还有一个与真武汤鉴别的问题。二者都是水气所致，但316条真武汤证是阳虚寒盛之证，而猪苓汤证是阴虚热扰之证。

十、少阴三急下证（320－322）

少阴三急下证与阳明病的大承气汤证本质上是相同的，是一个问题的两个方面。阳明燥热伤津损阴，阴津的亏损波及少阴，就成了少阴三急下证，都存在急下存阴的问题。

少阴三急下证的根源还在阳明病。阳明病的大承气汤证共讲了12条之多，主要是从阳明燥热的病因角度来论述。而少阴三急下证的三条，主要是从后果角度来论述，少阴阴津亏损后的具体表现。

◎320　少阴病，得之二三日，口燥咽干者，急下之，宜大承气汤。

　　枳实五枚，炙　　厚朴半斤，去皮，炙　　大黄四两，酒洗　　芒硝三合

　　右四味，以水一斗，先煮二味，取五升，去滓，内大黄，更煮取二升，去滓，内芒硝，更上火令一两沸，分温再服。一服得利，止后服。

这一条论述咽部津伤，属上焦。咽部与少阴的关系前面已充分论述清楚了。

◎321　少阴病，自利清水，色纯青，心下必痛，口干燥者，可下之，宜大承气汤。

这一条论述热结旁流后伤及少阴阴津。自利清水，就是热结旁流。

◎322　少阴病，六七日，腹胀不大便者，急下之，宜大承气汤。

这一条与第241条论述阳明燥屎热结基本一致。为什么要重复论述呢？因为看问题的角度不同，本条强调少阴阴伤六七日，如果有腹胀不大便，就应当急下存阴，是从后果论治。第241条阳明燥结是讲"大下后，六七日，不大便"，是从病因论治，二者殊途同归。

十一、少阴病温法证治总结（323－325）

少阴病一共有太少两感、阴虚热化、阳虚寒化、咽痛、戴阳、阳虚水泛、格阳重证、阳郁致厥、水热互结、三急下等十种证候。少阴病虽然有阳虚寒化和阴虚热化之分，但还是以阳虚为主，所以应当立足于温法进行总结。

◎323　少阴病，脉沉者，急温之，宜四逆汤。

　　　　甘草二两，炙　干姜一两半　附子一枚，生用，去皮，破八片

　　　　右三味，以水三升，煮取一升二合，去滓，分温再服。强人可
　　大附子一枚，干姜三两。

　　这一条论述少阴病多阳虚，应当用四逆汤温肾阳。这是把握少阴病主要
矛盾后提出的治则治法和主方。并与第281条少阴证提纲"少阴之为病，脉
微细，但欲寐也"首尾呼应。

◎324　少阴病，饮食入口则吐，心中温温欲吐，复不能吐。始得之，手足
　　　　寒，脉弦迟者，此胸中实，不可下也，当吐之。若膈上有寒饮，干呕
　　　　者，不可吐也，当温之，宜四逆汤。

　　这一条论述阳郁痰实与阳虚寒饮的鉴别与证治，又与前面第282条相呼
应。鉴别的关键在脉象，阳气被痰饮郁闭，不能畅达，所以呈弦迟脉。而阳
虚寒饮，不可能弦，法随证出，实则泻之，虚则补之。吐用瓜蒂散，温用四
逆汤。

◎325　少阴病，下利，脉微涩，呕而汗出，必数更衣，反少者，当温其上，
　　　　灸之。《脉经》云，灸厥阴可五十壮。

　　这一条是强调少阴病以阳虚为主的阴阳两虚的特点。阳虚至极，必然阴
津亡失，导致"数更衣后反少"。

　　温其上，灸之，指用温补督脉之法。灸督脉上的穴位，不光指一个百会
穴。督脉既总督阳脉，为"阳脉之海"，又从脊里分出属肾。所以温督脉，就
是直接温肾阳，有回阳救逆的含义。

　　这一条也有点呼应第283条亡阳的意思。

　　少阴病篇共44条。主要论述了少阴寒化证、少阴阴虚热化证，代表方分
别是附子汤和黄连阿胶汤。虚寒至极就产生了少阴戴阳证。另外肾阴虚，水
火不济，会产生咽痛证。

第十三章　厥阴病

厥阴病是伤寒六经病的最后一经的病。厥阴病直中者很少，继发者居多。

第一节　厥阴生理与病理

一、厥阴生理

主要涉及足厥阴肝经，也涉及手厥阴心包经。

肝足厥阴之脉，起于大指丛毛之际，上循足跗上廉，去内踝一寸，上踝八寸，交出太阴之后，上腘内廉，循股阴入毛中，过阴器，抵小腹，夹胃属肝络胆，上贯膈，布胁肋，循喉咙之后，上入颃颡，连目系，上出额，与督脉会于巅；其支者，从目系下颊里，环唇内；其支者，复从肝别贯膈，上注肺。

心主手厥阴心包络之脉，起于胸中，出属心包络，下膈，历络三焦；其支者，循胸出胁，下腋三寸，上抵腋下，循臑内，行太阴少阴之间，入肘中，下臂，行两筋之间，入掌中，循中指出其端；其支者，别掌中，循小指次指出其端。

肝主疏泄。调畅气机，可促进脾胃的运化功能，调畅情志，又主藏血。肝与胆互为表里。

心包络，简称心包，又称膻中。为心之包膜，代心用事。

二、厥阴病理

厥阴病病位涉及足厥阴肝经、肝脏以及手厥阴心包经和心包。值得注意的是，宋版《伤寒论》还涉及了"厥利呕哕"。

厥阴病的病性，涉及阴盛阳衰的寒证，阴阳离决的危证、死证，又有阴尽阳生的自愈证，阳复太过的热证，阴阳进退的厥热胜复证和寒热错杂证等。

最常见的是外寒侵袭引发的厥阴经脏病证，而出现厥阴经寒、脏寒和经脏两寒证。

第二节　厥阴病提纲（326－337）

一、提纲证（326）

◎326　厥阴之为病，消渴，气上撞心，心中疼热，饥而不欲食，食则吐蛔，
　　　下之利不止。

这是厥阴病首条，论述寒热错杂证，是厥阴病提纲。厥阴是三阴之极，存在由阴转阳，寒极生热，阳气来复的特点，所以寒热错杂证是厥阴病的基本特点。

厥阴属风木之脏，内有相火属阴水，郁极而发，虚阳浮越于上，就会出现消渴，气上撞心，心中疼热，这里的心应当指心胸部位，或者指上焦，不应当是胃脘部，胃脘部的部位名称是心下，而不是心。

脾胃虚寒，腐熟水谷的功能下降，水谷不化，所以饥而不欲食。胃中有食物占位，壅塞不运，则不欲食。另一方面精微无以生成输布，所以饥。如果腹中有蛔虫，勉强进食，就会发生对抗反应，蛔虫受扰，就会出现吐蛔。再用下法，会导致脾阳更虚，下利会加重。

这就是上焦胸膈热，中焦脾胃寒的寒热错杂证。所以《医宗金鉴》讲："此条总言厥阴为病之大纲也。厥阴者，阴尽阳生之脏，与少阳为表里者也。邪至其经，从阴化寒，从阳化热，故其为病阴阳错杂，寒热混淆也。"

二、厥阴病预后（327－334）

◎327 厥阴中风，脉微浮为欲愈，不浮为未愈。

这一条讲厥阴外感的脉象预后判断。

厥阴虚寒之证，感受风寒，当属阳虚外感。其预后主要从脉象上加以判断。微浮，为脉由阴转阳，是病情好转的标志。

三阴病在"欲愈"的问题上是有共同规律的。第274条太阴中风的欲愈标志是"脉阳微阴涩而长"；第290条少阴中风的欲愈标志是"脉阳微阴浮"。脉象都是由阴转阳，这是阳气来复，阳长阴消，抗邪于表的表现，是有能力抗邪，而不是无力而邪陷。

与之相比较，三阳病讲自愈，一般不从脉象上分析，因为是实证占主导地位，矛盾比较突显，所以多从典型症状体征上分析。太阳病、阳明病多从衄、汗出、小便利、战汗、下之则急等方式而自愈. 只要邪有出路，就可愈。少阳病是因表里不和而生，故是"和则愈"。

这一条给我们的启示是，虚感之人的病情转归往往反映在脉象上，并且很敏感。而实证多直接反映于症状体征的变化。相比之下，对于虚感之人的诊断更应该重视脉象。

◎328 厥阴病，欲解时，从丑至卯上。

厥阴病欲解的时辰，在丑时至卯时，也就是凌晨1时至7时。

◎329 厥阴病，渴欲饮水者，少少与之愈。

这一条是紧接上一条论述预后。

渴欲饮水是指胃的反应。由饥而不欲食转变为渴而欲饮水，这就是胃气恢复的迹象，是邪退阳复的标志。后面应该紧接着"愈"，这里又是倒装文法。正确处理措施是"少少与之"，而不是大量饮水，因为阳气刚刚始复，不宜猛进，否则受纳无权，又会吐。

◎330 诸四逆厥者，不可下之，虚家亦然。

这一条论述寒厥的禁忌证。

四逆厥当指四肢厥冷，有实也有虚。这里是指实的寒厥，指少阴的寒厥，不可用下法，当用四逆辈。相对于少阴厥证，厥阴的阳虚、血虚的厥证就是虚家，理所当然更不能用下法。

◎331 伤寒先厥，后发热而利者，必自止。见厥复利。

这一条还是论述厥阴阳复的预后转归。

伤寒先厥，后面应当紧接"而利"，这里又是倒装句。虚寒而厥必下利，这时再出现发热，即阳复，利就会止。这是病情好转。如果再次寒厥则又会复发下利。

这一条给后人的启示是，阳虚证好转必然是以机体回暖为标志。

◎332 伤寒始发热六日，厥反九日而利。凡厥利者，当不能食，今反能食者，恐为除中。一云消中。食以索饼，不发热者，知胃气尚在，必愈，恐暴热来出而复去也。后日脉之，其热续在者，期之旦日夜半愈。所以然者，本发热六日，厥反九日，复发热三日，并前六日，亦为九日，与厥相应，故期之旦日夜半愈。后三日脉之，而脉数，其热不罢者，此为热气有余，必发痈脓也。

这一条很长，继续论述厥证转归。仍然以发热为主要观察指标。并且详细描述了病情变化的全过程，就好像现在的危重病人的病程记录。可以分为四段来理解。

第一段，伤寒始发热六日，厥反九日而利。伤寒外感发热，随之出现了厥冷和下利，说明邪陷入里。况且厥利的时间长于外感表证的时间，六日、九日不能具体化，《伤寒论》对病程的认识就是从时间的比较上来分析问题，是一个相对时间。这是一个邪进正衰的过程。

第二段，从"凡厥利者"至"恐暴热来出而复去也"。厥利出现反能食，就有可能是除中。除是衰减、除减的意思，中是指中脘，引申为胃气。除中就是胃气衰减甚至衰败的意思。张仲景提供了一个鉴别方法。给病人喂一点饼干，吃下去后，没有马上发热，反应不敏感，这就不是除中，说明胃气未衰，病就可能会好起来。最令人担心的是，吃了饼干突然发热，并且时间不长，昙花一现，这就是回光返照。除中的病理表现我是亲眼见过的，一位老爷爷八十多岁，身体一直很好，那年春天，突然想要吃红烧肉，吃了很多，然后就不幸去世了，也没有出现什么其他痛苦。

第三段，从"厥日脉之"到"故期之旦日夜半愈"。厥利的后期阶段，如果出现了热证的脉象，说明病情好转，是阳气转复的表现，第二天半夜会有明显好转，理由是阴寒与阳热的时间达到对等平衡，这个观点我们千万不能机械地去理解，只能领悟其精神实质。精神实质有两点，一是病情转归决定于阴阳盛衰。阳盛阴消，达到平衡点，就是到了转折点，阳热继续增长超过阴寒，就会发生病情向好的质变。二是"旦日夜半"是一个由阴转阳的时间结点，这个时辰很敏感，是一个病情突变的时辰，要么恶化，要么好转。

第四段，从"后三日脉之，而脉数"到最后。出现数脉，说明热盛，比"热续在"的脉象应当更数，应当是数大或者洪大，这是热有余的表现，可以出现肌肤生疮。这在临床上是可以看到的，许多肝病病人，特别是慢重肝病人，有虚实夹杂的证候，在转归过程中会出现湿热生疮，这不一定是很坏的表现，表明阳气来复而阳热有余了。

◎333　伤寒脉迟六七日，而反与黄芩汤彻其热。脉迟为寒，今与黄芩汤，复
　　　　除其热，腹中应冷，当不能食，今反能食，此名除中，必死。

这一条紧接上条，论述除中的病因、特征及其预后，这一条有点典型病案举例说明的意思。

厥阴虚寒，反误用黄芩汤，只会导致脾阳更虚，寒厥加重，正常情况下不能食，如果反而能食，就是除中，预后不好。

这一条也是对提纲证的呼应与深化。

◎334　伤寒先厥后发热，下利必自止，而反汗出，咽中痛者，其喉为痹。发
　　　　热无汗，而利必自止，若不止，必便脓血。便脓血者，其喉不痹。

这一条与第332条、第333条是承接关系，重点论述厥热胜复，阳气太过的其他证候转归。列举了两大变证：一是阳热太过走气分，伤及上焦咽喉，

阳热外迫，津液外泄，就会汗出，上灼咽喉，发生喉痹。二是阳热太过走血分，伤及下焦肠道，热邪内陷入里，所以无汗，热伤肠道脉络，就生脓血。

三、厥阴病病机（335－337）

◎335　伤寒一二日至四五日，厥者必发热，前热者后必厥，厥深者热亦深，厥微者热亦微。厥应下之，而反发汗者，必口伤烂赤。

这一条论述热厥。热厥的实质是阳气被郁而不达四肢，属实证。这与前面第324条的少阴阳郁而生胸中痰实有类似之处，也是阳郁不达四肢的实证，这一条有与寒厥相鉴别的意思。

邪热深伏，阳气内郁，不能达四肢，所以是先有郁热，后生四肢逆冷寒厥，这种寒厥与阳虚的寒厥是有本质区别的。郁热的程度与逆冷寒厥的程度基本成正比。

治疗原则是"厥应下之"，即用清解郁热以治其本，逆冷寒厥才会解除。如果误诊为表热而误用汗法，势必劫夺津液，导致热邪更炽，火热上炎，则生口疮。清下存阴，也是温病的治则。

临床上热厥口疮的病人是经常可以看到的。病人一方面口腔溃疡反复发作，疼痛难忍；一方面四肢不温，极容易误诊为阳虚口疮，应当细察。

◎336　伤寒病，厥五日，热亦五日，设六日当复厥，不厥者自愈。厥终不过五日，以热五日，故知自愈。

这一条是呼应前面第332条，进一步论述厥热胜复。五日、六日不是一个精确的时间概念，而是一个相互比较的时间概念，千万不能机械地理解。核心思想是发热与复厥的能量是对等的，发热达到温阳所需热量，也就是阳气涨到足够多了，就会发生病机上的转折，就会实现复厥。

这一条表达了病机转归的过程论。一个疾病的治疗一定是有一个过程的，所以理法方药对了，往往还有一个守方的过程。

◎337　凡厥者，阴阳气不相顺接，便为厥。厥者，手足逆冷者是也。

这一条是对厥证的总结归纳。

厥证的病理特征是手足逆冷。厥阴的生理特性是阴尽阳生，主一身阴阳交接，这就决定了厥阴病证有寒热错杂、易生厥证的病理特性。

厥证总的病理机制是阴阳之气不相顺接，也就是体内阴阳的失衡。具体讲又有两种病机：一是寒厥，阴盛阳虚，阳气不能温煦四肢而厥冷，是虚证。二是热厥，热极阳郁，阳气不能达于四肢而厥冷，是实证。

第三节　厥阴病诸证（338-340）

一、乌梅丸证（338）

◎338　伤寒脉微而厥，至七八日肤冷，其人躁无暂安时者，此为脏厥，非蛔厥也。蛔厥者，其人当吐蛔。令病者静，而复时烦者，此为脏寒，蛔上入膈，故烦，须臾复止，得食而呕，又烦者，蛔闻食臭出，其人常自吐蛔。蛔厥者，乌梅丸主之。又主久利。

乌梅三百枚　细辛六两　干姜十两　黄连十六两　当归四两
附子六两，炮，去皮　蜀椒四两，出汗　桂枝去皮，六两　人参六两　黄柏六两

右十味，异捣筛，合治之，以苦酒渍乌梅一宿，去核，蒸之五斗米下，饭熟捣成泥，和药令相得，内臼中，与蜜杵二千下，丸如梧桐子大，先食饮服十九，日三服，稍加至二十九。禁生冷、滑物、臭食等。

这一条论述乌梅丸证，也就是胃热肠寒的蛔厥证。同时与脏厥相比较。可分成三段来理解。

第一段，从开头到"非蛔厥也"，先论述脏厥。脏厥是危候。阳虚逐步发展到极致，由一般的逆冷寒厥发展到全身的逆冷，具体表现就是"肤冷，其人躁，无暂安时"。是一种深层次的阳虚，所以称为脏厥。

第二段，从"蛔厥者，其人当吐蛔"到"其人常自吐蛔"。论述蛔厥表现与病机。蛔厥的具体诊断依据是：①当吐蛔。有吐蛔的可能，不一定非吐蛔不可。也就是有蛔虫这个病理因素的存在。②时静时烦。这是由蛔虫的活

悟道伤寒——王大海揭秘宋本《伤寒论》逻辑

236

动情况决定的。③得食而呕。病机的关键在于脏寒，即胃肠虚寒。蛔虫的习性是喜温畏寒，为避寒就温，而"上入膈"，形成向上窜扰，故烦，蛔虫得安不动，烦就会暂时停歇。蛔虫又有因食气诱动的习性，所以得食而呕。

病机的本质是，胃肠的虚寒，加上蛔虫为避寒而热扰于上，形成上胃热下肠寒的寒热错杂证。具体的病性是胃偏热，肠偏寒。

第三段，蛔厥者，乌梅丸主之。又主久利。论述乌梅丸证的治疗。又主久利方，这一句很重要。意思是乌梅丸是治疗上热下寒证的，不一定要有蛔虫，只要对证就可以用。

乌梅丸共十二味药。可以分成四组，第一组是乌梅，配上苦酒，味酸入肝，养肝阴，敛肝气，同时"蛔得酸则静"。第二组是细辛、蜀椒性温味辛，既温脏祛寒，又"蛔得辛则伏"。第三组是黄连、黄柏，既清上焦热，又"蛔得苦能下"。第四组是干姜、桂枝、当归、附子、人参、蜂蜜，温中益气养血，这是治本的一组药。

如果没有蛔虫困扰，乌梅丸就用来治疗肝胃不和的寒热错杂证，一方面有肝横逆犯胃的呕吐、胃痛和肝阴虚、胃阴虚而生热，另一方面有肠道虚寒的下利。

二、热厥轻证（339）

◎339　伤寒热少微厥，指头寒，嘿嘿不欲食，烦躁，数日小便利，色白者，此热除也，欲得食，其病为愈。若厥而呕，胸胁烦满者，其后必便血。

这一条论述热厥轻证。

热厥轻证，首先是郁热轻，热与厥是正比关系，所以厥冷也就轻微，只是"指头寒"。肝胆互为表里，肝郁热也就涉及胆，所以表现有点与少阳证相类似，也出现了嘿嘿不欲食。

经过一段时间，小便量色都恢复正常了，这就是郁热消除的表现，关键是饮食也恢复正常了。如果没有恢复，就也像少阳证一样，嘿嘿不欲饮食。这是向愈的转归。

另一种的转归是向恶的转归。热厥由轻转重，郁热加重，出现呕吐，胸胁燥热烦满，热伤肠络而便血，这就是郁热加重了。推理逆冷也应当会加重。

三、关元厥证（340）

◎340　病者手足厥冷，言我不结胸，小腹满，按之痛者，此冷结在膀胱关元也。

这一条论述关元厥证。这一条也很像一则病案的简述。

首先描述了主诉，手足厥冷。接下来是问诊、切诊的主要内容，否定了结胸证。为什么要先排除结胸证呢？因为结胸证的病位在心下，即胃脘部。即可能出现热实结胸的大小陷胸汤证，也可能出现寒实结胸的三物白散证，都会出现与厥证相类似的郁热或寒凝的证候表现。所以要先排除结胸证。

进一步检查发现小腹满，按之痛，这正是足厥阴肝经循行之处，是肝经寒凝不畅的表现。关元是任脉上的穴位，位于脐下三寸，膀胱和关元穴加在一起，主要是为了直观地描述部位，不要过分纠结到膀胱经腑，实质是指肝经虚寒凝滞。

妇科的宫寒月经不调甚至不孕症，也常常出现寒厥证。

第四节　寒厥死证（341－348）

一、热厥证（341－342）

厥证的最差预后就是死证。在论述死证之前，张仲景先用两条过渡条文。论述一般转归，与前面的论述有所重复。死证由虚寒厥证演变而来，热厥一般无死证。

◎341　伤寒发热四日，厥反三日，复热四日，厥少热多者，其病当愈。四日至七日，热不除者，必便脓血。

这一条论述阳复的两种情况，与第334条内容大致相同。

第一个周期是发热四日，厥只有三日，发热略多于寒厥，也就是阳气刚好胜过虚寒。复热四日，是又一个发热四日，厥仅三日周期的简称。阳复刚好胜过寒厥，是病愈向好的病机。如果发热大大超过胜复寒厥的程度，也就是四日以上，甚至七日，就出现了阳热太过，体内实火有余，灼伤脉络，就会引发大便脓血。

◎342 伤寒厥四日，热反三日，复厥五日，其病为进。寒多热少，阳气退，故为进也。

这一条论述厥热胜复的进退关系。主要是论述进退的规律，与上一条相关联。与前面第331条、第332条相呼应。

总的规律是，热多寒少，阳气复，则病退。寒多热少，阳不胜寒，则病进。与第331条言"见厥复利"和第332条"与厥相应"是一致的。

陈慎吾先生解释："厥多热少，知阴盛阳退，故病为进。若阳不复，则成阳亡之危证。"

二、阴盛阳亡死证（343）

◎343 伤寒六七日，脉微，手足厥冷，烦躁，灸厥阴，厥不还者，死。

这一条论述阴盛阳亡的死证。

脉微，主阳虚至极。手足厥冷，表明阳虚寒致厥。烦躁可因热起，也可因阴寒而生。阴盛阳虚，阴盛夺阳，也可以形成躁扰之象。无论是阳盛还是阴盛，只要阴阳平衡被打破，造成严重失衡，机体都会奋力抗争，极力维持这种平衡，矛盾就会加剧，烦躁，就是这种冲突的外在表现。

急救的方法是灸厥阴，也就是灸厥阴肝经上的穴位。张仲景没有具体列举哪些穴位，经后世发挥，大致有以下一些穴位可供取舍：气海、关元、太冲、大敦、行间、章门等。

三、阳亡神越死证（344）

◎344 伤寒发热，下利厥逆，躁不得卧者，死。

这一条论述阴盛阳亡神越的死证。

先是发热，如果随之利止，则是阳气来复的良好预后。这是发热后，下利厥逆随之而来，并且出现了神越的现象，也就是烦躁到了极点，到了根本无法入睡的地步，这又称为阴躁。这就是危重证。

四、亡阳利甚死证（345）

◎345　伤寒发热，下利至甚，厥不止者，死。

这一条论述寒厥亡阳利甚的死证。

下利至甚，是阴精亡失致虚的表现。厥不止，有厥冷进行性加重的含义。这里的发热，是虚阳浮越，有阴阳离决的危候表现。

少阴病第315条也讲到"利不止，厥逆无脉"，用白通加猪胆汁汤治疗，这一条比厥阴利甚要更严重，是死证。

五、亡阳津脱死证（346）

◎346　伤寒六七日不利，便发热而利，其人汗出不止者，死，有阴无阳故也。

这一条论述亡阳津脱的死证。

为什么说这一条是讲津脱？阴津亡失在这一条有几个具体表现。首先是汗出不止，这是亡津最典型的症状。其次是"便发热而利"这一句。"便"字被很多注家忽略，没有认真作解释，我认为是小便多，同时还下利，这不就是大小便失禁吗？这里的发热也是虚阳浮越。

这就是典型的脱证。因汗不止加上大小便失禁。脱证之前有一个奋力抗争的过程，所以六七日不利，实在顶不住了，就出现了脱证。"有阴无阳"，意思是只看到阴津流失，这是阳不固守的缘故，所以称为无阳。无阳是原因，有阴是结果。有阴是出现阴津流失。阴、阳都是名词活用为动词。

《素问·评热病论》中有个"阴阳交"的概念，"交者死也"。阳受邪伤而损及阴分，导致阴阳交织错乱，也就是亡阴亡阳，这是死证。张仲景所述其实就是阴阳交。

六、亡血死证（347）

◎347　伤寒五六日，不结胸，腹濡，脉虚复厥者，不可下，此亡血，下之死。

这一条论述厥证亡血的死证。

先排除结胸证，也就是排除了痰热互结的实证。腹部按诊软，也就排除了阳明腑实证。结合脉虚，可知是血虚寒的厥证。这种危重症不能用下法。

前面第 330 条已经明确了"诸四逆厥者，不可下之，虚家亦然"。其中虚家就包含了亡血的情况。

七、热厥转虚死证（348）

◎348　发热而厥，七日下利者，为难治。

这一条论述热厥转虚的死证。

发热而厥前面应当省略了"伤寒"二字，《玉函经》本有"伤寒"二字。先是伤寒外感后，郁热成厥。但经过一段时间后，病机转归由实转虚，出现了下利。前面第 335 条、第 339 条讲热厥的规律是热与厥成正比关系，厥深热亦深。或者阳热有余而生疮，生脓血。

出现下利就是胃肠虚寒，这种由实转虚是逆证，不是顺证，所以称为难治之证。

第五节　厥证辨脉论治（349－357）

接下来从辨脉的角度，论述厥证治法方药。

一、寒厥促脉论治（349）

◎349　伤寒脉促，手足厥逆，可灸之。促，一作纵。

这一条论述出现促脉的寒厥，应当用灸法。

开篇辨脉法中对促脉的表述是"脉来数，时一止复来者"，意思是既频率快又极不稳定，有急虚的表现，前面第 21 条讲太阳病"脉促胸满"也是有心阳虚的表现。

治法用灸法，而不是惯用的治法方药，其中有急救的意图。古代一用灸法，往往指向急救，不一定都是养生保健。

二、热厥滑脉论治 （350）

◎350　伤寒脉滑而厥者，里有热，白虎汤主之。

　　　知母六两　　石膏一斤，碎，绵裹　甘草二两，炙　粳米六合

　　　右四味，以水一斗，煮米熟汤成，去滓，温服一升，日三服。

这一条论述热厥表现为滑脉的治法方药。

平脉法讲"滑为实"。里有热指热邪郁遏于里，而形成热厥。以里实热证定性，应当还省略了烦热、口渴、尿黄、便结等症状。

白虎汤清解里热，散郁除烦。

三、寒厥细绝脉论治 （351-354）

◎351　手足厥寒，脉细欲绝者，当归四逆汤主之。

　　　当归三两　　桂枝三两，去皮　芍药三两　细辛三两　甘草二两，

炙　通草二两　大枣二十五枚，擘。一法，十二枚

　　　右七味，以水八升，煮取三升，去滓，温服一升，日三服。

这一条论述出现细绝脉的血虚寒凝厥证的论治。

首先要与脉微欲绝的四逆汤证相鉴别。四逆汤证是单纯阳虚，血虚寒凝应当包含一定程度的阳气虚。但重点还是在血虚。微脉是极细又极软无力，似有若无的脉。细脉状如丝线，较显于微。

当归四逆汤是桂枝汤去生姜，倍大枣，加当归、细辛、通草。从组方上分析，该方分为养血和温散两组。当归、芍药、炙甘草、大枣养血，桂枝、细辛、通草温散通阳。

西医的雷诺病临床表现与寒厥证很相似，用当归四逆汤往往有好的疗效。

◎352　若其人内有久寒者，宜当归四逆加吴茱萸生姜汤。

　　　当归三两　　芍药三两　甘草二两，炙　通草二两　桂枝三两，

去皮　细辛三两　生姜半斤，切吴茱萸二升　大枣二十五枚，擘

　　　右九味，以水六升，清酒六升和，煮取五升，去滓，温分五服。

一方，水酒各四升。

这一条紧接上一条讲当归四逆汤的加减证。

如果脾胃素有虚寒，再加血虚寒凝，就要考虑兼治里虚寒证。所以加吴茱萸、生姜温中祛寒。

这个方对于怎样运用温法是很有启示的。中医温法有温经和温脏之分。温经讲究通散、养血，所以选用养血温散通阳之药。温脏讲究温阳补脾肾，所以用附桂一类温阳之品。这一条虽兼久寒，但仍偏重于经寒，故重在温经，所以加吴茱萸、生姜一类温经药。

◎353　大汗出，热不去，内拘急，四肢疼，又下利厥逆而恶寒者，四逆汤主之。

　　　甘草二两，炙　干姜一两半　附子一枚，生用，去皮，破八片

　　　右三味，以水三升，煮取一升二合，去滓，分温再服。若强人可用大附子一枚，干姜三两。

这一条是将四逆汤证与当归四逆汤证相鉴别。

大汗出，热不去是讲病因，持续的外邪不解，耗津伤阳。阳气伤经脉突然失煦，出现腹中拘急，四肢疼痛，与血虚寒凝经脉极为相似。"下利厥逆而恶寒"清晰证明是阳虚寒厥而不是血虚寒凝，所以用四逆汤。

陈平伯提出"仲景辨阳经之病，以恶热不便为里实，辨阴经之病，以恶寒下利为里虚"。这个观点很有临床指导意义。血虚寒凝就从来没有提下利的症状。

◎354　大汗，若大下利，而厥冷者，四逆汤主之。

这一条仍然是与当归四逆汤证相鉴别。

与上一条比较，多了一个"大下利"的病因，形成了表里伤阳的交攻之势，阳虚寒厥来得会更迅猛，是一种骤伤秒杀的证候，回阳固脱的意识更强，所以仍用四逆汤。这种证候用四逆加人参汤也很对证。

四、痰食厥乍紧脉论治（355）

◎355　病人手足厥冷，脉乍紧者，邪结在胸中。心中满而烦，饥不能食者，
　　　病在胸中，当须吐之，宜瓜蒂散。

　　　瓜蒂　赤小豆

　　　右二味，各等分，异捣筛，和内白中，更治之，别以香豉一合，
用热汤七合，煮作稀糜，去滓取汁，和散一钱匕，温顿服之。不吐
者，少少加，得快吐乃止。诸亡血虚家，不可与瓜蒂散。

　　这一条论述痰食壅塞胸阳致厥的治法。

　　痰食厥从本质上讲也属于热厥，只不过前面讲的热厥是邪热里伏而导致
的阳郁之热，痰食厥的病因是痰涎壅塞，食积停滞，胸阳被遏，不能外达四
肢而形成的热厥。

　　二者都是郁热，痰食厥是局部的，反应在脉象上就呈现一定的波动性，
所以是乍紧，也就是有时紧，而不是持续地紧。《金匮要略·腹满寒疝宿食
篇》讲："脉紧如转索无常者，有宿食也。"

　　邪实结胸，病在阳位，治法当"其高者因而越之"，所以用瓜蒂散，涌吐
痰热宿食。

五、水饮厥心下悸论治（356）

◎356　伤寒厥而心下悸，宜先治水，当服茯苓甘草汤，却治其厥。不尔，水
　　　渍入胃，必作利也。茯苓甘草汤。

　　　茯苓二两　甘草一两，炙　　生姜三两，切　　桂枝二两，去皮

　　　右四味，以水四升，煮取二升，去滓，分温三服。

　　这一条论述水饮厥证，病位在中焦，也有与上一条痰实壅胸相鉴别的
意图。

　　水饮停于中焦，水气凌心，则心下悸。《金匮要略·痰饮咳嗽篇》讲：
"水停心下，甚则心悸。"第73条讲了与五苓散证的鉴别要点是"不渴"。

　　先温中化饮，通阳利水治其本，厥证顺势得解。如果不化饮，饮下渗于

肠，则生寒湿，会酿成下利。

这一条虽然没有讲脉象，但从心下悸可以推测结脉代脉促脉的可能性大。

六、上热下寒伏脉厥论治（357）

◎357 伤寒六七日，大下后，寸脉沉而迟，手足厥逆，下部脉不至，咽喉不

利，唾脓血，泄利不止者，为难治，麻黄升麻汤主之。

麻黄二两半，去节　升麻一两一分　当归一两一分　知母十八

铢　黄芩十八铢　葳蕤十八铢一作菖蒲　芍药六铢　天门冬六铢，去

心　桂枝六铢，去皮　茯苓六铢　甘草六铢，炙　石膏六铢，碎，

绵裹　白术六铢　干姜六铢

右十四味，以水一斗，先煮麻黄一两沸，去上沫，内诸药，煮

取三升，去滓，分温三服。相去如炊三斗米顷令尽，汗出愈。

本条论述上热下寒伏脉厥证的论治。

大下之后，阴阳两伤，阴伤于上则肺热气痹，咽喉不利，肺内郁热，灼伤脉络，故唾脓血。下损脾阳，升举无力，故泄利不止。难治的理由，尤在泾分析得很透彻："阴阳上下并受其病，虚实寒热混淆不清，欲治其阴，必伤其阳，欲补其虚，必碍其实，故难治。"

关于该证脉象，应当定性于伏脉。寸脉沉而迟，下部脉不至，综合起来，就是伏而难见，甚至伏而不见。伏脉主邪郁，主厥证。本证虽为上热下寒，但矛盾的主要方面还是阳热郁闭而邪陷于里，脉证是很一致的。

治法是发越郁阳，清上温下。方用麻黄升麻汤。这个方共十四味药，是《伤寒论》里药味最多的一首方，张仲景的方很少有十几味的，大都是五至八味。深入分析组方，其中暗藏玄机，这个方是头重脚轻，麻黄、升麻、当归三味量大而重，体现了重点在发越郁阳。三味药是有机配合的，升麻不但升阳举陷，它跟麻黄一样，也有宣透的功效，同时还可以清热解毒。当归补血以滋生肝血，同时佐制麻黄、升麻之发越太过。其余十一味药都用量很轻。知母、玉竹、芍药、天冬、炙甘草滋阴补肺；黄芩、石膏清肺热；白术、干姜、茯苓、桂枝温阳理脾。纵观全方，重发越而轻温补。实质上是繁中有简，主次分明。

第六节　厥阴下利诸证（358－375）

厥阴病下利分寒热虚实，有一定的复杂性。下利也是厥阴病的一大病证特点。

一、寒厥下利证治（358－363）

寒厥下利大致包括"寒格"、危证和阳复太过三种。

◎358　伤寒四五日，腹中痛，若转气下趣少腹者，此欲自利也。

这一条论述寒厥下利的先兆征。

这一条讲的下利当属寒性下利。先兆征有两个：一是腹中痛。属于寒凝气滞作痛。二是转气下趋少腹。"趣"同"趋"。此为寒邪盛，胃阳失守，水谷之气下泄。

◎359　伤寒本自寒下，医复吐下之，寒格更逆吐下，若食入口即吐，干姜黄芩黄连人参汤主之。

　　干姜　黄芩　黄连　人参各三两

　　右四味，以水六升，煮取二升，去滓，分温再服。

这一条论述寒热相格的证治。

素有虚寒下利，误用吐下之法，上吐与下泄呈上下分离之势，就会造成上热下寒相格拒的病理状态，这就是寒格。

这种寒格是吐下后病情加剧的结果，更厥吐下是被动语句，即"更厥于吐下"。加剧后的寒格的主症是食入口即吐。以苦降温中为治法，干姜黄连黄芩人参汤中，黄芩、黄连苦降止呕，干姜、人参温补中焦。

接下来连续三条论述寒厥下利预后。

◎360　下利，有微热而渴，脉弱者，今自愈。

微热是阳复之候，这里的渴应当是微渴，而不可能是热盛耗津的大渴。

悟道伤寒——王大海揭秘宋本《伤寒论》逻辑

脉弱有双重意义，一指阳气虚而未全面恢复，二指阳热无太过之弊。排除了热厥的可能。

虚证仍在，阳热微复，正是寒厥下利向好的状态。

◎361 下利，脉数，有微热汗出，今自愈，设复紧为未解。

这一条与上一条比较。均是前有下利，后言今自愈。中间表述有很大差别。首先是脉弱与脉数的不同。其次是渴与汗出的不同。这一条强调的是邪由里出表的状态。这种自愈程度比脉弱要更进一步。如果要从程度上细分，上一条是始自愈，这一条是正自愈。

同时又补充说明，如果还有紧脉存在，说明里寒尚存，邪未退尽，是仍处于未解状态。

◎362 下利，手足厥冷，无脉者，灸之不温，若脉不还，反微喘者，死。少阴负趺阳者，为顺也。

这一条论述寒厥危证的预后。

虚寒下利、寒厥、摸不到脉，是危证无疑。这时服汤剂难以救急，只有用灸法。古代灸法是主要的急救手段，《伤寒论》里多次出现。如果灸法无效果，阳气不复，脉也不复，反而出现了微喘，这是元气将脱的死证。

汉代切足部脉是常用的。足部脉有太溪和趺阳两处，太溪属肾，趺阳属胃。所以在危证诊断上，趺阳更能直接说明问题，有胃气则生，无胃气则死。趺阳脉反映胃气的盛衰。

◎363 下利，寸脉反浮数，尺中自涩者，必清脓血。

这一条论述厥阴虚寒下利、阳复太过的预后。

这一条容易误解为热厥。虚寒下利，脉多见细、促等阴脉。寸脉反浮数，是阴证转阳，尺中自涩，意思是尺部脉独见涩，是气滞血瘀。寸脉为阳主表，尺脉为阴主里，阳复太过发越于外，同时灼伤于里，脉络受伤，肠膜蒸腐，大便就会出现脓血。

二、寒厥下利转归（364－370）

◎364 下利清谷，不可攻表，汗出必胀满。

这一条论述厥阴虚寒下利兼表证的禁忌，也是表达误治后的转归。

虚寒下利兼表证，治疗原则是先温其里，后治其表。如果先用汗法解表，阳气随汗外泄，里阳更虚，脾失健运，浊阴不降，就会腹部胀满。

第91条也论述过先里后表的治则。"伤寒，医下之，续得下利，清谷不止，身疼痛者，急当救里；后身疼痛，清便自调者，急当救表。救里宜四逆汤，救表宜桂枝汤。"这两条实质上是一致的，只是出发点不同，一个是从厥阴里虚寒角度出发，一个是从太阳表证的角度出发。

◎365 下利，脉沉弦者，下重也；脉大者，为未止；脉微弱数者，为欲自止，虽发热，不死。

这一条论述脉象变化与寒性下利转归。

沉脉主里，弦脉为肝所主，主痛。肝疏泄不利，湿邪不化而壅滞，郁而化热而生湿热，成急滞湿热壅塞肠道，就出现里急后重。

大脉为邪热盛，所以表明下利仍属湿热。脉微弱数是与大脉相对比的，表明热势已缓，虽然热邪暂时还在，但下利会停止。

这一条表面上看，似乎讲热利，其实不是。而是讲虚寒下利，出现阳复后的诸种脉证变化。沉弦脉、大脉都是阳复太过，所以会出现下重，为未止。阳复收敛以后，脉会变得微弱数，达到了阴阳基本平衡，就会好转。

◎366 下利，脉沉而迟，其人面少赤，身有微热，下利清谷者，必郁冒汗出而解，病人必微厥。所以然者，其面戴阳，下虚故也。

这一条论述寒厥利戴阳郁冒证从汗解的转归。

下利，脉沉迟，定性为寒利。沉迟而不是沉微，表明阳气虽虚，但未到极致，还存在虚阳被寒邪郁闭的因素，故面色稍红赤，身上也有点发热。同时下利清谷，证明阳虚为本。

阳虚而浮越，还会出现郁冒。郁冒的表现是郁闷不舒，头眩目瞀，神昏

悟道伤寒——王大海揭秘宋本《伤寒论》逻辑

不清。《金匮要略·妇人产后病脉证并治》中专门论述了妇人郁冒。《素问·至真要大论》讲"郁冒不知人者，寒热之气乱于上也"，第93条讲"因复发汗，以此表里俱虚，其人因致冒"，从病机上讲是一致的。同时还指出了转归是"冒家汗出自愈"。

与此同时，有轻微的四肢厥冷，也是阳气同时被郁的原因。单纯下虚寒而虚阳浮越的戴阳证，用温法就可以了。出现了郁冒，情况就变了，变成了虚阳被郁，所以可用汗法走表解郁。这一条虽然没有提出方药，但可以以证测方，可以用桂枝汤。

◎367　下利，脉数而渴者，今自愈。设不差，必清脓血，以有热故也。

这一条论述虚寒厥下利阳复的转归。

其中转归有两种可能，一是脉数而渴，是阳复阴退，下利当自愈。二是阳复太过，热伤下焦血分，灼伤肠络，产生便脓血。

病机与第363条完全一致，只不过论述的角度不同，第363条讲下利阳复太过的病机。这一条讲下利阳复的转归预后。

◎368　下利后脉绝，手足厥冷，晬时脉还，手足温者生，脉不还者死。

这一条论述下利晬时转归。晬时就是一个对时，十二个时辰。前面第126条的抵当丸服法中已提到晬时的概念。

下利后脉绝，与第317条"利止，脉不出者"的通脉四逆汤证，第351条"手足厥寒，脉细欲绝"的当归四逆汤证类似，阳气还没有彻底亡失，经过一个晬时还有生的希望。提示应当积极治疗，急可用灸法，治本可用四逆汤一类方剂。

◎369　伤寒下利，日十余行，脉反实者死。

这一条论述暴利死证。

下利，一天十几次，这就是暴利。如果延续两天甚至几天，一定会虚到极点。脉必然是虚弱之脉。如果脉不虚反实，是邪气盛，正气虚的回光返照之象。

《素问·玉机真藏论》中提出了一个很重要的概念，那就是真脏脉。真脏脉是五脏真气出现败露的迹象，其中五脏的真脏脉表现都各不相同，但有一个共同的特点是，浮躁外露，失于和缓。本条所指实脉就是真脏脉，并且是偏指肝的真脏脉。"真肝脉至，中外急，如循刀刃责责然，如按琴瑟弦"，这就是本条实脉的具体表现。

◎370　下利清谷，里寒外热，汗出而厥者，通脉四逆汤主之。

　　　　甘草二两，炙　附子大者一枚，生，去皮，破八片　干姜三两，强人可四两

　　　　右三味，以水三升，煮取一升二合，去滓，分温再服，其脉即出者愈。

这一条是讲阴盛格阳下利的危候。

下利清谷为里寒之盛，乃脾肾阳虚所致。阴寒太盛，虚阳被格而浮越于外，就会出现假热。外热就是这种假热，而不是表证。阳气衰微，除了导致寒厥，还会因阳气失守，表虚不固而汗出。这种汗出有可能类似桂枝汤的"汗自出"，也有可能是"遂漏不止"。要结合虚的程度和个体差异来判断。

这一条与第317条少阴病阴盛格阳下利的论述完全一致，也是用破阴回阳的通脉四逆汤治疗。仔细对比，本条多了"汗出"二字，这是关键点，强调的是脱证的转归趋势，这也是厥阴病的特点。少阴病更多地强调肾阳虚。这一条的用意不在论述阴盛格阳下利的证治，而在于阴盛格阳的脱证转归。所以归属于厥阴下利转归的系列条文。

三、热厥下利证治（371－375）

热厥下利大致包括白头翁汤证、热结旁流证和兼胸膈虚烦证三种。

◎371　热利下重者，白头翁汤主之。

　　　　白头翁二两　黄柏三两　黄连三两　秦皮三两

　　　　右四味，以水七升，煮取二升，去滓，温服一升，不愈，更服一升。

这一条论述厥阴热利证治。

热利是指湿热痢疾,《内经》称之为肠澼。下重就是里急后重。肝经湿热郁滞,下迫大肠,秽恶之物欲出不得。与第365条下重的病机相同,但病因不同。第365条是阳复太过而生湿热,对这个差异应当有清醒认识。

治疗当用清热燥湿的白头翁汤。白头翁汤只有四味药,很简单。白头翁、秦皮凉肝解表,黄连、黄柏清热燥湿,坚阴厚肠。

◎372 下利腹胀满,身体疼痛者,先温其里,乃攻其表,温里宜四逆汤,攻表宜桂枝汤。

桂枝汤方

桂枝三两,去皮　芍药三两　甘草二两,炙　生姜三两,切
大枣十二枚,擘

右五味,以水七升,煮取三升,去滓,温服一升,须臾,啜热稀粥一升,以助药力。

这一条与上条是鉴别诊断的关系。虚寒厥下利兼表证,因为有表热,容易与热性下利混淆。这种鉴别诊断的对比论述方法,张仲景常用。

第91条太阳病误用下法伤及少阴,导致下利,提出了同样的治疗原则。里虚兼表,当先温其里,后解其表。里实兼表,当先解其表,后攻其里。这就是表里同病的治则。

第364条站在讲禁忌证的角度也是讲这一治疗原则。

◎373 下利欲饮水者,以有热故也,白头翁汤主之。

这一条是对第371条热利的补充,欲饮水也是热厥利的诊断要点。

欲饮水不能与口渴完全画等号。欲饮水是渴而喜饮,口渴不一定喜饮。主要是程度上存在差别。热利存在实热灼津,向上形成绝对津亏,必然要饮水自救其火热。

前面第282条讲少阴病脾肾阳虚,津液无以蒸化而不能上承,也出现了"自利而渴",并且"虚故饮水自救"。这与本条有本质区别,是补水而不需

救火，所以是渴而欲少饮，甚至欲热饮。

◎374　下利谵语者，有燥屎也，宜小承气汤。

　　　　大黄四两，酒洗　枳实三枚，炙　厚朴二两，去皮，炙

　　　　右三味，以水四升，煮取一升二合，去滓，分二服。初一服谵
语止，若更衣者，停后服。不尔尽服之。

　　这一条论述热结旁流证治。谵语、燥屎是阳明里实证的典型症状。这种
情况的下利，特指燥屎阳结，津液受迫于邪热而从旁隙中渗下，虽清稀但臭
秽，这就称为热结旁流，可以理解为一种特殊的热利。

　　治疗用通腑泻热之法，用小承气汤，甚至也可选择大承气汤。

◎375　下利后更烦，按之心下濡者，为虚烦也，宜栀子豉汤。

　　　　肥栀子十四个，擘　香豉四合，绵裹

　　　　右二味，以水四升，先煮栀子，取二升半，内豉，更煮取一升
半，去滓，分再服。一服得吐，止后服。

　　这一条论述热厥利兼胸膈虚烦的证治。

　　下利后更烦，这里的"更"字很关键，暗示素有胸膈热扰，热利产生后
进一步加重了虚烦。二者并存，谁轻谁重，先治哪个呢？选择以治虚烦为重
点，因为按之心下濡，说明无阳明燥结实证，只是一般热利，应当以治宿热
为先。栀子豉汤里有栀子，通治三焦之热，所以也能兼顾热厥利。

第七节　厥阴呕哕证（376－381）

　　厥阴证横逆犯胃，就可能导致呕哕证。大致包括胃热、寒格、肝寒、转
少阳胃阳虚和湿热六种类型。

一、胃热呕哕证（376）

◎376　呕家有痈脓者，不可治呕，脓尽自愈。

这一条论述痈脓呕哕禁忌止呕。可以理解为热厥犯胃的呕哕证。

因为胃肠痈脓，热毒之邪从口咽排出。盲目止呕，会阻碍邪出，属治疗禁忌。

二、寒格呕哕证（377）

◎377 呕而脉弱，小便复利，身有微热，见厥者难治，四逆汤主之。

这一条论述少阴阴盛格阳而呕的证治，即"寒格"而呕。可与第319条、第362条对比分析。

呕为胃气上逆，脉弱为虚，再加上小便清利，故属胃虚寒之呕。第282条少阴病也讲"小便白者，以下焦有寒"，说明根源在少阴肾阳之虚。微热与厥并见，是虚阳浮越之症。呕也是格拒上逆的症状。这种阴盛格阳属难治之证，治疗用四逆汤。前面第324条已有类似论述："若膈上有寒饮，干呕者，不可吐也，当温之，宜四逆汤。"四逆汤为治疗胃虚寒呕哕的常用之法。

三、肝寒呕哕证（378）

◎378 干呕吐涎沫，头痛者，吴茱萸汤主之。

　　吴茱萸一升，汤洗七遍　人参三两　大枣十二枚，擘　生姜六两，切

　　右四味，以水七升，煮取二升，去滓，温服七合，日三服。

这一条论述厥阴肝寒逆乱的证治。

吴茱萸汤证的病机有三：一是阳明中寒。第243条讲"食谷欲呕，属阳明也"。二是阴盛格阳吐利。第309条讲"少阴病，吐利，手足逆冷，烦躁欲死者"，烦躁欲死就是虚阳浮越的表现。三是本条的厥阴肝寒逆乱犯胃，同时上扰巅顶而致头痛。

究其本质，吴茱萸汤证就是胃虚寒，阴不制阳，虚阳浮越上逆的证候。

四、转少阳呕哕证（379）

◎379 呕而发热者，小柴胡汤主之。

　　柴胡八两　黄芩三两　人参三两　甘草三两，炙　生姜三两，切　半夏半升，洗　大枣十二枚，擘

右七味，以水一斗二升，煮取六升，去滓，更煎取三升，温服一升，日三服。

这一条论述厥阴转出少阳而呕的证治。

这一条因为明确了发热的体征，是热证，厥阴肝与少阳胆互为表里，厥阴病转出少阳，就会呕与发热并见。这是少阳证的典型症状，前面第 266 条讲过太阳转少阳出现"干呕不能食，往来寒热"，虽然路径不同，但归属相同，所以临床表现相类似。第 149 条讲"呕而发热者，柴胡汤证具"，与本条很契合。

五、胃阳虚呕哕证（380）

◎380　伤寒大吐大下之，极虚，复极汗者，其人外气怫郁，复与之水，以发其汗，因得哕，所以然者，胃中寒冷故也。

这一条论述胃阳虚寒致哕的病机。

大吐大下而胃阳虚，这是一个基础病因。除此之外还有一个基础病因，就是伤寒表邪不得宣泄，抑郁在表。基于第二种病因，用了峻猛的汗法和水疗法，结果必然是胃阳更虚，就形成了哕。

复与之水，应当类似于汗蒸外治法，第 48 条讲"阳气怫郁在表，当解之熏之"。熏之是外治法，水法也应当是外治法，目的都是发汗。

六、下焦湿热呕哕证（381）

◎381　伤寒哕而腹满，视其前后，知何部不利，利之即愈。

这一条论述实哕证。与上一条虚哕证有对比。

哕加腹满是脾胃湿热所致。湿热可表现为下焦膀胱湿热，会小便不利，也称之为前不利。也可以表现为阳明腑实热证，会大便不利，也称之为后不利。

因前不利而哕，病机与第 74 条水逆证类似，应当用五苓散治疗。因后不利而哕，病机与第 215 条"阳明病，谵语，有潮热，反不能食者，胃中必有燥屎五六枚也"相似，哕与反不能食比较，病情要更严重，所以应当用大承气汤治疗。

厥阴病小结一下。厥阴为三阴之极，因寒极生热，所以阳气来复而呈现寒热错杂的厥证是其基本特点。具体表现为上热下寒的乌梅丸证、热厥轻证和虚寒凝滞的关元厥证。

厥证的最差预后就是死证，由寒厥演化而来。有阴盛亡阳、阳亡神越、亡阳利甚、亡阳津脱、亡血和热厥转虚六种情形。厥证论治常可从辨脉切入。包括灸、清、温、吐、利等五种治法。厥阴病除了厥证，还可继发出现下利和呕哕两大类病证。

霍乱病，就是上吐下泻犹如挥霍缭乱的病证。霍，即卒然；乱，即缭乱。中医的霍乱比西医讲的霍乱概念要宽泛些，西医主要指霍乱弧菌引起的烈性传染病。

第一节　霍乱辨病（382－384）

一、霍乱特征（382－383）

◎382　问曰：病有霍乱者何？答曰：呕吐而利，此名霍乱。

这一条论述霍乱的概念。

一问一答，霍乱的概念精简为"呕吐而利"四个字。这是从病证特点上下定义。《素问·六元正纪大论》中的霍乱也是定义为吐下，原文是"太阴所至，为中满，霍乱吐下"。

◎383　问曰：病发热头痛，身疼恶寒，吐利者，此属何病？答曰：此名霍乱。霍乱自吐下，又利止，复更发热也。

这一条紧接上一条论述霍乱的主症及其病机转归。

这一条霍乱的临床表现除了吐利还包括表寒证，霍乱也是外感病。其表证特征与一般表证无异，也是恶寒发热，头身疼痛。

其病机转归有一种可能，先是吐下二症俱备，然后出现下利止。只剩下上吐，但发热会加重。

这一条告诉我们，霍乱发病，里证可能缓解，但表证反而可能加重。强调霍乱外感表邪的特点。

二、霍乱与伤寒类证鉴别（384）

◎384　伤寒，其脉微涩者，本是霍乱，今是伤寒，却四五日，至阴经上，转入阴必利，本呕下利者，不可治也。欲似大便，而反失气，仍不利者，此属阳明也，便必硬，十三日愈，所以然者，经尽故也。下利后当便硬，硬则能食者愈，今反不能食，到后经中，颇能食，复过一经能食，过之一日当愈。不愈者，不属阳明也。

这一条论述霍乱与伤寒的鉴别诊断以及霍乱的转归。

这一条很长，可分为三段来论述。

从开头到"不可治也"为第一段。首先明确提出霍乱的脉是微涩。吐利伤津，精血也随之耗伤，造成津血两伤，所以呈现微涩脉，与伤寒的浮紧脉、浮缓脉有天壤之别。伤寒发病，经过一段时间邪由表入里，也一定会出现下利。但不像霍乱的吐利来得迅急。

"本呕下利者，不可治也"，这一句是接"本是霍乱"后面，告诫医生霍乱比伤寒难治得多。"本呕"不是一般的呕，是一直长时间的呕，很危重。

从"欲似大便"到"经尽故也"为第二段。论述霍乱走阳明的转归。不下利只有屎气，这就是转走阳明的迹象，会出现屎燥结的阳明腑实热证，经过十三天会痊愈。古人认为经脉中阳气是七天一个来复周期，十三天接近两个来复，就是接近痊愈的时间。

从"下利后"到结尾为第三段。这一段主要是论证霍乱走阴经的另一种转归。霍乱下利走阳明伤津，大便燥结，只要胃气未伤太过，就能进食。如果不能进食，就是胃气受损明显，经过一段时间恢复，稍微又能进食了，就会慢慢好转。如果下利后，大便不燥结，食欲也没有改善，就不是阳明腑实的问题，而是转入阴证了。

第二节 霍乱证治（385－391）

一、亡脱证治（385）

◎385 恶寒脉微。而复利，利止亡血也，四逆加人参汤主之。

甘草二两，炙　附子一枚，生，去皮，破八片　干姜一两半

人参一两

右四味，以水三升，煮取一升二合，去滓，分温再服。

这一条论述霍乱亡脱的证治。

恶寒，脉微属阳虚，阳虚而中焦失煦，水谷失运，则下利。出现利止有两种转归的可能：一种是阳气来复，利止向愈。还有一种是阳亡津竭，无物可下，这就叫亡血。津血同源，津竭血亦亡。所以《金匮玉函经》讲"水竭则无血"。

治法为回阳救逆，益气生津。方用四逆加人参汤。四逆汤回阳救逆，加独参汤既助回阳之力，又大补元气而生津。

二、表里寒热证治（386）

◎386 霍乱，头痛发热，身疼痛，热多欲饮水者，五苓散主之；寒多不用水

者，理中丸主之。

五苓散方

猪苓去皮　白术　茯苓各十八铢　桂枝半两，去皮　泽泻一两

六铢

右五味，为散，更治之，白饮和服方寸匕，日三服，多饮煖水，汗出愈。理中丸方下有做汤加减法。

人参　干姜　甘草炙　白术各三两

右四味，捣筛，蜜和为丸，如鸡子黄许大。以沸汤数合，和一丸，研碎，温服之，日三四，夜二服。腹中未热，益至三四丸，然

不及汤。汤法，以四物依两数切，用水八升，煮取三升，去滓，温服一升，日三服。若脐上筑者，肾气动也，去术，加桂四两；吐多者，去术，加生姜三两；下多者，还用术；悸者，加茯苓二两；渴欲得水者，加术，足前成四两半；腹中痛者，加人参，足前成四两半；寒者，加干姜，足前成四两半；腹满者，去术，加附子一枚。服汤后如食顷，饮热粥一升许，微自温，勿发揭衣被。

这一条论述霍乱表里寒热的不同证治。

首先讲霍乱兼太阳表证的转归。头痛，发热，身疼痛是太阳表证。太阳病篇中第71条论述了汗法太过的两种转归。一种是"胃中干"的胃津液亏耗；一种是"小便不利，微热消渴"的膀胱蓄水证，第二种转归与本条"热多欲饮水"是同一病机。表邪入里，膀胱气化失司，水道失调，水蓄膀胱，不能化为津液上承。证属表里同病。治疗当化气行水，方用五苓散。

其次讲霍乱兼见中焦虚寒之象，不欲饮水，这种情况属于中焦虚寒湿盛。治法当温中散寒。方用理中丸。《金匮》中的人参汤，就是理中丸。顾名思义，理中就是调理中焦。程应旄讲"理中者，实以燮理之功，予中焦之阳也"。

理中丸为一方二法，既可制成丸，也可煎汤服。丸为缓治，汤为急治。理中丸服法也应当重视。服药后观察病人的反应，腹中有温热感，表明效果佳；如果很久没有温热感，说明药量太轻，应当适当增加剂量。如果用汤剂，间隔一顿饭的时间，也就是半小时左右，再食热粥，增盖衣被，助阳回暖。其原理与桂枝汤啜热粥是一样的。

其加减法共有八种，对临床有指导意义。一是脐上悸动，是肾虚不制水而上冲。去白术之壅滞，加桂枝温肾通阳降冲。二是吐多，是胃寒气逆。去白术防气壅，加生姜温胃化饮，下气止呕。三是下利严重，是脾阳不升，湿浊不降。还用白术，可以理解为加大白术的剂量。四是心悸，是水气凌心。加茯苓淡渗利水，宁心定悸。五是渴而欲饮，脾不散精，水津不布。重用白术助运化行津之功。六是腹痛，属脾气虚。重用人参以补中气。七是中焦虚寒重，加重干姜以温中祛寒，或者用炮姜也可以。八是腹胀满，属寒凝气滞。去白术防滞，加附子破阴通阳。

三、表证未解证治（387）

◎387　吐利止，而身痛不休者，当消息和解其外，宜桂枝汤小和之。

桂枝三两，去皮　芍药三两　生姜三两　甘草二两，炙　大枣十二枚，擘

右五味，以水七升，煮取三升，去滓，温服一升。

这一条论述霍乱已平而表证未解的证治。

吐利止是霍乱已经平息。身痛不休，表明表证未除。此时的状态应当是表虚，即表证加里虚，因为霍乱平息不久，正气未复。治疗上要精准，就要酌情论治。治疗表虚证的代表方是桂枝汤。如果卫阳不固，里虚寒又很明显，可选用黄芪建中汤。如果营阴受损，筋脉失养，表现出第62条所言"身疼痛，脉沉迟"，就用桂枝新加汤。

四、寒厥亡脱证治（388－389）

◎388　吐利汗出，发热恶寒，四肢拘急，手足厥冷者，四逆汤主之。

甘草二两，炙　干姜一两半　附子一枚，生，去皮，破八片

右三味，以水三升，煮取一升二合，去滓，分温再服。强人可大附子一枚，干姜三两。

这一条与第385条本质是一致的。都是论述霍乱表里同病、亡脱之证。这一条突出了四肢拘急、手足厥冷的阳气不达的症状，也就是寒厥。

◎389　既吐且利，小便复利而大汗出，下利清谷，内寒外热，脉微欲绝者，四逆汤主之。

这一条与第385条本质也是一致的。突出内寒外热，脉微欲绝，也就是阴盛格阳证。第385条、第388条、第389条这三条可以互参。从病势轻重上看，本条比上一条要重。

五、阳亡阴竭证治（390）

◎390　吐已下断，汗出而厥，四肢拘急不解，脉微欲绝者，通脉四逆加猪胆

汤主之。

通脉四逆加猪胆汁汤方

甘草二两，炙　　干姜三两，强人可四两　　附子大者一枚，生，去皮，破八片　　猪胆汁半合

右四味，以水三升，煮取一升二合，去滓，内猪胆汁，分温再服，其脉即来。无猪胆，以羊胆代之。

这一条论述霍乱阳亡阴竭的证治。

吐已下断，指无物可吐，是阴竭的表现。第385条是津液内竭，利止亡血，无物可下。病机本质相同。汗出而厥，是寒厥。四肢拘急不解，是筋脉失其濡润。脉微欲绝，是阴阳俱衰之脉。

用通脉四逆汤破阴回阳。加猪胆汁有三个作用：一是借苦寒之性，引姜附大辛大热药物入阴，以消格拒不受。二是借润滑之性，润燥生津，缓解阴竭。三是寒润制约辛燥，防姜附过于辛热而劫阴。

六、霍乱调护（391）

◎391　吐利发汗，脉平，小烦者，以新虚不胜谷气故也。

这一条论述霍乱初愈的善后调护。

吐利，发汗之后，脉平和了，表明霍乱初愈。此时脾胃之气还来不及恢复，如果稍微吃多点东西，脾不运化，就可能小生郁热。所以提示我们，大病初愈，大虚不受补，进食要先清淡少量，尽量减少胃肠道负担，以利于胃气恢复。

霍乱篇并不十分复杂。霍乱是类伤寒的病证，以吐利为临床特征，病机是表里同病，转归上可以走阳明而愈，也可以入里走阴。

具体证候主要是亡脱，或兼有表证未解。主方是四逆汤、理中丸。霍乱与伤寒的鉴别主要体现在下利发生的时间上。霍乱下利来得迅急，伤寒则要经过一个病机过程，一般不会来得迅急。

第十五章　阴阳易差后劳复病

这一篇论述阴阳易和差后劳复两个病证。作为末篇体现了差后防复的指导思想。六经病证初愈，余邪残存，正气尚虚，气血待复，应当高度重视善后调治。阴阳易和差后劳复就是有代表性的初愈病复的病证。

因房事男病移易于患伤寒病的女方，称阳易；女病移易于患伤寒病的男方，称阴易。合称为阴阳易。初愈后，因劳神劳力或房劳过度而病复，称为劳复。因初愈后过劳而生宿食郁热，称为食复。合称为差后劳复。

第一节　阴阳易证治（392）

◎392　伤寒阴易之为病，其人身体重，少气，少腹里急，或引阴中拘挛，热上冲胸，头重不欲举，眼中生花，膝胫拘急者，烧裈散主之。

　　妇人中裈，近隐处，取烧作灰。

　　右一味，水服方寸匕，日三服，小便即利，阴头微肿，此为愈矣。妇人病取男子裈烧服。

这一条论述阴阳易证治。具体论述的是阴易，阳易以此类推。

男性得阴易后，肾气受损，则身体重，少气。少腹里急，或引阴中拘挛，是下焦虚寒凝滞。邪毒循肝经而犯，因肝经上贯膈，布胁肋，所以热上冲胸；上入颃颡，连目系，上出额，与督脉会于巅，所以头重不欲举，眼中生花；上循足跗上廉，所以膝胫拘急。这一组症状是肝阴虚、肝血虚的表现。

综合分析可以认为，男性得了阴易，可导致肝肾亏虚。

其中有一个关键字，就是"热"字。可以理解为女方的热毒之邪传入男方。这一条开头就讲是伤寒，也就是男方患伤寒病，也就是风寒外感，既指正值得病之时，又更偏重指伤寒初愈之时。此时性交，可导致肝肾亏虚。

阴阳易病证的实质是因病虚弱者犯性交虚虚之误。追究病因时则存在误会，认为是对方热毒之传，所以主方烧裈散也不得不存疑。

中医前辈对阴阳易病因和烧裈散持肯定意见者很少，有临床体验者更少，吾辈更当慎思。

第二节　差后劳复证治（393－398）

一、劳复烦热证治（393－394）

◎393　大病差后，劳复者，枳实栀子汤主之。

　　枳实三枚，炙　栀子十四个，擘　豉一升，绵裹

　　右三味，以清浆水七升，空煮取四升，内枳实、栀子，煮取二升，下豉，更煮五六沸，去滓，温分再服，覆令微似汗。若有宿食者，内大黄如博棋子五六枚，服之愈。

这一条论述差后劳复证治。

劳复虽然没有讲具体的劳伤，按照中医理论应当包括劳力、劳神、房劳这三种劳。前提是大病瘥后，也就是严重的伤寒病初愈之后。大病瘥后的病理状态是正虚，具体是怎么虚呢？张仲景并没有展开讲，只能以方测证。

主方是枳实栀子豉汤，另外加了清浆水，有宿食，加大黄。

先追溯两个有密切联系的方。太阳病因误治会形成若干坏病，也就是变证。火热证是其中一类坏病，主要是第76条至第82条讲的栀子豉汤证。其中两个方与本条有密切联系。一个是第76条的栀子豉汤。发汗吐下后，表邪未解而入里，邪郁于心胸而化热，形成"心中懊憹"的虚烦，也就是热扰心胸。栀子豉汤仅两味药，栀子苦寒，清透郁热，豆豉气味俱轻，宣散郁热。宣降并用，可透热除烦。另一个是第79条的栀子厚朴汤。比栀子豉汤证多了腹满，去豆豉，加了枳实、厚朴两味药。腹满是因为虚烦结胸的同时兼有热

结腹中。

重温上述两个方，是为了与枳实栀子豉汤对比论述。

枳实栀子豉汤比栀子豉汤多了一味枳实和清浆水，同时香豉多了一倍多。说明劳复病的懊𢙐虚烦比栀子豉汤证严重，同时还有腹胀满，胃有积滞郁热，因为枳实是宽中理气的药，清浆水就是米泔水发酵变酸后而成，性凉味酸，有健胃清热化滞的功效，有点类似现在的乳酸菌饮料。

枳实栀子豉汤是栀子厚朴汤中厚朴改香豉，就一味之别。加强了宣透心胸郁热的功效，弱化了行气宽中的作用。

三个方对比分析就很明朗了。枳实栀子豉汤证是虚烦与胃中郁热同在。病因病机是初愈正气未复，再遇三劳，正气再损，余邪乘虚卷土重来，里陷郁热，上扰心胸，下郁脾胃，而生此证。本质与太阳病火热坏病是一致的，都是因虚邪陷里郁热。区别只在时机不同，一个是太阳病误治伤正之后，一个是伤寒大病初愈三劳伤正之后。

煎服法中还讲了一条很重要的加味法，宿食加大黄。这是指很严重的胃中郁热，有明显的食积，加大黄通腑泻热。这是劳复加重的具体表现，可以理解为劳复重症。虽然当代学者将这种情形定性为食复，但并不是饮食失调所导致，而是病情进一步加重的结果。况且张仲景并没有讲食复的概念。

因为病因病机归为烦热扰胸郁胃，所以称之为劳复烦热证。主方是枳实栀子豉汤。

◎394　伤寒差以后，更发热，小柴胡汤主之。脉浮者，以汗解之；脉沉实者，以下解之。

　　柴胡八两　人参二两　黄芩二两　甘草二两，炙　生姜二两
半夏半升，洗　大枣十二枚，擘

　　右七味，以水一斗二升，煮取六升，去滓，再煎取三升，温服一升，日三服。

这一条紧接上一条，论述差后劳复以发热为主症的证治。

瘥后初愈，体虚待复，劳而引发未尽之余邪，故发热。如果要祛余邪之热，只有用和解疏利，以小柴胡汤治疗。脉浮偏于表，加重发汗解表的分量，

脉沉实偏于里，加重清下之法。这是小柴胡汤的加减运用，可参照第96条小柴胡汤的加减运用，偏于表，去人参，加桂枝三两，温覆微汗愈；偏于心胸之热，去人参、半夏、加栝蒌仁除热荡实；偏于胃热，加枳实、厚朴和胃降逆。

二、劳复水气证治（395）

◎395　大病差后，从腰以下有水气者，牡蛎泽泻散主之。

　　牡蛎熬　泽泻　蜀漆煖水洗，去腥　葶苈子熬　商陆根熬　海藻洗，去咸　栝楼根各等分

　　右七味，共捣，下筛为散，更于臼中治之。白饮和服方寸匕，日三服。小便利，止后服。

这一条论述劳复后腰以下水气证治。

大病初愈，阳气待复，气化不利，湿滞不行，停聚腰下。按照宋代严用和《济生方·水肿门》的论述，这种水气当属阴水。治法要用温补脾胃之法。

《素问·至真要大论》病机十九条讲："诸湿肿满，皆属于脾。"《素问·汤液醪醴论》又提出了"去菀陈莝……开鬼门，洁净府"的治疗原则。牡蛎泽泻散中，牡蛎、海藻软坚散结行水，当属去菀陈莝；葶苈子泻肺平喘，当属开鬼门；泽泻、商陆根、蜀漆祛逐水饮，当属洁净府。唯有栝蒌根和白饮是养阴和胃健脾之药。可见此方重在急则治标。必须中病即止，以忌伤正，所以特别指出"小便利，止后服"。

既然是劳复水气证，必然存在脾肾阳虚，所以实脾饮、真武汤、济生肾气丸等温阳利水之方也可酌情选取。

三、劳复胸寒证治（396）

◎396　大病差后，喜唾，久不了了，胸上有寒，当以丸药温之，宜理中丸。

　　人参　白术　甘草炙　干姜各三两

　　右四味，捣筛，蜜和为丸，如鸡子黄许大，以沸汤数合，和一丸，研碎，温服之，日三服。

这一条论述劳复后胸肺虚寒的证治。

《金匮要略·水气病脉证并治》讲："不恶风者，小便不利，上焦有寒，其口多涎，此为黄汗。"又讲："黄汗之病，两胫自冷。"用桂枝加黄芪汤治疗。这种黄汗证与本条胸肺虚寒证类似。霍乱用理中丸是温中散寒，其实理中丸能温中焦脾阳，也能温上焦胸肺，脾阳不运，为生痰之源，肺阳不济，为贮痰之器。二者是密切相关的，所以中医应当有肺阳虚的概念。这一条也是论述劳复后的肺阳虚证。

四、劳复虚羸证治（397）

◎397 伤寒解后，虚羸少气，气逆欲吐，竹叶石膏汤主之。

　　　竹叶二把　石膏一斤　半夏半升，洗　麦门冬一升，去心　人参二两　甘草二两，炙　粳米半升

　　　右七味，以水一斗，煮取六升，去滓，内粳米，煮米熟，汤成去米，温服一升，日三服。

这一条论述劳复后虚羸证。

虚羸，即虚弱消瘦，指阴虚。少气，即气虚。二者综合，指伤寒初愈，气阴两伤。竹叶石膏汤共七味药。竹叶、石膏清热除烦，人参、麦冬、甘草益气生津，粳米养胃和中，半夏降逆止呕。总的治法是清热生津，益气和胃。以方测证，可知虚羸少气乃肺胃气阴两虚证。

竹叶石膏汤与白虎汤相比较，一个以清虚热为主，一个以清气分热为主，正如《医宗金鉴》所言："以大寒之剂，易为清补之方"。

五、损谷防复（398）

◎398 病人脉已解，而日暮微烦，以病新差，人强与谷，脾胃气尚弱，不能
　　　消谷，故令微烦，损谷则愈。

这一条论述瘥后调护防复之法。

病人脉已和缓，表明大病初愈，此时脾胃偏虚，运化乏力，进食难免受累。天人相应，日中隆盛，日暮阳衰。脾阳胃阳与之相应，日暮易食滞郁热而烦。所以初愈的调护方法就是饮食清淡，并且少食，这就称为损谷。损谷

防复是一条很重要的治疗原则，也是养生原则。

这一条是《伤寒论》最后一条。从第 1 条"太阳之为病，脉浮，头项强痛而恶寒"的太阳表证，到最后第 398 条伤寒病初愈防复，形成了一个完整的由始至终的循环轮回。这体现了中医辨证的恒动观、整体观。

这一篇主要是讲差后阴阳易和劳复两个病证。核心思想是大病初愈体虚，容易因劳而复发。复发后的治疗原则是标本兼治，但偏于补虚，同时提出了损谷防复的调养原则。

第十六章　伤寒论逻辑结构

第一节　太阳病篇逻辑结构 (1-178)

《伤寒论》原版条文构建了缜密的内在逻辑结构关系。太阳病篇在整体结构上可分成四大板块，即太阳病总论 (1-11)、中风证 (12-30)、伤寒证 (31-57) 和太阳病传变 (58-178)。第一大板块太阳病总论和第二大板块中风证对应的是太阳病上篇；第三大板块伤寒证集中在中篇，中篇还论述了太阳病传变 (58-127)。论传变一直延续到整个下篇 (128-178)。中篇讲传变 (58-127) 主要是针对浅层传变，其中包括少阳证。下篇讲传变 (128-178) 主要是针对深层的传变，包括结胸证、痞证以及传阳明证等。这充分体现了传变是太阳病的一条基本规律，也是贯穿于伤寒六经病的一条基本规律。从发病到传变，这就是太阳病的基本病因病机过程，也是六经病的传变过程。

一、太阳病总论 (1-11)

太阳病提纲 (1) 又可视为整个六经病的总纲，因为它高度概括了伤寒病发端的最基本临床特征，那就是"脉浮头项强痛而恶寒"。六经病的每一条提纲，语法上都是用"……之为病"开头，主谓结构以"之"字相连接，有强化下文解释的语义。风寒之邪袭表，第一反应是脉浮，接着是体表太阳经脉受束，经气不利的"头项强痛"，最后才是卫阳受损后出现的"恶寒"。"发热"取决于风寒袭表的偏重和卫阳抗邪的能力，寒重风轻或者卫阳偏弱，都可能不发热，所以发热症状未纳入太阳病提纲。

在提纲证下太阳病分成了两大类，即中风和伤寒。第一类是中风。在符合太阳病基本特征的前提下，又表现出"发热、汗出、恶风、脉缓"四大特征（2）。中风证最突出的病因病机特点就是以风邪为主导，风性开泄，可深入营卫，可马上与卫阳交火开战，故发热成为必然。营阴一损，汗出则在意料之中。恶风是轻度恶寒。脉缓结合提纲，应当是浮缓。强调"脉缓"，是表明风邪伤卫阳不重，又未完全束表的病机状态。综合太阳病提纲，中风证的完整表现是"发热、汗出，头项强痛而恶风寒，脉浮缓"。

第二类是伤寒。在符合太阳病基本特征的前提下，又有"或已发热，或未发热，必恶寒，体痛，呕逆，脉阴阳俱紧"的突出表现（3）。这里讲发热不如中风发热明确，存在发热时机早晚的不确定性。其机理是郁而发热，卫阳郁闭到一定程度才可能发热，也与个体体质差异相关。正气盛，抗邪于表会相对来得快一些，就会"或已发热"，正气偏弱，抗邪于表会相对慢一些，就会"或未发热"。伤寒以"寒"为主，风为辅。寒性收引，营卫气血凝滞，所以"必恶寒，体痛"。"寒"对卫阳的杀伤力远大于"风"，邪正斗争虽然可能会稍迟一些，但激烈程度远过于"中风"。卫阳抗邪于表，阳气不能顾护于里，导致胃气升降失调，所以呕逆。脉象是"紧脉"，主寒又主痛。综合太阳病提纲，伤寒证应当表现为"或然发热，必恶寒，头项强痛，体痛，呕逆，脉浮紧"。

前三条简洁明了，把太阳病的基本框架结构清晰地勾勒出来。中风与伤寒的鉴别尤为关键。从字眼上分析，"中"言快，因风而快；"伤"言重，因寒而重。一语道破天机。

接下来讲太阳病传变的最基本规律，分为两个阶段。第一个阶段是太阳病外感初期（4）。主要从脉象上判断是否传变，脉静为不传，脉数急为传，同时也提出了传少阳"颇欲吐"和传阳明"躁烦"的先兆症状。第二个阶段是太阳病外感中后期（5）。传变的标志就是有阳明证或者少阳证的具体表现。传变的两个阶段，也提示传变的两种病机状态，那就是欲传和已传。

接下来讲温病（6），意在与伤寒病鉴别。指出了温病"发热、渴、不恶寒"的三个要点。进一步论述风温这一温病的常见病证的五个典型症状，那就是"自汗出，身重，多眠睡，鼻息，语言难出"，其脉象特征是"阴阳俱浮"。最后以三个"若"的误治间接阐述了热邪伤阴、扰心动风的温病病机。

紧接着提出了伤寒六经病发病的基本规律。那就是"发热恶寒，发于阳也，无热恶寒者，发于阴也"（7）。也可以理解为三阳病与三阴病的鉴别。

太阳病通过自身正气调节预后有三条规律。第一条是"行其经尽"的自愈（8）；第二条是欲解在"巳至未上"（9）；第三条是"风家，表解而不了了"的自愈（10）。

接下来讲格阳证和格阴证（11），也就是真寒假热证和真热假寒证，因为二者都有表热症状，故与太阳病疑似而易误诊为太阳病，意在与太阳病鉴别。

太阳病总论也就是前11条。概括而论，就是太阳病提纲（1）下分为中风（2）和伤寒（3）两类病证，其传变是有规律的（4-5）。又有两个主要鉴别诊断，一个是温病（6），一个是三阴病与三阳病（7）。太阳病自愈的预后判断上有"行其经尽"（8），"欲解时"（9）和"风家表解而不了了"（10）三条规律。最后特别指出在恶寒发热这一对伤寒常见症状上，还存在真假之辨，这就是格阳证与格阴证（11）。应当与太阳病相鉴别。在论述六经辨证的同时，其中还隐含了病因辨证。

二、中风证（12-30）

先对中风证的机理进行阐述，也就是对第2条所述中风证的四大临床特征进行阐述。其机理概括为"阳浮而阴弱"。桂枝汤证是中风证的代表证，临床表现略为偏重，所以特别强调了比恶风重的恶寒和比呕逆重的鼻鸣干呕。治法是解肌发表，调和营卫。主方是桂枝汤，组成是桂芍加姜草枣（12）。桂枝汤证还可细分，汗出明显而其他症状偏轻，这就属于桂枝汤轻证，但治法方药不变（13）。如果出现了"项背强几几"而不只是头痛，就用桂枝加葛根汤。这也可以理解为桂枝汤重证（14）。"气上冲"是太阳经气不利胃气升降失常加重的表现，也可以理解为桂枝汤重证，仍用桂枝汤（15）。

桂枝汤的禁忌证有两个。第一个是误治后的坏病（16）；第二个是酒客病，也就是湿热内蕴之人（17）。第16条鲜明地提出了辨证论治思想的十二字名言，即"观其脉证，知犯何逆，随证治之"。

桂枝汤兼证有三个。第一个是兼虚寒喘证，即桂枝加厚朴杏子汤证（18）。不是虚寒证而是肺热证，就不能用桂枝汤和桂枝厚朴杏子汤，强调辨证要准确（19）；第二个是兼阳虚漏汗证，即桂枝加附子汤证（20）。这主要是针对阳虚体质的外感证；第三个是胸阳受累证。其证眼是"脉促胸满"，包括相对轻的桂枝去芍药汤证（21）和相对重的桂枝去芍药加附子汤证（22）。

由于个体差异，或者药量或者疗程未达，即使诊治得当，不一定都会有满意疗效。这就是迁延证的存在。张仲景列举了中风证日久不愈的九种迁延证。一是"如疟状"的正气先弱后复的最终自愈；二是"阴阳俱虚"的虚盛证，当攻补兼施；三是"有热色"的表郁轻证，用桂枝麻黄各半汤（23）；四是方虽对证，但量不达，量强化后可愈（24）；五是服桂枝汤可出现"大汗出，脉洪大"的特例，纯属个体差异，不能误诊为邪传阳明，因为并没有出现大热、烦渴（25）；六是表郁微证，也就是比第 23 条的表郁轻证更轻，所以用方也就更轻，用桂枝二麻黄一汤（25）；七是虽服用了桂枝汤，但仍未能阻止邪入里传阳明，出现了邪陷阳明的气阴两伤，用白虎加人参汤（26）；八是表郁兼里热轻证，用桂枝二越婢一汤，也就是桂枝汤加麻黄、石膏（27）；九是表郁兼水饮证，用桂枝去桂加茯苓白术汤（28）。

张仲景以典型病案举例论述上述迁延证的正确证治方法（29）。诊治过程中列出了四种随证治之的方法。第一种是桂枝汤证兼气血亏虚，用甘草干姜汤以复阳摄阴；第二种是桂枝汤证兼阴血不足，用芍药甘草汤可"脚即伸"；第三种是剩下胃气不和的兼证改用调胃承气汤；第四种是火疗误治后兼亡阴亡阳，可先用四逆汤回阳救逆（29）。

张仲景再用类似教学查房的方式再论桂枝汤迁延证的诊治方法及其机理，以表达其重要意义（30）。

三、伤寒证（31－57）

伤寒证先论述伤寒轻证，一共有三个具体证候。第一个是经输不利的葛根汤证（31）；第二个是太阳阳明合病后必自下利的葛根汤证（32）；第三个是太阳阳明合病后但呕的葛根加半夏汤证（33）。同时以中风证误下后，邪入里化热的葛根连芩汤证进行对比鉴别（34）。

麻黄汤证是伤寒证的代表方证。在第 3 条伤寒证提纲的前提下，麻黄汤证提出了"头痛发热、身疼腰痛、骨节疼痛，恶风、无汗而喘"的"麻黄八症"，又称"伤寒八症"（35）。如果出现太阳阳明合病，虽然出现肺闭失宣的喘而胸满，但仍以太阳表证为主，所以仍用麻黄汤（36）。服麻黄汤后，存在三种转归的可能。第一种是表证已解；第二种是邪传少阳；第三种是表证仍在（37）。

伤寒证兼证有两个。第一个是大青龙汤证。也就是伤寒证兼内热烦躁证，用大青龙汤（38）。大青龙汤相对麻黄汤而言，是倍用麻黄加石膏。发汗之力大大增强并兼清里热。因为少阴病也会出现身重烦躁的症状，也就是第 316 条少阴阳虚水泛证所言"腹痛，小便不利，四肢沉重疼痛，自下利者，此为有水气。"所以大青龙汤证的轻证要与之鉴别（39）；第二个是小青龙汤证。也就是伤寒证兼饮停胃脘证（40）。主方小青龙汤的药物分三组。第一组是麻、桂解表；第二组是姜、辛、夏化饮；第三组是芍、味、草敛气养阴。其中干姜、细辛、五味子三味药组合被誉为温化寒饮的最佳组合。如果"不渴"，就是小青龙汤轻证（41）。

伤寒证因迟治或未治或误治或迁延不愈，还会存在五种外证未解的迁延证。第一种是外证未解兼表阳虚证，用桂枝汤（42）；第二种是外证未解兼微喘，用桂枝加厚朴杏子汤（43）。这一条与前面第 18 条的区别在于病因不同，这一条是讲误下之后的情况；第三种是外证未解兼里实证，用桂枝汤（44）。这一条提出了一个很重要的治则，即表里同病，先解表后攻里，解表一定要充分彻底，表不解则不能攻里（45），这一条进一步强化了表里同病，先表后里的治则；第四种是伤寒久郁证，用麻黄汤发汗解郁（46）。"自衄"是邪从血出而不是邪从汗出（47）；第五种是太阳阳明并病，当坚持发汗彻底（48）。同时提出了发汗不彻的重要指征是涩脉。

麻黄汤禁忌证有三个。第一个是伤寒证兼里虚证（49）。兼里虚证容易被误诊为里热证（49）和里寒证（50）。紧接着从正面强调只要不虚就可用麻黄汤（51-52）；第二个是荣卫不和的桂枝汤证（53-54）；第三个是外邪久恋证（55-57）。

四、太阳病浅层变证（58－127）

太阳病无论是中风证还是伤寒证，其病机的演变都可能产生变证，也就超乎外感而进入了杂证范畴。变证的救逆规律和原则是"阴阳自和"（58），也就是中止误治后，人体有自我修复能力。列举了两个典型案例，即"得小便利"（59）和"必振寒"（60）。

如果不能通过机体自身修复达到阴阳自和，就要依靠药物。一共有十种一般变证及其救逆方法。第一种是阳虚阴盛烦躁的干姜附子汤证（61）；第二种是营阴受损的桂枝加芍药生姜人参新加汤证（62）；第三种是邪热壅肺作喘的麻杏甘石汤证（63）；第四种是心阳耗伤而心悸的桂枝甘草汤证（64）；第五种是心阳不足而欲作奔豚的苓桂干枣汤证（65）；第六种是虚实夹杂而腹胀满的厚朴生姜甘草半夏人参汤证（66）；第七种是心脾两虚而水气上冲的苓桂术甘汤证（67）；第八种是阴阳两虚的芍药甘草附子汤证（68）；第九种是阴阳两虚而烦躁的茯苓四逆汤证（69）；第十种是津伤胃燥的调胃承气汤证（70）。

太阳病变证除了上述十种一般变证，还有两种更为典型的变证，即五苓散证（71－75）和栀子豉汤证（76－82）。

五苓散证，也称作太阳蓄水证。机理是邪犯下焦，导致膀胱气化失司而小便不利（71）。如果"脉浮""微热消渴"发展为"脉浮数""烦渴"，就形成了五苓散重证（72）。五苓散证与水蓄中焦的茯苓甘草汤证的鉴别要点为渴与不渴（73）。五苓散证的危急重证是水逆（74）。五苓散证的正确治法是解表祛饮，而不是清里（74），更不是发汗（75）。

栀子豉汤证，也称心胸郁热证。机理是表邪入里郁于心胸化热。因为病机的微变，栀子豉汤证有两种微调的类证。一是损中气而少气加甘草，就是栀子甘草豉汤证；二是胃气上逆而呕吐加生姜，就是栀子生姜豉汤证（76）。

出现胸中紧（77）和心中结痛（78）都是栀子豉汤重证，治法不变，仍用栀子豉汤。栀子豉汤证进一步发展又存在两种病情加重的类证。第一种是栀子豉汤证病变范围由胸波及腹部，就成了栀子厚朴汤证（79）；第二种是兼见中焦虚寒下利，就成了栀子干姜汤证（80）。

"旧微溏"的脾肾阳虚证，是栀子豉汤的禁忌证（81），应当用真武汤温补脾肾（82）。

以上所论太阳病各种变证有一个共同特点，就是均处于动态变化过程中，并未形成实质性病理产物，所以不是变证的终结。

汗法是太阳病的正确治法，上述变证大都由误治而生，所以用汗法论治作为太阳病的阶段小结。汗法是从两方面来论述的。首先，从发汗禁忌证角度来展开，总的原则是虚人不可发汗，病机是发汗伤阴。具体而论有七种具体情况。第一种是阴虚喉痹证（83）；第二种是湿热蕴结的淋家（84）；第三种是气血亏虚的疮家（85）；第四种是衄家（86）；第五种是亡血家（87）；第六种是汗家（88）；第七种是脾肾阳虚有寒者（89）。

其次，从汗下先后论述。表里诸实，表重里轻，当先以汗法解表，后以下法攻里（90）。如果先用下法导致里虚，当先用四逆汤救里，再用桂枝汤解表（91）。"脉反沉"是里虚的典型脉象，凭此证眼应当果断先救里（92）。

紧随其后论述了三种汗法的特殊情况说明。第一种是汗下失序，导致的不良后果有"冒证"，可以汗出自愈（93）；第二种是阴阳俱停，说明阳气被郁，可以"振慄"而解，也就是战汗。郁偏表阳选择汗法，偏于里阳就选择下法（94）；第三种是中风证用汗法，宜用桂枝汤而不是麻黄汤（95）。

少阳证（96－106）属半表半里证，是太阳入里后的最浅里证。其中又包括小柴胡汤证（96－99）和小柴胡汤类证（100－106）两大类。

小柴胡汤证的临床表现，有"寒热往来，胸胁苦满，嘿嘿不欲饮食，心烦喜呕"四大主症，以及"烦、渴、痛、痞、悸、热、咳"七个或然症。四大主症体现了小柴胡汤证的病性是邪正交争，病位在胸胁胆经，病机是肝胆郁而化火。七个或然症表明小柴胡汤证在病机转归上存在七种不确定性，与足少阳胆和手少阳三焦都有关，涉及面广。可以分成四种临床路径。第一种是有烦而不呕，是郁热反陷于胸胁，渴是郁热伤胃阴；第二种是气郁。腹中痛，是肝胆气郁横逆犯胃，胁下痞硬是重度的胸胁苦满；第三种是三焦气机不利。心下悸，小便不利，是水饮上凌于心，下停于膀胱，咳是饮射于肺；第四种是病机向愈。不渴微热，表明邪由里还表向愈。

小柴胡汤证的治法是和解少阳。主方是小柴胡汤，共七味药，分成三组。

第一组是柴胡配黄芩，外透内泄，郁热可消；第二组是半夏配生姜，和胃止呕；第三组是参草枣，补中抵御木邪之侵。加减法中，加全瓜蒌清心除烦，加天花粉生津，加芍药缓急止痛，加牡蛎消痞，加茯苓淡渗利水，加干姜温中化饮，加五味子敛肺，加桂枝加大解表之力。根据不同情况，还可重用人参益气生津。七味药中唯有柴胡、炙甘草始终不去，彰显柴胡透少阳之邪外出和炙甘草调和药性的关键功效（96）。

小柴胡汤证的病因是"血弱气尽，腠理开，邪气因入"，"与正气相搏，结于胁下"则"胸胁苦满"。"正邪分争"是"往来寒热，嘿嘿不欲饮食"的病性本质。胆郁化火，肝木乘土，则有"痛""呕"二症。小柴胡汤证可以里传阳明，其标志是"渴"。始传阳明当在阳明经，可用清法。这就是小柴胡汤证的系统病机阐释（97）。

小柴胡汤有两个明确的禁忌证。第一个禁忌证是因脾虚湿热而见"胁下满痛"；第二个禁忌证是饮停胃中，津液不能上承的"渴"。这两个禁忌证的共同之处在于症状都疑似少阳证，所以还有鉴别诊断的意义（98）。这两个禁忌证又容易与三阳合病证相混淆，因为都有"恶风""颈项强""胁下满""手足温""渴"。鉴别的关键在脉象。"脉迟浮弱"，表示表证减弱而脾虚明显，这就是三阳合病证（99）。

小柴胡汤类证有虚有实，主要包括小建中汤证、大柴胡汤证和柴胡加芒硝汤证三种。

第一种是小建中汤证，即小柴胡汤证兼脾气虚证（100）。诊断要点有两个。第一个是"阳脉涩，阴脉弦"，主精血虚和腹中痛；第二个是腹中急痛，小柴胡汤证的表现略而未述。采用分步治法，先用小建中汤补虚缓急止痛，再用小柴胡汤和解少阳。小建中汤就是桂枝汤倍芍药加饴糖。在这种不典型的少阳证上，也就是在小柴胡汤兼证上，要强化"抓主症"的辨证思路，这就是张仲景提出的"有柴胡证，但见一证便是，不必悉具"的著名论断（101）。

这一论断不仅适用于小柴胡证，也适用于其他许多证候。接着补充了一条小建中汤的适应证，即只有里虚的"悸而烦"而没有里痛证，也可以用小建中汤（102）。

第二种是大柴胡汤证，即小柴胡汤证兼阳明里实证（103）。少阳肝胆气郁发展到阳明里郁，病情全面升级，从"嘿嘿"到"郁郁"，从"喜呕"到"呕不止"，从"胸胁苦满"到"心下急"。理所当然要加大治疗阳明里郁的力度，故加"芍药、枳实、大黄"以缓急止痛，通下泻热，同时去掉参草以免助邪生热。这其中蕴含着动态辨证和精准用方的理念。小柴胡汤证往表走一小步，也许就是柴胡桂枝汤证，往里走一小步，也许就是大柴胡汤证。

第三种是柴胡加芒硝汤证，即小柴胡汤证兼阳明里实轻证（104）。尽管也有大柴胡汤证的表现，即"胸胁满而呕，日晡所发潮热"，因为有"已而微利"，所以定性为里实轻证。

单纯过经阳明而无少阳证的燥热证，容易与第三种小柴胡汤类证（柴胡加芒硝汤证）混淆（105）。一个过经少阳，一个过经阳明。邪由太阳经里传太阳膀胱腑，可形成血热互结的太阳蓄血证。这种在本经内由浅入深的传变是太阳病传变的又一种类型，张仲景提出的治疗原则是先解表后攻里，攻里用桃核承气汤。桃核承气汤由调胃承气汤加桃仁、桂枝组成。用调胃承气汤治里热，用桃仁破瘀血，用桂枝通阳化气，有理气化瘀之意（106）。

接下来讲了少阳兼表里俱病证、肝纵、肝横等三种兼证与蓄血证的类证鉴别。

第一种是少阳兼表里俱病证（107）。这一证候的病因病机是误下引起三阳经气不通达。因为有"烦惊""谵语"，就存在与"其人如狂"的膀胱蓄血证的鉴别。鉴别要点有两个。第一个是范围不同。膀胱蓄血证在下焦，少阳兼表里俱病证涉及上中下三焦；第二个是深浅不同。膀胱蓄血证在里，血热互结属血分证。少阳兼表里俱病在气分，关键在于三阳气机不利。治疗用柴胡加龙骨牡蛎汤。其中用小柴胡汤和解少阳是关键。桂枝、茯苓行太阳之津，利小便，大黄泻阳明之热，龙牡加铅丹以镇惊。

第二种是肝纵（108）。肝纵就是肝气盛，木乘脾土。因为有"腹满谵语"，与蓄血证"少腹急结""如狂"相似，所以要鉴别。

第三种是肝横（109）。肝横就是肝气盛，木火刑金。因为有"其腹必满"，与蓄血证"少腹急结"相似，所以也要鉴别。

太阳病除了正常传变，还有许多是因误治后引发的，如火逆变证、呕吐变证、蓄血重证。

火逆变证（110－119）包括八种情形。第一种是太阳传阳明后误用熨法而加重伤津（110）；第二种是太阳中风证误用火劫而伤气阴（111）；第三种是太阳伤寒证误用火劫而伤心阳，要用四逆汤温阳救逆（112）；第四种是温病误用火疗而加重阴伤（113）；第五种是太阳表证误用火熏而便血（114）；第六种是太阳表证误用灸法而唾血（115）。同时提出了灸法原则是"微数之脉，慎不可灸"，也就是阴虚证不可灸（116）；第七种是太阳病误用烧针而引发奔豚，用桂枝加桂汤通阳化气，调和营卫治疗奔豚的下焦阴寒（117）；第八种是连续误用火疗后的心阳虚证，用桂枝甘草龙牡汤（118）。最后总结为太阳表证不能用火疗（119）。

太阳误吐变证（120－123）也有三种情形。第一种是脾胃气虚热变证。表现为"关上脉细数"，"不喜糜食，欲食冷食，朝食暮吐"（120）；第二种是胃阴虚热变证。表现为"反不恶寒，不欲近衣"（121）。以发汗致虚而吐，补充论述前二条误吐的里虚外热病机（122）；第三种是邪由表入里过程中"极吐下"后伤及胃气的变证（123），可用调胃承气汤。

太阳表证六七日，出现了"脉微而沉"，表明邪由表入里，但没有在上焦形成结胸证，而是走下焦形成了蓄血重证。定性为蓄血重证主要有两个要点：第一个是"少腹硬满"重于"少腹急结"；第二个是"下血乃愈"的被动下血重于"血迫下"。治疗用逐瘀力强的抵当汤，而不是用以逐热为主的桃核承气汤（124）。强调"小便不利"与"小便自利"是蓄水证与蓄血证的鉴别要点（125）。蓄血证缓治改用抵当丸（126）。深入认识蓄水证的病位有中焦、下焦之别，目的在于明确与蓄血证的鉴别诊断（127）。

五、太阳病深层变证（128－178）

前面第 126 条讲蓄血重证属热瘀实证，第 127 条讲蓄水阴结实证，然后自然过渡到痰饮热结于胸的结胸证（128）。为了阐明结胸辨证，张仲景采用了对比论述法，也就是与脏结证对比论述。结胸证与脏结证相同之处是都形成了互结，也就是都有"按之痛"，病因病机都是由表及里，所以脉都有寸浮尺沉。不同之处在于，脏结证关脉还有"小细紧"，同时还有"时时下利"，所以属虚寒之证（129）。脏结还可能完全入里化为阴寒里虚证，标志是"白苔滑"（130）。

结胸证可分为大结胸证、小结胸证以及寒实结胸证三种。

大结胸证（131－137）又分为大陷胸丸证和大陷胸汤证。

大陷胸丸证（131）是水热结于胸膈，同时津液凝聚而失于滋润，所以有"项亦强，如柔痉状"，用逐水破结、峻药缓攻之法，方用大陷胸丸。紧接着论述了结胸证的预后判断以及治疗时机的把握。如果表邪未完全入里，"脉浮大"，结胸未成，不能用下法（132）。如果等到形成结胸顽证，出现了气机逆乱的"烦躁"，就又失去了最佳治疗时机（133）。所以治疗不可太早，操之过急，又不可消极保守，错失良机。

大陷胸汤证与大陷胸丸证比较，从病因上讲，二者都是误治表邪陷里。区别主要体现在病位，大陷胸丸证热结于上焦胸膈，以方测证，大陷胸丸中有杏仁、葶苈子，说明有肺气郁结。大陷胸汤证热结于中焦心下，有"心下因硬"。泻上焦之热结宜缓，泻中焦之热结可峻下（134）。大陷胸汤证也有未经误治而传里的情形（135）。

大陷胸汤证与大柴胡汤证的鉴别要点是"但结胸无大热"，本质上是水热互结与气热互结的区别（136）。大范围的大陷胸汤证"从心下至少腹，硬满而痛"，与阳明腑实证很相似，二者的鉴别要点在病变范围。阳明腑实证范围要小很多，只会绕脐周而痛，不可能上达心下，下至少腹（137）。

小结胸证的特点是"正在心下，按之则痛，脉浮滑"。与大陷胸汤证比较。首先是范围小。"正在心下"比"心下至少腹"范围要小很多。其次是病位浅。"脉浮"而不是"沉"。第三是疼痛轻。"按之则痛"不如"膈内拒痛""硬满而痛"严重。同时"脉滑"而不是主痛的"脉紧"。第四是病机不同，这是最本质区别。小结胸证是痰热互结，大结胸证是水热互结（138）。小陷胸汤之药力明显不及大陷胸汤（丸），其中半夏祛痰化饮，针对性强。

小结胸证还存在另外一种病因病机，那就是素有寒饮，新得太阳病后误下而成结胸。其中关键病机是虽下而利止，热滞留于上。如果热随泻下而走肠胃，就会形成协热利（139）。

太阳病虽然误下，如果出现"脉促"，就不会形成结胸证，因为促脉主表邪为主，入里不深（140）。

寒实结胸证（141）在赵刻本中残缺，其条文补充于成注本。成注本内容表述最完整。"寒实结胸"用三物白散，即桔梗、巴豆、贝母三味药。三物小陷胸汤应当有误，理由是寒实不可能用清热的方。

结胸证类证必须仔细鉴别。首先是太少并病（142）；其次是三种热入血室证候。第一种是素体宫寒热邪乘虚而入（143），第二种是邪热与经血互结（144）；第三种是邪热与经血互结上扰心神（145）。

太少并病的治疗可用柴胡加桂枝汤（146）。如果合并有太阴虚寒就可以用柴胡桂枝干姜汤（147）。太少并病，少阳轻度热郁，表现为"手足冷，心下满，口不欲食，大便硬，脉细"，就是少阳阳微结，也用小柴胡汤（148）。

痞证（149－167）与结胸证存在因果转归关系。太阳、少阳之邪由表及里，内陷于胃，与水互结则为结胸，内陷于胃外，与腹气相结，则为痞证（149－152）。结胸证与痞证的鉴别要点是"但满而不痛"，病机是寒热错杂之邪痞塞中焦，气机升降失和，这一条明确了病因是少阳之邪入里，用辛开苦降甘调之法，施以半夏泻心汤（149）。太少并病反下成结胸，也有"心下硬"的表现，因此要与痞证相鉴别（150）。痞证也可来源于伤寒证（151）。相比较痞证，十枣汤证是复杂的痞证类证。病机是水饮上下走窜，充斥内外，泛溢为患（152）。

痞证分为十三种。第一种是脾气虚痞证。"表里俱虚，阴阳气并竭"是其病机（153）；第二种是火痞证。火痞证有"按之濡"和"关上浮"两个特征，也就是肝脾火热内扰之痞证，用大黄黄连泻心汤（154）；第三种是寒热痞证。也就是火热痞证兼表阳虚证，用附子泻心汤（155）；第四种是水痞证。即心下痞加上渴和小便不利，用五苓散温化行水为先（156）；第五种是水气痞证。既有气痞又有脾胃气虚，水饮为患，用生姜泻心汤（157）；第六种是胃气虚痞证。其突出表现是"其人不利，日数十行"，用甘草泻心汤（158）。泻心汤系列方用于治疗脾胃不和的心下痞证。半夏泻心汤是基础方，通治痞证，生姜泻心汤治疗水气痞，甘草泻心汤治疗脾胃气虚痞，附子泻心汤治疗阳虚热痞，大黄黄连泻心汤治疗火痞；第七种是下利痞证。这一条论述的痞证兼下利，既有中焦脾虚，更有下焦不固，所以要用赤石脂禹余粮汤填补下焦、固涩止脱（159）。这一条论述了治利四法。即甘草泻心汤之调和脾胃法，理中汤之温中补虚法，赤石脂禹余粮汤之固涩止脱法，五苓散之淡渗利水法；第八种是心阳虚痞证。也就是水气凌心之证（160）。结合第67条，太阳变证的心脾两虚证，可以拟用苓桂术甘汤合真武汤；第九种是痰气痞证。"噫气不除"是痰气上逆的表现，用旋覆代赭汤（161）。第162条与第63条基本相同，只是"汗后"改成了"下后"，暂且存疑（162）；第十种是外感虚寒痞证。用桂枝人参汤，这一条要与第34条相比较，相似病因导致的病机转归却大相径庭，提示了虚人外感误下易致虚，强人外感误下易化热（163）；第十一种是外感实热痞证。与上一条比较，同样是表里同病，一寒一热，一虚一实，本条当解表优先，故先用桂枝汤，后用大黄黄连泻心汤（164）。如果出现重证，就用大柴胡汤（165）；第十二种是痰湿寒痞证。机理是寒邪入里，胸阳受损，气机逆乱，寒痰上扰，用吐法之瓜蒂散（166）；第十三种是死痞证，三阴脏结的死证，是最严重的痞证（167）。

除了结胸证和痞证，还有七种太阳病相关诸经变证。第一种是阳明气阴两虚变证。太阳表邪入里，热结阳明，气阴两伤，用白虎加人参汤（168）。证同但出现了异症，"背微恶寒"重于"时时恶风"，这是体质差异之故（169）。白虎汤系列的运用原则是"表不解不可用"（170）；第二种是太少并病变证。太少并病不可用下法（171）。第三种是太少合病变证。出现热利，用两个方治疗，即黄芩汤和兼止呕的黄芩加半夏生姜汤（172）；第四种是上热下寒变证。这一条要与第155条寒热错杂的寒热痞证相鉴别。用平调寒热之法，主方是黄连汤（173）；第五种是太阳风湿变证。太阳伤寒日久，复感风湿之邪，即形成"风湿相搏"，用桂枝附子汤解表兼温化寒湿。如果出现耗津，就用去桂枝加白术汤（174）。因为有寒饮，太阳风湿变证会加重，改用甘草附子汤（175）；第六种是阳明气分变证。太阳之邪传阳明气分，就用白虎汤（176）；第七种是少阳气阴两虚变证。"脉结代，心动悸"是手少阴气阴两虚证的表现，用炙甘草汤（177）。结脉发展成结阴脉，代脉发展成代阴脉，都是死脉，必难治（178）。

综上所述，太阳病篇逻辑结构缜密，层次清晰，可分为总论和变证两大部分。其中蕴含三大基本规律。一是太阳病以病因辨证为先导。不同病因决定不同的病机病势转归。也就是外感风寒之邪，因偏重不同，分成了中风和伤寒两大证。深刻表达了病因辨证在辨证论治过程中的先导作用；二是邪气传变贯穿于太阳病始终。无论是中风证还是伤寒证，都存在由表及里的变证，并且病机错综复杂，深刻表达了太阳病辨证的动态性，必须遵循"观其脉证，知犯何逆，随证治之"的指导思想；三是辨证以脏腑辨证为核心。变证诸多条文，特别是下篇的深层变证，多涉及杂病范畴，其临证思路，实质上是六经辨证前提下的脏腑辨证。

第二节　阳明病篇逻辑结构（179－262）

阳明病篇，先论病因病机，再论证治。先论一般规律，再论特殊规律。阳明病既可本经受邪，也可自经传邪。总的病机特点是"胃家实"，攻下清里的治法贯穿于始终。

一、阳明病病因与提纲证（179－186）

阳明病发病有三条来路：一是太阳阳明，表里相合的脾约。二是正阳阳明，纯粹的胃里热。三是少阳阳明（179）。阳明病核心是"胃家实"，这是阳明病的提纲（180）。

辨阳明病的病因，主要是误汗、误下、误利导致的津液亡失，胃阴亏耗，病情也会有不更衣、内实和大便难等程度之别（181）。阳明病虽为里证，但外证的表现不容忽视，突出症状是身热和汗自出，但与太阳表证的表热汗出有本质区别，二者最典型的鉴别诊断是"不恶寒，反恶热"（182）。由于阳明病多由太阳之表及里，所以初感之时会出现短暂的恶寒症状（183）。

六经之中，只有阳明病不恶寒，其他五经都会有恶寒，五经都可传阳明，就像万物归于土中央而形成相对稳固的状态，这就叫"万物所归，无所复传"（184－185）。"脉大"可作为阳明初感与阳明里实的鉴别要点（186）。

二、阳明病病机（187－191）

阳明病病机包括三种情况：第一种是太阳转太阴，太阴再转阳明（187）。

第二种是太阳直接转阳明（188）。第三种是太阳转阳明，呈现两阳合病（189）。如果阳明病出现了不能食，应当诊断为兼有中焦虚寒（190）。所以会呈现寒热错杂的证候（191）。

三、阳明病转归（192－193）

太阳传阳明初感阶段可以战汗而解（192）。阳明病欲解时辰在申至戌，也就是下午3点至9点（193）。

四、阳明病兼证（194－203）

阳明病一共有七种兼证：第一种是兼中焦虚寒证（194）；第二种是兼谷疸证（195）；第三种是兼寒厥证，也就是中焦虚寒的重证（197）；第四种是兼风热喉痹证（198）；第五种是兼湿热黄疸（199－200）；第六种是兼衄血证（202）；第七种是兼阴虚证。其中阴虚证由于病因不同，又可细分为胃素阴虚（196）、素有表证（201）和误汗耗津（203）三种。

五、阳明病论治（204－216）

阳明病治疗应该用下法，但下法有三条禁忌证：一是并见胃气上逆的"呕多"（204）；二是心下痞证（205）；三是阳明经证而非阳明腑证（206）。

阳明病下法包括针对实烦证（调胃承气汤证）的清泻实热法（207）；针对实热结轻证（小承气汤证）的泻热导气法和针对实热结重证（大承气汤证）的泻热通腑法（208－209）。

阳明病的预后可从症状和脉象两个方面来判断。如果出现郑声、直视、下利，说明是虚证，预后不佳（210），如果出现脉短、涩脉，预后也不佳（211－212）。

三个承气汤有明确的适应证和禁忌证（213－216）。只热轻结用小承气汤，热结并重用大承气汤（213－215），如果是妇人热入血室，还可用刺期门之法泻热通下（216）。

六、阳明合病与并病（217－232）

太阳阳明并病，当先解表后攻里（217－218）；以阳明为主的三阳合病应当用白虎汤证的清法（219），太阳阳明并病，如果是表证已去，转为里证为主，就应当用清下法（220）。

经腑相兼的阳明热证与经腑相兼的太阳表证是有区别的。阳明热证比太阳表证邪深，又比白虎汤证轻，所以用栀子豉汤证清上焦之热（221）。如果同时出现胃气阴受损，就应当用白虎人参汤清热生津益气（222）。如果出现津伤水热互结，就应当用猪苓汤育阴清热利水（223）。没有水热互结，只是燥热伤津，就不能用猪苓汤（224）。

阳明热证应当与真寒假热，格阳于外的四逆汤证相鉴别（225-227），还要与水热互结于胸的结胸证相鉴别（228）。

阳明少阳并病，以少阳为重，就用小柴胡汤治疗（229-231）。其预后判断方法是，"脉但浮"预后佳，"不尿"预后差（232）。

七、阳明病特殊证治（233-256）

阳明病除一般证治规律之外，还存在以下十种特殊证候。即阳明津亏外导证（233）、太阳转属阳明经表证（234-235）、阳明湿化证（236）、阳明蓄血证（237）、阳明虚烦证（238-239）、阳明表里证（240）、阳明宿食证（241）、阳明津亏轻证（242）、中焦虚寒呕逆证（243-244）和脾约证（245-247）。

三个承气汤除上述按阳明腑实轻重对应的适应证外，还存在四类特殊适应证（248-256）。

第一类是调胃承气汤证中的热蒸型和胀满型（248-250）；第二类是早期大承气汤证（251）；第三类是肝阴血劫、汗多亡津、太阳速陷的阳明三急下证（252-255）；第四类是二阳合病的大承气汤证（256）。

八、阳明杂证（257-262）

阳明病兼见他证，称之为阳明杂证，常见于以下三种：一是阳明瘀血证，用抵当汤治疗（257）；二是阳明协热证，用葛根芩连汤（258）；三是阳明黄疸证，根据阴黄阳黄之辨，选用不同主方，阳黄用茵陈蒿汤、栀子柏皮汤和麻黄连翘赤小豆汤（259-262）。

第三节 少阳病篇逻辑结构 (263-272)

少阳病可直接本经受邪,也可由太阳、阳明之邪传入,还可由三阴正气来复转出少阳。所以少阳病是枢机之病,表里都与之相关。少阳病篇重点从本经受邪构建其逻辑结构关系。

一、少阳病提纲 (263-264)

少阳病的提纲是"口苦、咽干、目眩"三个典型症状,揭示了少阳病的本质是气郁化火 (263)。少阳病还有非典型的表现,即"两耳无所闻,目赤,胸中满而烦"(264)。

二、少阳病病因病机与治法 (265-267)

接下来应当讲病因病机及治疗。相关内容已在太阳病第 96 条、第 97 条、第 98 条、第 100 条、第 101 条、第 148 条以及阳明病第 229 条、第 230 条等有详尽论述。少阳病辨治当用和法,如果误用汗法,会导致伤津化燥、胃失和降,而出现"谵语""烦而悸"的突出表现 (265)。太阳传少阳属于常规病机,表现是"胁下硬满、干呕不能食,往来寒热,脉沉紧",与少阳误治的鉴别要点是"尚未吐下"(266)。这两条一正一反,对比论述少阳病临床特征。

太阳病误治后可能出现坏病,重申"知犯何逆,以法治之"的辨治原则 (267)。

三、少阳病转归 (268-272)

最后论少阳病转归。少阳病转归的核心是枢机特征。三阳合病在第 99 条已有论述。"上关上"是少阳枢机的典型特征 (268)。少阳枢机调控失职邪气就会由表及里 (269)。如果少阳枢机调控有度,则"三阴不受邪"(270)。少阳病欲愈可表现为"少阳脉小"(271),欲解的时辰在"寅至辰上"(272)。

少阳病的病因病机与辨治在太阳病篇和阳明病篇已作关联性论述。前后互参,少阳病的逻辑结构仍然是缜密的。

第四节　太阴病篇逻辑结构（273－280）

太阴病病位在足太阴脾。病因一是脾阳素虚，二是失治邪侵。证候分为太阴表证、气血不和证和脾经虚寒证三个层次。

一、太阴病提纲（273－275）

外邪由三阳里传三阴，太阴首当其冲。无论是素体脾虚还是邪损脾阳，太阴病的核心都是脾阳虚。因此太阴病提纲证以脾阳虚的三个表现为要点。即清阳不升的"腹满而吐，食不下"，浊阴不降的"自利益甚"和中焦虚寒凝滞的"时腹自痛"。如果误用下法，脾阳再损，就会形成"胸下结硬"的气痞证（273）。

太阴中风证属于脾阳虚外感的特殊证候，其表证在太阴脾而不在太阳膀胱，所以不在头及躯干之表而在四肢肌肉，表现为"四肢烦疼"，"阳微"为准浮脉，"阴涩"为脾之气血虚，"长"脉是相对于"阴涩"之短而言的，是"欲愈"的体征（274）。欲解的具体时辰是亥至丑上（275）。这两条是对提纲证的补充。两条综合，太阴病病因病机就完善了。

二、太阴病证治（276－277）

太阴病证治分成两个层次。脾阳虚偏表证用桂枝汤，关键体征是有"脉浮"（276）。如果以脾阳虚为主，就用温中之法，用四逆辈，其中"不渴"是区别于里热下利的症状（277）。

三、太阴病转归（278－280）

太阴病有两种基本转归。一是湿郁发黄，为病进。二是太阴病向愈，也就是脾阳恢复，祛邪于外的"脾家实"（278）。

太阳病误下后形成的太阴病，治疗也分两种情况。第一种是邪陷不深，时间也不久，只是"腹满时痛"，用桂枝加芍药汤；第二种是邪陷稍深入，时间稍长，导致外搏于阳明，脾气血不和又添阳明腑气不顺，就用桂枝加大黄汤（279）。无论是加芍药还是加大黄，都存在"虚证慎伐"的问题，如果出现"脉弱"、"续自便利"的脾虚之象，芍药、大黄的用量就得酌减（280）。这两条是针对太阴病转归过程中治法用方的正确把握。

太阴病共七条，从提纲到证治，再到转归，逻辑关系清晰，层次分明。

第五节　少阴病篇逻辑结构（281－325）

少阴病涉及心肾二经二脏。病因可以是外邪直中，也可以是失治邪侵，病性以心肾虚损为主。

一、少阴病提纲（281－283）

先以少阴病提纲证作统领。少阴病的基本特征有两个，一是"脉微细"，即阴阳俱虚；二是"但欲寐"，强调的是心肾阳虚。其中隐含了阳损及阴的意思，说明少阴病的机理是先肾阳虚然后发展到阴阳俱虚。这就是少阴病提纲（281）。接下来展开论述少阴病的核心病机，即水火不济。少阴病阳虚发展的结果是水不制火，包括心火偏亢和阳虚水泛而导致的水气凌心（282）。最严重的后果是太阳飞渡少阴的亡阳脱证（283）。

二、少阴病禁忌（284－286）

少阴病禁忌其实也是论述其病因病机。包括火劫伤阴津（284），汗法阴阳两伤（285）和下法亦可伤津耗气（286）。揭示了少阴病阳虚和甚则阴阳俱虚的本质特征。从禁忌角度进一步论述少阴病提纲之理。

三、少阴病转归及预后（287－300）

少阴病有顺证而愈和逆证难治两种转归及预后。顺证包括阳回自愈（287－291）和阳虚危证可愈（292－293）。逆证包括下厥上竭（294）、肾阳不复（295）、燥烦阴盛格阳（296）、下竭上厥（297）、四逆阴盛格阳（298）、肾不纳气（299）和进行性阴盛格阳（300）七种。

四、少阴病证治（301－322）

在系统论述少阴病病机和转归预后的基础上，全面论述十种少阴病证治。包括太少两感证用麻黄细辛附子汤（301－302）；阴虚热化证用黄连阿胶汤（303）；阳虚寒化证用附子汤（304－305）；伴见下利便脓血，用桃花汤（306－308）；伴吐利，用吴茱萸汤（309）；阴虚咽痛证用猪肤汤（311）、甘草汤和桔梗汤（311）；伴湿热生疮用苦酒汤（312）；阳虚咽痛证用半夏散及汤；戴阳证用白通汤和白通加猪胆汤（313－315）；少阴阳虚水泛证用真武汤（316）；少阴阴盛格阳重证用通脉四逆汤（317）；阳郁厥证用四逆散（318）；水热互结用猪苓汤（319）；少阴三急下证用大承气汤（320－322）。

五、少阴病总结（323－325）

少阴病虽然有阳虚寒化和阴虚热化之分，但阳虚是主要表现，所以主要治法是温法，主方是四逆汤（323－324）。也可用灸法温之（325）。

第六节　厥阴病篇逻辑结构（326－381）

厥阴病直中者很少，继发者居多。病位在手足厥阴经与脏腑。病性涉及阴盛阳衰的寒证，阴阳离决危证、死证，又有自愈证，阳复证和阴阳错杂证。

一、厥阴病提纲与转归（326－337）

厥阴是三阴之极，存在由阴转阳，寒极生热，阳气来复的特点，所以厥阴病是围绕寒热错杂证展开演变。"消渴，气上撞心，心中疼热"是阴不制阳，虚阳浮越于上焦，属虚热。"饥而不欲食，食则吐蛔。下之利不止"是脾阳受损，属虚寒。合而为一体，即上热下寒之寒热错杂，这就是厥阴病的提纲（326）。

厥阴病的转归与预后判断主要看六个指征：一是看邪气的进退。脉浮与不浮，微浮为欲愈，不浮为未愈，这是就外感证而言（327）。厥阴病欲解时在"丑至卯上"（328）；二是看胃气恢复与否。如果"渴欲饮水"就是胃气恢复的指征（329）；三是看发热情况。首先指出厥阴四逆厥相对于少阴厥证属于虚寒证，不能用下法。也就是告之厥阴病一般情况下不发热（330）。如果"先厥后发热"，尽管出现下利，也是阳复的表现（331）。对于危重的厥证，发热是贯穿于病程转归中的一个重要指标（332）；四是看"除中"是否存在。"除中"则预后不佳（333）；五是看"咽中痛"；六是看"便脓血"。这两个表现是阳复太过的征象，从总体上讲是向愈的趋势（334）。

厥阴病病机可概括为虚寒厥和热厥（335）。阳气来复是厥愈的关键（336）。寒热错杂的机理是阴阳不相顺接，典型症状是"手足逆冷"（337）。

二、厥阴病典型证治（338－340）

厥阴病有三个典型证。一是乌梅丸证，也就是胃热肠寒的蛔厥证（338）；二是热厥轻证（339）；三是关元厥证（340）。

三、寒厥死证（341－348）

厥证的最差预后是死证，由虚寒厥证演变而来，寒厥死证的形成源于阳气的进退，阳复则病退，阳不胜寒，则病进，并有可能加剧为死证（341－342）。

寒厥死证包括阴盛阳亡（343）、阳亡神越（344）、亡阳利甚（345）、亡阳津脱（346）、亡血（347）和热厥转虚（348）等六种。

四、厥证辨脉论治（349－357）

接下来从辨脉的角度，论述厥证六种治法与方药。包括急虚的寒厥促脉证用灸法（349），热郁的热厥滑脉证用白虎汤清里热（350），血虚寒凝的寒厥绝脉证用当归四逆汤、吴茱萸汤温通经脉（351－354），痰壅胸阳的痰实厥乍紧脉证用瓜蒂散吐下（355），水饮厥心下悸证用茯苓甘草汤利水（356）和上热下寒的伏脉厥证用麻黄升麻汤（357）。

五、厥阴下利证（358－375）

下利是厥阴病的又一大特点，呈现寒热虚实的复杂性。首先是寒厥下利。

一是"寒格"。"腹中痛"和"转气下趋少腹"是其先兆（358），病机发展可形成上热下寒的"寒格"，以苦降温中为治法，方用干姜连芩人参汤（359）。寒厥下利的预后有三：一是阳复向愈（360－361）；二是寒厥危证（362）；三是阳复太过伤及表里（363）。

寒厥下利的转归可因误用攻表而加重（364），也可因阳复而愈（365），如果是寒厥利戴阳郁冒证可从汗解（366），虚寒厥下利也可阳复而愈（367）。接着提示寒厥下利转归的复杂过程，有一个"晬时"的概念（368）。最差的转归是暴利死证（369）和阴盛格阳证（370）。

其次是热厥下利。包括三种类型。一是湿热证的白头翁汤证（371），要注意与虚寒厥下利兼表证的鉴别（372），同时提示"欲饮水"是热厥利的诊断要点（373）。二是热结旁流证（374）。三是胸膈虚烦证（375）。

六、厥阴呕哕证（376－381）

厥阴证横逆犯胃，就可能导致呕哕证。大致包括六种类型。一是热厥犯胃证（376）；二是"寒格"呕哕证（377）；三是肝寒逆乱的吴茱萸汤证（378）；四是转出少阳呕哕证（379）；五是误汗误水的胃阳虚呕哕证（380）；六是湿热呕哕证（381）。

综上所述，厥阴病是寒极生热，寒热错杂的厥证。具体表现为上热下寒的乌梅丸证、热厥轻证和关元厥证三种基本证。还可继发下利和呕哕两大类病证。诸证论治多从辨脉切入，包括灸、清、温、吐、利等五种治法。诸类病证的转归有多种，呈现复杂性。

附表

附表 1 太阳病篇逻辑结构图（一）

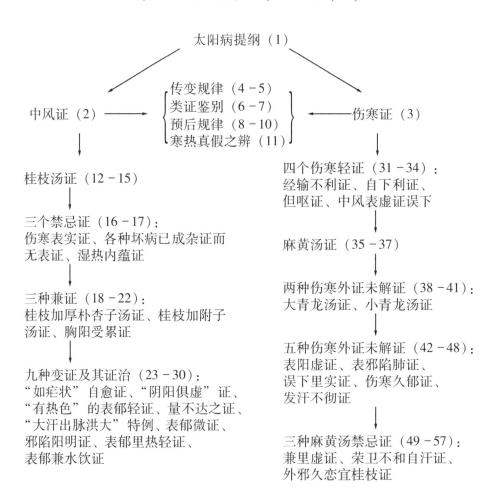

太阳病提纲（1）

中风证（2） ——→ 传变规律（4 - 5）
类证鉴别（6 - 7）
预后规律（8 - 10）
寒热真假之辨（11） ←—— 伤寒证（3）

桂枝汤证（12 - 15）

三个禁忌证（16 - 17）：
伤寒表实证、各种坏病已成杂证而
无表证、湿热内蕴证

三种兼证（18 - 22）：
桂枝加厚朴杏子汤证、桂枝加附子
汤证、胸阳受累证

九种变证及其证治（23 - 30）：
"如疟状"自愈证、"阴阳俱虚"证、
"有热色"的表郁轻证、量不达之证、
"大汗出脉洪大"特例、表郁微证、
邪陷阳明证、表郁里热轻证、
表郁兼水饮证

四个伤寒轻证（31 - 34）：
经输不利证、自下利证、
但呕证、中风表虚证误下

麻黄汤证（35 - 37）

两种伤寒外证未解证（38 - 41）：
大青龙汤证、小青龙汤证

五种伤寒外证未解证（42 - 48）：
表阳虚证、表邪陷肺证、
误下里实证、伤寒久郁证、
发汗不彻证

三种麻黄汤禁忌证（49 - 57）：
兼里虚证、荣卫不和自汗证、
外邪久恋宜桂枝证

附表 2 太阳病篇逻辑结构图（二）

太阳病变证

浅层变证（58－127）

深层变证（128－178）

变证求逆原则（58－60）

三种结胸证（128－148）：
大结胸证、小结胸证、
寒实结胸证

十种一般变证（61－70）：
阳虚阴盛烦躁的变证、发汗后损伤营阴的变
证、邪热壅肺作喘的变证、发汗太过而耗伤
心阳致心悸的变证、心阳不足欲作奔豚的变
证、虚实夹杂的腹胀病证、心脾两虚的水气
上冲的病证、阴阳两虚的变证、阴阳两虚烦
躁的变证、汗后伤津导致胃燥的变证

十四种痞证（149－167）：
气痞、脾气虚痞、火痞、
寒热痞、水痞、水气痞、
胃气虚痞、下利痞、心
阳虚痞、痰气痞、外感
虚寒痞、外感实热痞、
痰食寒痞、死痞

两种典型变证（71－82）：
五苓散证、栀子豉汤证

七种相关诸经变证
（168－178）：
阳明气阴两虚变证、太
少并病、太少合病、上
热下寒证、风湿变证、
阳明气分变证、少阴气
阴两虚变证

汗法七种禁忌（变证主因是汗法）（83－89）：
咽喉干燥、淋家、疮家、衄家、亡血家、
汗家、阳虚里寒证

汗下先后（90－92）

三种特殊汗法（93－95）：
眩冒证治、战汗作解、有汗表虚用桂枝汤

最浅里证（96－99）：
少阳证

小柴胡汤类证（100－105）：
小建中汤证、大柴胡汤证、柴胡加芒硝汤证

误治后变证（106－127）：
太阳蓄血证、火逆变证、误吐变证、
太阳蓄血重证

附表 3　阳明病篇逻辑结构图

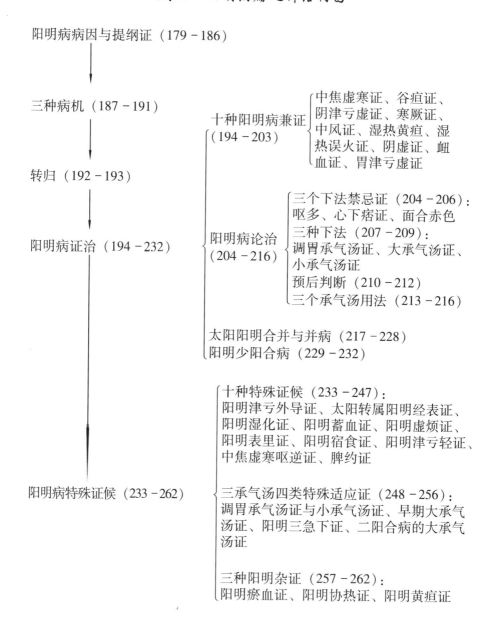

阳明病病因与提纲证（179－186）

三种病机（187－191）

转归（192－193）

阳明病证治（194－232）

十种阳明病兼证（194－203）：中焦虚寒证、谷疸证、阴津亏虚证、寒厥证、中风证、湿热黄疸、湿热误火证、阴虚证、衄血证、胃津亏虚证

阳明病论治（204－216）：三个下法禁忌证（204－206）：呕多、心下痞证、面合赤色　三种下法（207－209）：调胃承气汤证、大承气汤证、小承气汤证　预后判断（210－212）　三个承气汤用法（213－216）

太阳阳明合并与并病（217－228）

阳明少阳合病（229－232）

阳明病特殊证候（233－262）

十种特殊证候（233－247）：阳明津亏外导证、太阳转属阳明经表证、阳明湿化证、阳明蓄血证、阳明虚烦证、阳明表里证、阳明宿食证、阳明津亏轻证、中焦虚寒呕逆证、脾约证

三承气汤四类特殊适应证（248－256）：调胃承气汤证与小承气汤证、早期大承气汤证、阳明三急下证、二阳合病的大承气汤证

三种阳明杂证（257－262）：阳明瘀血证、阳明协热证、阳明黄疸证

附表 4　少阳病篇逻辑结构图

少阳病提纲（263 – 266）

↓

辨治原则（267）————→治法［太阳病最浅里证 96 – 106］

↓

少阳病枢机与转归（268 – 272）

附表 5　太阴病篇逻辑结构图

太阴病提纲（273 – 275）

↓

太阴病证治（276 – 277）{ 偏表（276）
偏虚（277）

↓

太阴病转归（278 – 280）{ 湿郁发黄，病进（278）
向愈（278）
针对性治法（279 – 280）

附表6 少阴病篇逻辑结构图

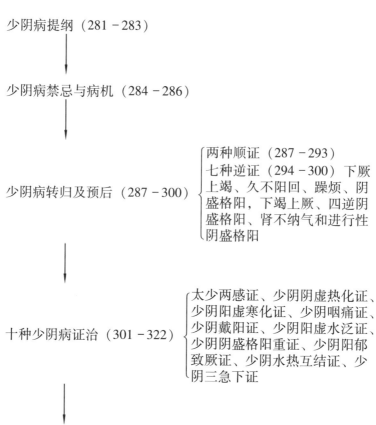

少阴病提纲（281－283）

少阴病禁忌与病机（284－286）

少阴病转归及预后（287－300）

　两种顺证（287－293）
　七种逆证（294－300）下厥
　上竭、久不阳回、躁烦、阴
　盛格阳，下竭上厥、四逆阴
　盛格阳、肾不纳气和进行性
　阴盛格阳

十种少阴病证治（301－322）

　太少两感证、少阴阴虚热化证、
　少阴阳虚寒化证、少阴咽痛证、
　少阴戴阳证、少阴阳虚水泛证、
　少阴阴盛格阳重证、少阴阳郁
　致厥证、少阴水热互结证、少
　阴三急下证

少阴病总结（323－325）

附表 7　厥阴病篇逻辑结构图

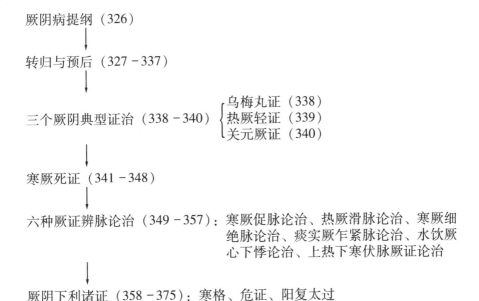

厥阴病提纲（326）

↓

转归与预后（327－337）

↓

三个厥阴典型证治（338－340）
- 乌梅丸证（338）
- 热厥轻证（339）
- 关元厥证（340）

↓

寒厥死证（341－348）

↓

六种厥证辨脉论治（349－357）：寒厥促脉论治、热厥滑脉论治、寒厥细绝脉论治、痰实厥乍紧脉论治、水饮厥心下悸论治、上热下寒伏脉厥证论治

↓

厥阴下利诸证（358－375）：寒格、危证、阳复太过

↓

厥阴呕哕证（376－381）：胃热、寒格、肝寒、转少阳胃阳虚、湿热

附表 8　《伤寒杂病论》与《伤寒论》《金匮要略》沿革简表

时间	人物	历史贡献	备注
东汉末年建安七、八年左右（205年前后）	张仲景（152－219）	《伤寒杂病论》十六卷问世	原书已散佚
魏西晋（220－235）	王叔和（201－280）	编次《伤寒论》，收录于《脉经》	1. 《脉经》原书已失传，现存为元代版本；2. 王叔和为魏太医令。
唐代	孙思邈（541－682）	《千金翼方》卷九、卷十收录《伤寒论》，即为唐本《伤寒论》，为现存最早《伤寒论》版本。	来自南朝梁阮孝绪《七录》中《辨伤寒》十卷

时间	人物	历史贡献	备注
北宋，宋太祖时期（968－976）	高继冲（943－973）五代十国荆南国末位国君，并被宋朝拜为节度使。	觐献《伤寒论》，伤寒论序：开宝中，节度使高继冲曾编录进上。	968－976 年为开宝年，荆国即南平国 。
北宋，仁宗时期（1023－1063）	王洙（997－1057）	发现《金匮玉函要略方》三卷蠹简。上卷论伤寒，后编成《金匮玉函经》八卷，中、下卷论杂病、妇科，后编成《金匮要略方论》	序言：伤寒文多节略，故断自杂病以下，终于饮食禁忌，凡二十五篇。
北宋，英宗时期，治平二年（1065）	高保衡、孙奇、林亿等（三人生卒不详）	校订高继冲《伤寒论》	因纸墨价高，印造有小字本，已失传。校订林亿为主，孙奇为备选，高保衡负总责。
北宋，神宗时期，熙宁元年（1068）	孙奇（生卒不详）等	校订《金匮玉函经》，又校订《金匮要略方论》，简称《金匮要略》	《金匮玉函经》是《伤寒论》节略本，同体而别名。
南宋，绍兴十四年（1144）	成无己（1063－1156）	《注解伤寒论》十卷问世，同时著《伤寒明理论》四卷	原书失传，现传本为明代汪本《伤寒论》。
元代（1340）	邓珍（生卒不详）	仿宋刻本《金匮要略方论》，编刻而成《新编金匮要略方论》（邓珍本）	现存最早《金匮要略》版本，现藏北京大学图书馆，为孤本。
明代，世宗时期，嘉庆年（1522）	汪济川（生卒不详）	校订复刻《注解伤寒论》	汪本《伤寒论》
明代，神宗时期，万历年（1599）	赵开美（1563－1624）	翻刻《仲景全书》四种二十六卷：1. 宋小字本《伤寒论》十卷（今存五本）；2. 成无己《注解伤寒论》十卷；3.《金匮要略方论》三卷；4. 宋云公《伤寒类证》三卷。	其父赵用贤，进士，子承父业，藏书愈富。
清代，康熙五十五年（1716）	陈世杰（生卒不详）	复刻孙奇等《金匮玉函经》	从藏书家何焯（1661－1722）得手抄宋本《金匮玉函经》
现代（1990）	何任（1921－2012）	人卫本《金匮要略》校注	以元代邓珍仿宋刻本《新编金匮要略方论》为底本（邓珍本）。
现代（2013）	刘渡舟（1917－2001）钱超尘（1936－ ）	人卫本《伤寒论》校注人卫本《伤寒论》语译	以明赵开美摹宋刻本为底本。

参考文献

［1］刘渡舟. 试论《伤寒论》条文组织排列的意义（一）［J］. 陕西中医，1980.（01）：4－8.

［2］刘渡舟. 试论《伤寒论》条文组织排列的意义（二）［J］. 陕西中医，1980.（02）：4－8.

［3］陈慎吾. 伤寒论讲义［M］. 北京：中国中医药出版社，2008.

［4］胡希恕. 伤寒论讲座［M］. 北京：中国中医药出版社，2016.

［5］张仲景著，成无己注. 注解伤寒论［M］. 北京：人民卫生出版社，1963.

［6］曹颖甫. 伤寒发微［M］. 北京：学苑出版社，2011.

［7］陆渊雷. 伤寒论今释［M］. 北京：学苑出版社，2011.

［8］柯琴. 伤寒来苏集［M］. 北京：学苑出版社，2009.

［9］李培生，刘渡舟. 伤寒论讲义［M］. 上海：上海科学技术出版社，1985.

［10］刘渡舟. 刘渡舟伤寒论讲稿［M］. 北京：人民卫生出版社，2008.

［11］熊继柏. 熊继柏医论集［M］. 北京：中医古籍出版社，2005.

［12］刘渡舟. 伤寒论校注［M］. 北京：人民卫生出版社，2013.

［13］吴谦. 医宗金鉴［M］. 沈阳：辽宁科技出版社，1997.

［14］方有执. 伤寒论条辨［M］. 北京：学院出版社，2009.

［15］黄元御. 长沙药解［M］. 北京：学院出版社，2009.

［16］王琦，李炳文，邱德文，等. 素问今释［M］. 贵阳：贵州人民出版社，1981.

［17］陈修园. 长沙方歌括［M］. 北京：中国中医药出版社，2016.